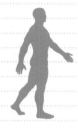

疾病学基础

（供中职、中高职贯通、中本贯通医学相关专业使用）

主编

何钟磊

副主编

陈　瑜

上海科学技术出版社

图书在版编目(CIP)数据

疾病学基础 / 何钟磊主编. —上海:上海科学技术出版社,
2018.8(2024.8重印)
供中职、中高职贯通、中本贯通医学相关专业使用
ISBN 978-7-5478-4083-2

Ⅰ.①疾… Ⅱ.①何… Ⅲ.①疾病学-中等专业学校-教
材 Ⅳ.①R366

中国版本图书馆 CIP 数据核字(2018)第 140145 号

疾病学基础
(供中职、中高职贯通、中本贯通医学相关专业使用)
主编　何钟磊

上海世纪出版(集团)有限公司
上海 科 学 技 术 出 版 社　出版、发行
(上海市闵行区号景路 159 弄 A 座 9F - 10F)
邮政编码 201101　www.sstp.cn
上海当纳利印刷有限公司印刷
开本 787×1092　1/16　印张 15.25
字数:365 千字
2018 年 8 月第 1 版　2024 年 8 月第 5 次印刷
ISBN 978-7-5478-4083-2/R·1660
定价:80.00 元

编委会名单

■ **主　编**
何钟磊

■ **副主编**
陈　瑜

■ **编　者**（按姓氏笔画排序）
曲　娜　上海健康医学院附属卫生学校虹口分校
李玉华　上海健康医学院附属卫生学校浦东分校
何钟磊　上海健康医学院附属卫生学校
陈　瑜　上海健康医学院附属卫生学校
施忠琴　上海健康医学院附属卫生学校崇明分校
施海霞　上海健康医学院附属卫生学校崇明分校
唐静怡　上海健康医学院附属卫生学校虹口分校
潘太健　上海健康医学院附属卫生学校浦东分校

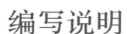

编写说明

> 　根据《上海市教育委员会关于开展中等职业教育—应用本科教育贯通培养模式试点工作的通知》(沪教委职【2014】29号)要求,医学类中本贯通培养分中职、本科两个阶段实施,符合学生的学习能力和年龄特点,体现应用型技术人才的成长规律和培养特色。

> 　在中本贯通医学技术人才的培养模式逐渐从试用走向成熟的形势下,教材必须符合学生的知识结构和认知水平,这是实现培养目标的关键环节。但是目前公开出版的教材中,没有医学贯通类教材。为了全面提高教学质量,教材改革势在必行。

> 　结合中本贯通医学相关专业的特点和多年中本贯通培养的教学经验,我们修订了疾病学基础的课程标准,并组织上海健康医学院附属卫生学校和各分校的资深教师,本着"贴近人才培养目标、贴近职业岗位需求、贴近学生现状、贴近执业资格考试"的基本原则,共同编写《疾病学基础》。

> 　本教材的编写特点如下:①培养学生疾病基础认识的整体观。有机融合了病原微生物学基础、免疫学基础和病理学基础三大课程知识,并针对医学技术专业,精简了课程内容,从而优化整合了疾病从病因、发病机制至病理变化过程的医学基础知识。②适合学生的学习特点。每一章前增设了学习导航和学习目标。③图文并茂。较大篇幅涉及形态学内容,插图经过精心制作,图像清晰,结构分明,有利于学生理解,可读性强。④突出医学专业人才培养特色,强调"突出技能、加强人文"的

原则,充分体现理论与实践相结合,知识传授与能力培养相结合。

> 本教材按 90 学时编写,分免疫学、病原微生物学和病理学 3 篇。在编写过程中得到了学校领导和复旦大学医学院教师的大力支持与高度关注,在此表示衷心感谢。

> 希望本教材能得到师生的喜欢,在教学实践中发挥积极的作用。鉴于编者水平有限,教材中的疏漏之处在所难免,恳请广大读者批评指正。我们也会在教材的使用过程中,通过教学实践和实际问题的解决,不断改进和完善。

《疾病学基础》编委会

2018 年 5 月

目　录

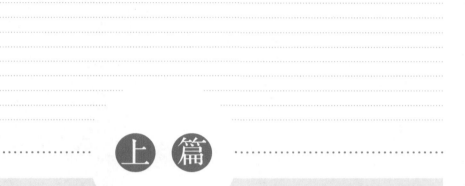

上 篇

免疫学基础

第一章

免疫学绪论

学习导航

> 现代免疫学概念与传统免疫学概念有何不同？
> 尝试用免疫系统的功能解释日常生活中的现象。

学习目标

> 掌握：免疫的概念与功能。
> 熟悉：免疫功能对机体的作用。
> 了解：传统免疫与现代免疫的概念。

第一节

免疫学概述

免疫学是研究自身防御，机体如何识别异物并与之发生反应的一门基础医学。它在生长、遗传、衰老、感染、肿瘤、移植以及自身免疫的发生上都有重要作用。

一、免疫的概念

免疫学最早是以研究人体抵御传染病的免疫现象开始的，患天花后康复的患者一般不再得天花，人们把这种现象称为免疫。所谓"免疫"原是由拉丁字"immunis"而来，其原意为"免除税收"，也包含着"免于疫患"之意。如今免疫学已渗透到医学科学的各个领域，发展成为一门独立的学科。

传统的免疫概念是指机体免疫系统具有"自我识别"的功能，对自身组织的抗原成分不产生免疫应答，而对外来的"非己"抗原性物质则产生免疫应答，并通过将其清除来保持机体内环境的相对稳定性。如通过免疫应答来清除入侵的病原微生物，从而达到抗御传染性疾病的目的，因而它对机体是有利的。但现代的免疫概念认为机体的免疫系统不仅能识别"非己"的抗原性物质,也能识别自身的抗原;不仅能识别传染性的病原体,而且几乎能够识别一切外来的抗原物质。免疫应答既有对人体有利的一面,也可造成机体组织损伤而致病。因此,现代免疫概念与传统免疫概念有明显不同,见表1-1-1。

表 1-1-1 免疫的现代概念与传统概念的区别

目标	传统概念	现代概念
针对抗原	感染因子	感染因子及其他一切抗原
对机体影响	有利	有利有弊
对自身抗原	无免疫应答	可发生免疫应答

因此,现代免疫的概念是指机体的免疫系统识别和排除抗原异物,以维护机体自身平衡和稳定的一种生理性防御功能。

■ 二、免疫系统的功能

免疫功能是指免疫系统通过识别和清除外来抗原所发挥的各种生物学效应的总称。在正常生理条件下,借此以维持机体内环境的相对稳定性,起到保护性的作用;当免疫功能异常时,机体将发生不同的病理变化而致病。概括而言,免疫系统的主要功能是通过对"自己"和"非己"抗原的识别和应答,主要发挥以下3种功能,见表1-1-2。

表 1-1-2 免疫系统的三大功能

功能	生理性	病理性
免疫防御	防御病原微生物侵害	超敏反应/免疫缺陷
免疫自稳	消除损伤或衰老细胞	自身免疫病
免疫监视	消除复制错误的细胞和突变细胞	细胞癌变,持续感染

(一)免疫防御

免疫防御是针对外来抗原的一种免疫保护作用,即通常指的抗感染免疫。在异常情况下,此类功能对机体产生不利影响,表现为应答过于强烈或持续时间过长,则在清除抗原的同时,也能导致组织损伤和功能异常,即发生超敏反应;若应答过低或缺如,可发生免疫缺陷病。

(二)免疫自稳

免疫系统内存在极为复杂而有效的调节网络,借此实现免疫系统功能的相对稳定性。如通过免疫机制不断清除自身衰老的红细胞或抗原抗体复合物,免疫自稳功能失调时,机体对"自己"或"非己"抗原的应答可能过强或过弱,从而导致自身免疫疾病。

(三)免疫监视

免疫系统能识别体内不断发生突变或畸变的细胞,并通过免疫应答将其清除,此即免疫监视功能。若该功能失调,即可能导致肿瘤发生或处于持久的病毒感染状态。

第二节

免疫学的发展简史

从中国人接种"人痘"预防天花的正式记载算起,其后英国医师 Jenner 用"牛痘"预防天花,直至今日,免疫学的发展已经历 3 个半世纪,前后走过经验免疫学时期、科学免疫学时期、近代免疫学时期及现代免疫学时期。尤其是以分子、细胞、器官及整体调节为基础发展起来的现代免疫学,是生命学科中的前沿学科之一,推动着医学和生命科学的全面发展。

一、经验免疫学时期

我国古代劳动人民在与传染病斗争的过程中,观察到有些患过传染病而康复的人,一般不再患同样的疾病,有的即使再度感染也比较轻微而不致死亡。有些资料还记载用患过同样疾病而康复的人来护理患者和埋葬病死的人。这些事实都说明古代劳动人民对免疫已有一定的认识。我国古代医务人员在"以毒攻毒"的朴素的辩证唯物主义思想指导下,创造了预防天花的"人痘"接种,早在宋朝(公元 11 世纪)已有吸入天花痂粉预防天花的传统。到明代,即公元 17 世纪 70 年代左右,则有正式记载接种"人痘"预防天花,从经验观察,将沾有疱浆的患者的衣物给正常儿童穿戴,或将天花愈合后的局部痂片磨碎成细粉,经鼻给正常儿童吸入,可预防天花。

继"人痘"之后,18 世纪末,Jenner 观察到牛患有牛痘,局部痘疹酷似人类天花,挤奶姑娘尼姆斯为患有牛痘的病牛挤奶,其手臂部不慎感染"牛痘"但却不得天花。于是他意识到种"牛痘"可预防天花。为证实这一设想,他将牛痘接种于一个小男孩手臂上,2 个月后,再接种来自天花患者的痘液,只引起局部手臂疱疹,未引发全身天花。接着他又继续做大量试验。1798 年,Jenner 发表了关于接种牛痘预防天花的研究结果。这是科学方法制备牛痘苗的基础,是免疫学发展史上最重要的成就。

二、科学免疫学时期

1880—1885 年,法国学者 Pasteur 用高温培养法获得炭疽杆菌减毒株,继而用动物传代和干燥法得到狂犬病病毒减毒株,首次创造了减毒疫苗,用于接种。

1890 年,德国学者 Behring 和日本学者北里用白喉减毒外毒素免疫动物得到抗毒素,将其用于治疗白喉获得成功。

1902 年,法国学者 Richet 和 Portier 在研究海葵的毒性作用时意外地发现,曾接受过海葵提取液幸免于死亡的犬,数周后再接受极小量的同一提取液可迅速引起死亡。他们将此现象称为过敏反应。

三、近代免疫学时期

1941 年,Coons 等应用免疫荧光技术发现细胞内抗原、抗体的存在。

1945 年,Owen 观察到异卵双生的小牛,其体内并存两种血型不同的红细胞,互不排斥,成长后可接受相互皮肤的移植,因而提出了免疫识别和自身耐受的问题。

1957 年,Burnet 提出克隆选择学说。该理论的主要内容是,机体免疫系统事先就存在能识别各种抗原的细胞克隆,细胞克隆选择学说不仅能说明抗体形成的机制,而且可以解释不少免疫生物学现象,如免疫系统对抗原的识别、免疫记忆、自身耐受、自身免疫等一系列重大问题,从而奠定了现代免疫学的基础。

Burnet 的一个细胞克隆产生一种特异性抗体的预见,在 1975 年被 Kohler 和 Milstein 所发明的单克隆抗体技术所证实。

■ 四、现代免疫学时期

40 多年来,免疫学突飞猛进,很多悬而未决的问题被阐明,新的研究成果不断出现。尤其是分子生物学的迅速发展,从基因水平揭示了 B 细胞及 T 细胞抗原识别受体(BCR、TCR)多样性产生的机制;从分子水平阐明信号转导通路、信号类型与细胞因子对细胞增殖和分化的作用及效应机制;提出了免疫网络学说;说明了抗体多样性的遗传控制;揭示出细胞毒性 T 细胞导致靶细胞发生程序性死亡的信号转导途径。这些研究不仅开创了分子免疫学,更促进了整个生命科学的发展。20 世纪 70 年代以后,诺贝尔生理学或医学奖中免疫学领域的获奖者较多,充分显示了现代免疫学所取得的巨大成就和进步。现代免疫学已涉及现代生物学和临床医学的很多领域,包括基础免疫学、临床免疫学、免疫预防学三大方面,并形成很多分支学科。21 世纪将是生物学世纪,在计算机、数码信息技术及分子生物学技术成就的推动下,免疫学必将取得更大的成就,并为人类健康做出贡献。

免疫学作为一门独立的学科,对生物科学和医学的发展产生了深远的影响。鉴于对免疫学研究的贡献,许多科学家获得了诺贝尔生理学或医学奖。

(潘太健)

第二章

免疫学基础

学习导航

> 我们生活的环境中存在许多病原体，可是我们并没有生病，知道是什么原因吗？

> "抗非"英雄姜素椿不幸感染"非典"，但他以身试药在注射"非典"康复者血清后病情痊愈了，为什么？

> 免疫反应对机体都是有利的吗？

学习目标

> 掌握：免疫系统的组成，中枢与外周免疫器官的种类和主要免疫功能；相关抗原的基本概念；抗原的两大特性；免疫球蛋白与抗体的概念；5类免疫球蛋白的生物学特性。适应性免疫应答、体液免疫、细胞免疫、初次免疫应答、再次免疫应答、抗原提呈细胞的概念，体液免疫和细胞免疫的生物学效应。

> 熟悉：免疫细胞的成员；T淋巴细胞、B淋巴细胞的表面分子；决定抗原特异性的条件；抗原的异物性，抗原的种类，医学上重要的抗原物质；免疫球蛋白结构、水解片段；抗体功能。适应性免疫应答的基本过程和体液免疫应答的一般规律及实际应用。

> 了解：各免疫组织和器官的组织结构和功能，TD-Ag及TI-Ag的特性。

　　自然界存在着许多能引起人类感染的病原微生物，如病原菌、病毒和寄生虫等。但是面对如此多的病原微生物威胁，我们仍然能健康地生活，靠什么保护自己？是我们机体免疫系统的免疫防御功能。它可以有效阻止病原微生物的入侵，及时发现并杀伤入侵体内的微生物，也可以把体内的大量衰老死亡的细胞和代谢产物及时清除，保证机体内部环境的稳定和组织细胞功能的正常发挥，并时时刻刻监视着体内的各种组织细胞，以便及时发现肿瘤细胞，并给予清除。

| 第一节 |

免 疫 系 统

免疫系统是机体执行免疫应答和免疫功能的一个重要系统。如果将人的机体比作一个"国家",免疫系统就是这个"国家"的"军队"。它由免疫器官、免疫细胞和免疫分子组成,具有识别和排除抗原性异物、维持机体内环境稳定和生理平衡的功能(图 1-2-1)。

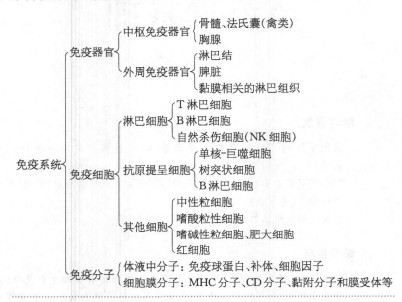

图 1-2-1 　免疫系统

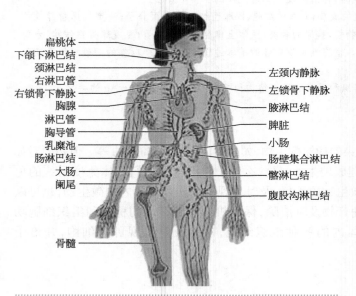

图 1-2-2 　人体的免疫器官和组织

一、免疫器官

根据免疫器官发生的早晚和功能差异,免疫器官可分为中枢免疫器官和外周免疫器官(图 1-2-2)。

(一)中枢免疫器官

中枢免疫器官又称初级淋巴器官,是免疫细胞发生、分化、发育和成熟的场所。人类或其他哺乳动物的中枢免疫器官包括骨髓和胸腺,禽类的法氏囊相当于哺乳类动物的骨髓。

1. 骨髓　是各种血细胞和免疫细胞的发源地。骨髓中多能干细胞在骨髓微环境中首先分化为髓样干细胞和淋巴干细胞。前者进一步分化成熟为红细胞、单核细胞、粒细胞、巨核细胞(继续发育形成血小板)和髓系树突状细胞;后者发育为各种淋巴细胞(T淋巴细胞、B淋巴细胞、NK细胞)的前体细胞。其中淋巴干细胞在骨髓中继续发育为骨髓依赖性B细胞,即B淋巴细胞。

骨髓是B淋巴细胞分化成熟的场所,同时也是体液免疫应答的场所。

2. **胸腺**　位于胸骨后方、胸腔的前纵隔,为左、右两叶。骨髓中淋巴干细胞经血循环进入胸腺,在胸腺微环境的影响下,先后经历阳性选择和阴性选择最终发育成熟为具有免疫功能的T淋巴细胞。胸腺是T淋巴细胞分化、发育、成熟的主要器官。若胸腺功能障碍,不仅免疫功能降低,且易发生自身免疫性疾病。

(二) 外周免疫器官

外周免疫器官又称次级淋巴器官,是免疫细胞定居、增殖和接受抗原刺激产生特异性免疫应答的场所,包括脾脏、淋巴结和黏膜相关淋巴组织。

1. **脾脏**　是人体最大的免疫器官。脾脏除能储存和调节血量外还具有重要免疫功能。

(1) 过滤作用:体内约90%的循环血液要流经脾脏,脾内巨噬细胞和树突细胞均具有较强的吞噬作用,可清除血液中的病原体等异物、自身衰老的血细胞等,从而发挥过滤作用。

(2) 发生免疫应答的重要场所:脾脏富含大量的T淋巴细胞、B淋巴细胞和浆细胞,是全身最大的抗体产生器官,进入血液的抗原主要在脾脏中进行免疫应答。

2. **淋巴结**　人体有500~600个淋巴结,遍布全身各处,在肺门、腹股沟及腋下等部位常成组群分布。淋巴结具有过滤淋巴液、清除病原微生物的功能,同时也是T淋巴细胞和B淋巴细胞定居的场所及免疫应答发生的部位。

3. **黏膜相关淋巴组织**　主要指位于呼吸道、消化道、泌尿生殖道黏膜固有层和黏膜下散在的无包膜淋巴组织,以及某些带有生发中心的器官化的淋巴组织,如扁桃体、小肠的派氏集合淋巴小结和阑尾等。无包膜,不构成独立的器官,在黏膜局部抗感染免疫防御中具有重要的作用,是机体抗感染的"边防军"。

二、免疫细胞

参与免疫应答或与免疫应答有关的细胞及前体细胞,主要包括3类:①淋巴细胞,主要包括T淋巴细胞、B淋巴细胞和NK细胞。②抗原提呈细胞,主要包括单核-巨噬细胞、树突状细胞、B淋巴细胞等。③其他细胞,如粒细胞、红细胞、血小板、肥大细胞等(图1-2-3)。

免疫细胞中T淋巴细胞、B淋巴细胞表面具有特异性抗原识别受体,识别抗原后能活化、增殖和分化,分别介导特异性细胞免疫和体液免疫,故T淋巴细胞、B淋巴细胞又称免疫活性细胞。

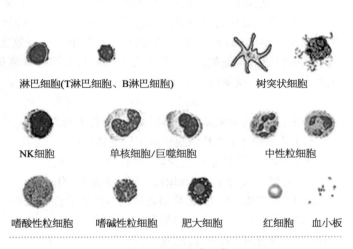

淋巴细胞(T淋巴细胞、B淋巴细胞)　　树突状细胞

NK细胞　　单核细胞/巨噬细胞　　中性粒细胞

嗜酸性粒细胞　　嗜碱性粒细胞　　肥大细胞　　红细胞　血小板

图1-2-3　免疫细胞

(一)淋巴细胞

1. T 淋巴细胞　由淋巴干细胞经胸腺分化发育而来,又称胸腺依赖性淋巴细胞,简称 T 细胞。

(1) 表面分子:①T 细胞抗原识别受体(TCR),是 T 细胞特异性抗原识别受体,为所有 T 细胞的特征性标志。②绵羊红细胞受体(CD2),能在体外与绵羊红细胞结合,形成 E 玫瑰花环,是鉴定 T 细胞的一种方法。③有丝分裂原受体,主要有植物血凝素(PHA)和刀豆蛋白 A(Con A)等有丝分裂原受体,与相应有丝分裂原结合可活化、增殖、分化为淋巴母细胞。据此建立的淋巴细胞转化试验,在临床上用于测定机体的细胞免疫功能。④CD3,存在于所有成熟 T 细胞表面,是 T 细胞又一特征性标志。它由 5 种肽链组成(图 1-2-4)。它们与 TCR 以非共价键稳定结合形成 TCR-CD3 复合体,通过 CD3 分子将 TCR 的识别信号转导入细胞内。⑤CD4,表面有 CD4 的 T 淋巴细胞称为 CD4$^+$ T 细胞,为辅助性 T 细胞(Th),是 MHC Ⅱ类分子的受体,辅助 TCR 识别抗原。参与 T 细胞第一活化信号的转导。⑥CD8,表面有 CD8 的 T 淋巴细胞称为 CD8$^+$ T 细胞,为细胞毒 T 细胞(Tc),是 MHC Ⅰ类分子的受体,辅助 TCR 识别抗原。参与 T 细胞第一活化信号的转导。⑦CD28,能与 APC 表面的 B7(CD80/CD86)结合,是 T 细胞活化的第二信号。

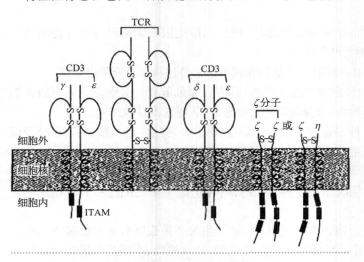

图 1-2-4　TCR-CD3 复合物结构模式

(2) 分类:T 细胞为重要的免疫细胞,根据其表面分子和功能,可将其分为不同的亚群。①CD4$^+$ T 细胞:辅助性 T 细胞(Th)包括 Th1 和 Th2 细胞。Th1 细胞与抗原接触后,可通过释放细胞因子,引起炎症反应或迟发型超敏反应,又称炎性 T 细胞;Th2 细胞可通过释放细胞因子,诱导 B 细胞增殖、分化、分泌抗体,引起体液免疫应答。②CD8$^+$ T 细胞:主要包括细胞毒 T 细胞(Tc)和抑制性 T 细胞(Ts)。细胞毒 T 细胞(Tc)为细胞免疫效应细胞,经抗原致敏后,可特异性杀伤杀死带致敏抗原的靶细胞;抑制性 T 细胞(Ts)具有抑制体液免疫和细胞免疫的功能,通过分泌抑制性细胞因子和干扰素(IFN)-γ,抑制体液免疫和细胞免疫。

2. B 淋巴细胞　由淋巴干细胞继续在骨髓里分化发育而来,又称为骨髓依赖性淋巴细胞,简称 B 细胞。

(1) 表面分子:①B 细胞抗原识别受体(BCR),是 B 细胞表面的特异性抗原识别受体,也是 B 细胞的特征性标志,又称膜免疫球蛋白(mIg)。其主要为 Igα/Igβ(又称 CD79a/CD79b),与 BCR 共同表达在 B 细胞表面构成复合体(图 1-2-5),具有转导抗原识别信号的作用。②协同刺激分子,B 细胞的协同刺激分子有 CD40、CD80/CD86(B7-1/B7-2)等。CD40 与 T 细胞表面 CD40L 结合是 B 细胞活化的第二信号。CD80/CD86 与 T 细胞 CD28 结合是 T 细胞活化的第二信号,若缺乏此

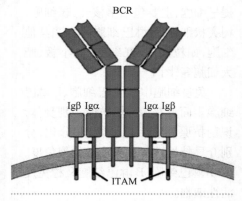

图 1-2-5　BCR-Igα/Igβ复合物结构模式图

信号 T 细胞则被诱导为无能或细胞凋亡。

（2）分类：B 细胞根据其发育和分化的过程及细胞表面 CD5 的表达可分为两种细胞。①B1 细胞：占 B 细胞总数的 5%～10%，产生低亲和力的抗体，参与固有免疫。②B2 细胞：是通常所指的 B 细胞，产生高亲和力的抗体，介导体液免疫。

3. **自然杀伤细胞（NK）** 是不同于 T 细胞、B 细胞的第三类淋巴细胞，这类细胞无需抗原预先致敏，可直接杀伤肿瘤细胞和病毒感染细胞，故名自然杀伤细胞。它来源于骨髓淋巴干细胞，其发育成熟依赖于骨髓和胸腺微环境。它主要分布于外周血，占外周血淋巴细胞总数的 5%～10%。

NK 细胞膜表面表达的 CD56 和 CD16（FcγRⅢ）是 NK 细胞的特征性标志。其中 CD16 为 IgG Fc 受体（FcγRⅢ），包被有 IgG 的靶细胞可通过 IgG 的 Fc 段与 NK 细胞表面 CD16 结合，触发 NK 细胞对靶细胞的杀伤作用，即抗体依赖性细胞介导的细胞毒作用（ADCC 作用，图 1-2-6）。

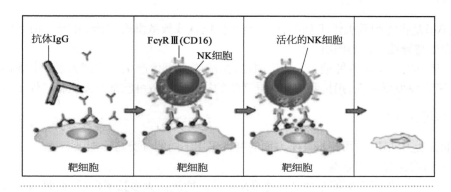

图 1-2-6 ADCC 作用

（二）抗原提呈细胞

抗原提呈细胞（APC）是指能够捕获、加工、处理抗原，并将抗原信息提呈给 T 细胞的一类细胞。这类细胞表面高表达 MHC Ⅱ类分子，称为专职性 APC，主要包括单核-巨噬细胞、树突状细胞和 B 细胞等。专职性 APC 主要结合外源性抗原，提呈给 CD4$^+$ T 细胞，诱导特异性免疫应答。此外，细胞表面表达 MHC Ⅰ类分子的 APC 称为靶细胞，主要结合内源性抗原如病毒性抗原、肿瘤抗原，提呈给 CD8$^+$ T 细胞，引起细胞免疫应答。

（三）其他免疫细胞

除上述细胞外，血液中的其他细胞（如中性粒细胞、嗜酸性粒细胞、嗜碱性粒细胞、红细胞等）及组织中的肥大细胞也不同程度地参与免疫应答，同时还参与炎症反应和超敏反应等，故也属于免疫细胞。

三、免疫分子

免疫分子可分为膜型（固相）免疫分子和分泌型（液相）免疫分子两大类。前者包括 TCR、BCR、CD 分子、MHC 分子和黏附分子等，在免疫细胞间相互作用，免疫应答和调节中发挥着重要作用；后者主要有免疫球蛋白（见本章第三节）、补体、细胞因子等。

补体是血清中一组不耐热、具有酶活性的非特异性免疫分子，主要参与非特异性和特异性免疫应答。

细胞因子（CK）是由多种细胞分泌的具有生物活性的小分子可溶性蛋白或多肽物质的总称。在免疫系统中，细胞因子介导免疫细胞间的相互作用，能调节细胞生长分化、调节免疫功能、参与炎症发生和创伤愈合等。

根据结构和功能,细胞因子可分为白细胞介素(IL)、干扰素(IFN)、肿瘤坏死因子(TNF)、集落刺激因子(CSF)、趋化因子、生长因子(GF)等多种类型。

| 第二节 |

抗　原

抗原是免疫应答的始动因子,机体免疫应答的类型和效果都与抗原的性质有密切的关系。

■ 一、概念和基本性质

抗原(Ag)是指能刺激机体 T 细胞、B 细胞产生抗体或致敏淋巴细胞,并能与相应抗体或致敏淋巴细胞发生特异性结合的物质。

抗原一般具有两个基本性能:①免疫原性,指能刺激机体产生抗体或致敏淋巴细胞的能力。②抗原性,又称免疫反应性,指抗原与其诱导产生的抗体或致敏淋巴细胞发生特异性结合的能力。

■ 二、抗原的种类

抗原的分类方法不一,可根据其某方面的特性采用不同的分类名称加以归类。

(一)根据抗原的性能分类

1. 完全抗原　指既有免疫原性又有免疫反应性的物质。大多数蛋白质、细菌、病毒、细菌外毒素和动物免疫血清等均为完全抗原。

2. 半抗原　指仅有免疫反应性而无免疫原性的物质,又称不完全抗原。其多是小分子化学物质,如多糖、类脂、核酸、药物等。半抗原单独作用时无免疫原性,当与大分子蛋白质载体结合形成半抗原-载体复合物时,即可获得免疫原性,成为完全抗原。

(二)根据抗原刺激 B 细胞产生抗体时是否需要 T 细胞辅助来分类

1. 胸腺依赖性抗原　刺激 B 细胞产生抗体需要 T 细胞辅助的抗原称为胸腺依赖性抗原(TD-Ag)。大多数天然抗原均属此类,如细菌、病毒、动物血清等。TD-Ag 引起免疫应答的特点如下:①能够引起体液免疫和细胞免疫。②产生的抗体以 IgG 为主。③能形成免疫记忆。

2. 胸腺非依赖性抗原　刺激 B 细胞产生抗体不需要 T 细胞辅助的抗原称为胸腺非依赖性抗原(TI-Ag)。天然 TI-Ag 主要有细菌脂多糖、荚膜多糖、多聚鞭毛素等。TI-Ag 引起免疫应答的特点如下:①只引起体液免疫而不引起细胞免疫。②只产生 IgM 类抗体。③无免疫记忆。

(三)根据抗原的来源及与机体的亲缘关系分类

异种抗原、同种异型抗原、自身抗原、嗜异性抗原等。

■ 三、决定抗原免疫原性的条件

(一)异物性

异物即非己物质,指抗原化学结构与宿主自身正常组织成分的差异程度。正常情况下,机体自身组织和细胞不能刺激机体产生免疫应答,所以异物性是一种物质成为抗原的首要条件。一般说来,抗原与宿主之间亲缘关系越远,组织结构差异越大,免疫原性越强;反之,免疫原性越弱。但异物性不仅存在于不同种属之间,也可存在于同种异体之间,甚至自身成分发生改变也可被机体视为异物,即使自身成分未发生改变,但在胚胎期有些物质未与免疫细胞接触而处于隐蔽状态,出生后,这些自身成分可能会受到某些因素(如炎症、外伤等)影响而释放,与免疫细胞接触即可引起自身免疫反应。故免疫学认为,凡是胚胎时期未与免疫细胞接触过的物质,都可以视为异物。

(二)一定的理化性状

1. 分子的大小 免疫原的分子量大多在 10 kDa 以上,分子量越大,免疫原性越强。这是因为高分子物质在水溶液中易形成胶体,不易破坏,在体内停留的时间较长。另外,大分子物质的化学结构比较复杂,有利于刺激机体产生免疫效应。蛋白质的分子量较大,一般多在 10 kDa 之上,有良好的免疫原性。糖类物质分子量较小,故多数单糖不具有免疫原性;而聚合成多糖时可以成为抗原。但明胶的分子量高达 100 kDa,由于结构简单,易水解,所以免疫原性极弱。

2. 化学组成及结构 化学组成越复杂,化学基团就越多,抗原性就越强。如卵白蛋白既含有芳香族氨基酸又呈环状结构,因此免疫原性较强。上述大分子明胶就是无分支的直链结构,又缺乏环状基团,所以免疫原性微弱,若在分子中连上 2‰ 的酪氨酸,其免疫原性就大大增强;而胰岛素的分子量仅为 5.7 kDa,但因序列中芳香族氨基酸不易降解,故具有免疫原性。

3. 物理状态 不同物理状态的抗原物质其免疫原性也有差异。一般颗粒性抗原的免疫原性比可溶性抗原强,可溶性抗原分子聚合后或吸附在颗粒表面可增强其免疫原性。

4. 其他因素 抗原的免疫原性还受机体的遗传因素、年龄、生理状态及免疫系统功能正常与否等因素影响。另外,其还与抗原进入机体的途径、剂量、次数和间隔时间以及免疫佐剂的使用等因素有关。

四、抗原的特异性

特异性是指物质间相互结合的对应性、专一性。这种特异性既表现在免疫原性上,也表现在免疫反应性上。例如,伤寒沙门菌诱导机体产生的抗体只能针对伤寒沙门菌,而不能针对志贺菌;伤寒沙门菌也不能与抗志贺菌抗体结合发生反应。抗原的特异性是免疫应答最重要的特点,也是免疫学诊断和防治的理论依据。

(一)抗原决定簇的概念

抗原决定簇又称抗原决定基,是抗原分子中决定抗原特异性的特殊化学基团,也称为抗原表位,通常由 5～17 个氨基酸残基或 5～7 个多糖残基或核苷酸组成。抗原决定簇的性质、数目和空间构型决定了抗原的特异性。抗原分子上能与相应抗体结合的抗原决定簇的总数,称为抗原结合价。一个抗原分子具有一种或多种不同的抗原决定簇,而一种抗原决定簇只能刺激机体产生一种相应的抗体或致敏淋巴细胞。天然抗原一般是大分子,由多个抗原决定簇组成,是多价抗原,可以同时和多个相同或者不同的抗体分子结合。

(二)共同抗原与交叉反应

天然抗原大多分子结构复杂而具有多种抗原决定簇,可诱导机体产生多种抗体。有些天然抗原除有其主要的特异性抗原决定簇外,也存在某一抗原决定簇同时出现在不同的抗原物质的情况,这种具有共同抗原决定簇的不同的抗原物质称为共同抗原。存在于同一种属或近缘种属中的共同抗原称为类属抗原,存在于不同种属生物之间的共同抗原称为异嗜性抗原。由共同抗原刺激机体产生的抗体可以和两种以上的抗原(共同抗原)结合发生反应,称为交叉反应(图 1-2-7)。

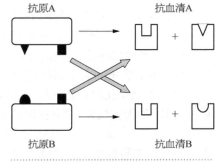

图 1-2-7 交叉反应示意图

■ 五、医学上重要的抗原物质

（一）异种抗原

异种抗原指来源于另一物种的抗原物质（图1-2-8）。

1. *病原微生物及其代谢产物*　病原微生物如细菌、病毒等，虽结构简单，个体微小，但化学组成复杂，所以都是免疫原性很强的异种抗原；细菌产生的代谢产物，如外毒素，经过甲醛处理后丧失毒性而保持其抗原性，称为类毒素。类毒素能刺激机体产生抗体，称为抗毒素。它可阻止毒素与易感细胞结合，起到保护作用。如临床上常用的破伤风类毒素和白喉类毒素。

2. *动物免疫血清*　用类毒素免疫动物所制备的含有相应抗毒素的动物血清。临床上使用的破伤风抗毒素和白喉抗毒素即是用类毒素免疫马制备的。这种来源于动物血清的抗毒素对人体具有双重性：一方面，具有特异性抗体，可中和相应的外毒素，防治疾病；另一方面，它对人而言是异种蛋白，具有免疫原性，可诱导机体产生超敏反应，故使用前需做皮肤试验。

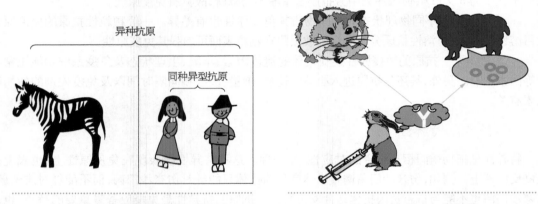

图1-2-8　异种抗原和同种异型抗原　　　　　　图1-2-9　Forssman抗原

（二）嗜异性抗原

嗜异性抗原（也称异嗜性抗原）是一类与种属无关，存在于人、动物、植物和微生物间的共同抗原，最初由 Forssman 发现，故又称 Forssman 抗原。如溶血性链球菌的表面抗原与人体的心瓣膜、心肌组织及肾小球基底膜有共同抗原；大肠杆菌 O_{14} 型的脂多糖与人的结肠黏膜有共同抗原。因此，当人体感染这些微生物后产生相应抗体，可与含有共同抗原的上述组织发生交叉反应，从而引起风湿性心脏病、肾小球肾炎和溃疡性结肠炎（图1-2-9）。

（三）同种异型抗原

同种异型抗原指同一种属不同个体间所存在的抗原（图1-2-8）。

1. *血型抗原*　是指存在于红细胞表面的抗原物质。

（1）ABO 血型抗原：根据红细胞表面所含 A、B 抗原不同，血型可分为 A 型、B 型、AB 型和 O 型4 种类型。若不同血型间相互输血，会发生输血反应，所以输血前必须进行交叉配血。

（2）Rh 血型抗原：中国人 90% 以上的个体红细胞膜上有 Rh 抗原，称 Rh 阳性。人体血清中不存在抗 Rh 的天然抗体，只有在输入 Rh 阳性血后才会刺激机体产生抗 Rh 抗体（IgG 类）。

2. *人类主要组织相容性抗原*　广泛存在于人类白细胞及各种有核细胞表面并有个体特异性，因首先在白细胞表面发现，故称人类白细胞抗原（HLA）。除单卵双生者外，不同个体之间的 HLA 不完全相同。在器官移植时，可引起移植排斥反应。

(四)自身抗原

自身抗原指能刺激机体发生免疫应答的自身组织成分。

1. 修饰的自身抗原 正常情况下自身组织成分处于免疫耐受状态,但在多种因素如电离辐射、药物或病原生物的感染等影响下,分子结构发生改变,形成新的抗原决定簇或暴露出分子内部的决定簇而成为自身抗原,从而刺激机体引起自身免疫性疾病。

2. 隐蔽的自身抗原 体内某些组织(如脑组织、甲状腺球蛋白、精子、眼葡萄膜色素、眼晶状体蛋白等)在正常情况下与血流和免疫系统相对隔绝,称为隐蔽抗原。当外伤、感染或手术等原因使这些隐蔽成分进入血流时,可被免疫细胞识别而产生免疫应答。

(五)肿瘤抗原

肿瘤抗原是细胞癌变过程中新出现的具有免疫原性的大分子物质的总称。按其特异性可分为以下两种。

1. 肿瘤特异性抗原 指只存在于某种肿瘤细胞表面而不存在于正常细胞和其他肿瘤细胞表面的抗原。如人类黑色素瘤、结肠癌、乳腺癌等细胞表面可用单克隆抗体检测。

2. 肿瘤相关抗原 指非肿瘤细胞特有的抗原,正常细胞也可表达,但细胞癌变时其含量会显著增高。此类抗原只表现量的变化而无严格的肿瘤特异性,故称为肿瘤相关抗原。常见的如病毒诱发的肿瘤抗原、胚胎性抗原等。

| 第三节 |

免疫球蛋白

■ 一、抗体与免疫球蛋白的概念

抗体(Ab)是 B 细胞接受抗原刺激后增殖分化为浆细胞所产生的一类能与相应抗原特异结合的球蛋白。抗体是非常重要的免疫分子,主要存在于血清、组织液等体液中,故将抗体介导的免疫应答称为体液免疫。在电泳分析中,血清抗体主要存在于 γ 球蛋白区,因此又将抗体称为 γ 球蛋白(丙种球蛋白)。

具有抗体活性或化学结构与抗体相似的球蛋白统称免疫球蛋白(Ig)。由此可见,抗体是生物学功能上的概念,免疫球蛋白是化学结构上的概念。所有抗体都是免疫球蛋白,而免疫球蛋白不一定都是抗体。骨髓瘤、巨球蛋白血症等患者血清中存在的免疫球蛋白,化学结构与抗体相似,但无抗体活性,没有免疫功能。

免疫球蛋白可分为分泌型免疫球蛋白和膜结合型免疫球蛋白。

■ 二、免疫球蛋白的分子结构

(一)基本结构

免疫球蛋白分子的基本结构由二硫键连接 4 条多肽链组成,其中 2 条相同的长链称为重链(H链),2 条相同的短链称为轻链(L 链),形成一个"Y"形结构,称为单体,是构成免疫球蛋白分子的基本单位。每条重链和轻链都分为氨基端(N)和羧基端(C)。

1. 重链和轻链

(1)重链:由 450～550 个氨基酸残基组成,两条重链间由二硫键相连。根据重链恒定区结构

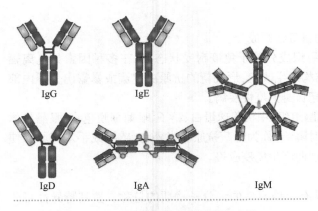

图 1-2-10　5 类免疫球蛋白结构示意图

及免疫原性的不同,将重链分为 5 类,分别是 γ、α、μ、δ、ε,与之相应的类型为 IgG、IgA、IgM、IgD、IgE(图 1-2-10)。

(2) 轻链:由 214 个氨基酸残基组成,2 条轻链分别以二硫键与重链相连。根据轻链恒定区结构及免疫原性的不同,可将 Ig 分为两型,分别是 κ 型和 λ 型。

2. 可变区和恒定区(图 1-2-11)。

(1) 可变区(V 区):在 Ig 多肽链的氨基端,H 链的 1/4 区域和 L 链的 1/2 区域内,氨基酸的种类、排列顺序多变,称为可变区。

(2) 恒定区(C 区):在 Ig 多肽链的羧基端,H 链的 3/4 区域和 L 链的 1/2 区域内,氨基酸的种类、排列顺序变化不大,称为恒定区。

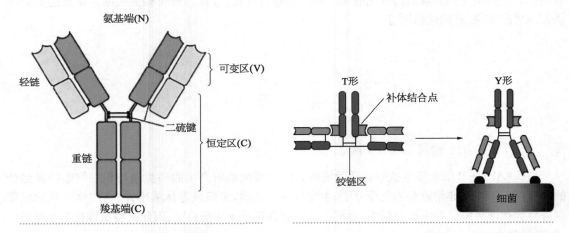

图 1-2-11　免疫球蛋白基本结构示意图　　　　图 1-2-12　免疫球蛋白铰链区作用示意图

3. 铰链区　在重链 C_H1 与 C_H2 之间存在一个可以自由折叠的区域,称为铰链区。该区含大量脯氨酸,富有弹性,张合自如,有利于 Ig 可变区与不同距离抗原决定簇结合,同时也有利于补体结合位点的暴露,为补体活化创造条件(图 1-2-12)。

(二) 免疫球蛋白的其他结构

1. 连接链(J 链)　是由浆细胞合成的一条富含半胱氨酸的多肽链(图 1-2-10),主要功能是将单体 Ig 连接为多聚体。2 个单体 IgA 由 J 链连接形成二聚体 IgA,5 个单体 IgM 由 1 个 J 链和若干二硫键连接形成五聚体 IgM。

2. 分泌片　是分泌型 IgA(sIgA)分子上的一个辅助成分(图 1-2-10),为一种含糖多肽链,由黏膜上皮细胞合成和分泌。具有保护 sIgA 铰链区免受蛋白水解酶降解,并介导 IgA 二聚体从黏膜下通过黏膜上皮细胞到黏膜表面的转运。

(三) 免疫球蛋白的功能区

大约每 110 个氨基酸的残基组成具有一定的生理功能的亚单位,称为 Ig 功能区。每条 L 链有

V_L 和 C_L 2 个功能区。其中 IgG、IgA 和 IgD 的每条 H 链有 V_H、C_H1、C_H2 和 C_H3 这 4 个功能区；IgM 和 IgE 的 H 链有 5 个功能区，即多 1 个 C_H4 功能区。IgG、IgA、IgD 有铰链区，IgM 和 IgE 则无。各功能区的作用是：V_H 和 V_L 是与抗原特异性结合的部位；C_H1 和 C_L 上有部分同种异型的遗传标志；IgG 的 C_H2 和 IgM 的 C_H3 具有补体结合位点，能激活补体的经典途径；IgG 的 C_H3 和 IgE 的 C_H4 有亲细胞活性，能与细胞表面的 Fc 受体结合。

（四）免疫球蛋白的水解片段

在一定条件下，Ig 肽链的某些部位能被蛋白酶水解为不同片段。木瓜蛋白酶和胃蛋白酶是最常用的两种 Ig 蛋白水解酶，用这两种酶可将 IgG 水解为不同片段（图 1-2-13）。

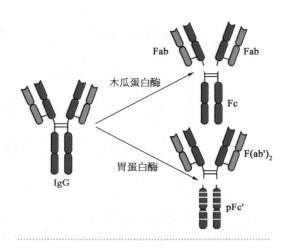

图 1-2-13 免疫球蛋白水解片段示意图

1. 木瓜蛋白酶水解片段 用木瓜蛋白酶水解 IgG，可在其铰链区二硫键近氨基端侧切断，水解成 2 个片段完全相同 Fab 段和 1 个 Fc 段。其中 Fab 段具有结合抗原的能力，称为抗原结合片段，但每个结合抗原是单价的，只能结合一个抗原决定簇，因此不能连结成较大的抗原抗体复合物。Fc 段在低温下结晶，称为可结晶片段，它不能结合抗原，但具有结合补体、结合细胞及通过胎盘和黏膜的功能。

2. 胃蛋白酶水解片段 用胃蛋白酶水解 IgG，可在其铰链区二硫键近羧基端侧切断，水解成 1 个大分子 $F(ab')_2$ 片段和若干小分子多肽碎片 pFc'。其中 $F(ab')_2$ 由 2 个 Fab 及铰链区组成，能与 2 个抗原决定簇结合，为双价。pFc' 最终被降解，无生物学作用。

三、免疫球蛋白的生物学作用

（一）特异性结合抗原

特异性结合抗原是免疫球蛋白的主要功能，通过免疫球蛋白的 V 区识别并结合抗原。它所显示的生物学效应为：①中和外毒素，使其失去毒性。②阻止病毒侵入易感细胞，使病毒失去感染细胞的能力。③抑制病原体黏附于宿主细胞。

（二）激活补体

免疫球蛋白与相应抗原结合后，可因其构型改变而使补体结合点暴露，从而通过经典途径活化补体，产生多种免疫效应功能。

（三）结合细胞上的 Fc 受体

1. 调理作用 指 Ig 的 Fc 段与单核-巨噬细胞、中性粒细胞表面的 Fc 段受体结合，增强吞噬细胞对抗原的吞噬作用。发挥调理作用的主要是 IgG，特别是 IgG1 和 IgG3。

2. 抗体依赖性细胞介导的细胞毒作用（ADCC） NK 细胞通过其表面表达的 Fc 段受体与识别结合于靶细胞上 Ig 的 Fc 段结合，直接杀伤靶细胞。

3. 介导 I 型超敏反应 IgE 的 Fc 段与肥大细胞、嗜碱性粒细胞表面 IgE 的 Fc 段受体结合，使机体处于致敏状态。再与相同变应原结合，即能使上述细胞释放组胺等活性物质，引起 I 型超敏反应。

（四）穿过胎盘和黏膜

IgG 是唯一能通过胎盘的免疫球蛋白。IgG 的 Fc 能与胎盘母体的滋养层细胞受体可逆性结

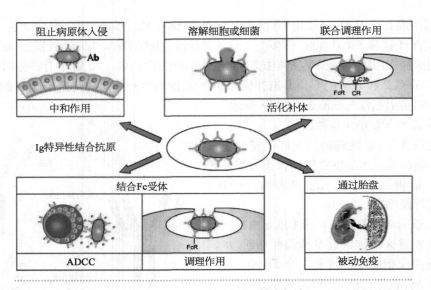

图 1-2-14　免疫球蛋白的生物学作用

合,使母体内的 IgG 进入胎儿体内,这对新生儿抗感染有重要意义。另外,sIgA 可通过呼吸道和消化道等黏膜上皮细胞到达黏膜表面,在黏膜局部发挥免疫作用(图 1-2-14)。

四、各种免疫球蛋白的特性和功能

(一) IgG

IgG 主要由脾脏、淋巴结中的浆细胞产生,多以单体形式存在。它于出生后 3 个月开始合成,3～5 岁接近成人水平。Ig 是人类血清中的主要抗体,含量最多,占血清 Ig 总量的 75%;分解缓慢,半衰期最长,可达 24 日,分布广泛,具有重要的免疫效应,所以是机体抗感染的"主力军"。IgG 是唯一能通过胎盘的抗体,在新生儿抗感染中具有重要作用。另外,某些自身抗体如抗核抗体、抗甲状腺球蛋白抗体和引起Ⅱ型、Ⅲ型超敏反应的抗体也属于 IgG。

(二) IgM

IgM 是由 5 个单体和 1 个 J 链连接而成五聚体,分子量最大,又称为巨球蛋白,占血清 Ig 总量的 10%。不能通过血管壁,主要存在于血清中。IgM 是个体发育中最早合成的抗体,在胚胎发育晚期已能合成,所以脐带血中 IgM 升高提示胎儿有宫内感染。IgM 也是机体感染后最早出现并且消失也早的抗体,是机体抗感染的"先头部队",在感染早期发挥抗感染作用。若血清中特异性 IgM 升高,提示新近发生感染,可用于感染的早期诊断。此外,天然的 ABO 血型、类风湿因子的抗体均为 IgM。IgM 亦参与Ⅱ型、Ⅲ型超敏反应(图 1-2-10)。

(三) IgA

IgA 分为血清型 IgA 和分泌型 IgA(sIgA)。血清型为单体,主要存在于血清中,占血清 Ig 总量的 15%,其免疫作用较弱,由肠系膜淋巴组织中的浆细胞产生。sIgA 以双体存在,由 2 个 IgA 单体、1 个连接链(J 链)和 1 个分泌片(SP)组成(图 1-2-10)。

sIgA 是由呼吸道、消化道、泌尿生殖道等黏膜固有层中的浆细胞产生,主要存在于这些黏膜表面以及初乳、泪液和唾液中。sIgA 能阻止病原微生物由黏膜侵入体内,具有抗菌、抗病毒和抗毒素等多种作用,是局部黏膜抗感染的重要免疫物质。若 sIgA 合成障碍,易发生呼吸道、消化道等局部感染。

婴儿在出生后 4～6 个月才能合成 IgA,但可从初乳中获得,这对婴儿抵抗呼吸道、消化道感染有重要意义,所以也是临床上提倡母乳喂养法的原因之一。

（四）IgD

IgD 在血清中含量很低,占血清 Ig 总量的 1% 以下,以单体形式存在,主要由扁桃体、脾脏中的浆细胞产生。IgD 分为两型:①血清型 IgD,功能尚不清楚;②膜结合型 IgD(mIgD),构成 BCR,是B 细胞分化成熟的标志。

（五）IgE

IgE 是血清中含量最低的 Ig,仅占血清 Ig 总量的 0.002%,以单体形式存在,个体发育合成较晚,主要由鼻咽部、扁桃体、支气管、胃肠等黏膜固有层中的浆细胞产生。特异性 IgE 的 Fc 段与体内肥大细胞、嗜碱性粒细胞表面 IgE Fc 受体结合,使机体处于致敏状态。当变应原再次进入机体时,引发 I 型超敏反应,因此 IgE 又称亲细胞抗体。另外,寄生虫感染或过敏反应发作时,患者体内IgE 水平明显升高。

第四节

免 疫 应 答

免疫应答是指免疫系统对进入机体的病原微生物等抗原物质产生的一系列清除排斥反应,是由多种免疫细胞和分子参与的复杂生理过程。

一、类型

机体的免疫应答分为固有免疫应答和适应性免疫应答。

（一）固有免疫应答

固有免疫应答是在种系发育和进化过程中,机体逐渐形成的一系列天然防御功能,是抵御病原体的"第一道防线"。其主要包括:①屏障结构,如皮肤及黏膜的机械阻挡作用、分泌的抑菌和杀菌物质的化学效应、正常菌群的拮抗作用、血脑屏障的吞饮作用、胎盘屏障的保护胎儿免受感染作用。②体内多种固有免疫效应细胞,如各类粒细胞、吞噬细胞的吞噬消化作用;自然杀伤细胞的杀伤作用。③参与固有免疫的免疫分子,如补体、溶菌酶、急性期蛋白、细胞因子的生物学作用。其具有遗传性、起效快、无特异性和没有免疫记忆的特点。

（二）适应性免疫应答

适应性免疫应答指免疫活性细胞(T 细胞、B 细胞)受到抗原刺激后发生活化、增殖并分化成为效应细胞,最终通过效应细胞或抗体发挥免疫效应的全过程。适应性免疫应答在机体抗感染和其他免疫学机制中发挥主导作用。其特点如下。

1. 特异性　指机体内的 B 细胞、T 细胞只能被某种抗原刺激、活化产生相应的免疫应答产物,而相应免疫应答产物也只能与该种抗原和表达该抗原的靶细胞结合。

2. 记忆性　机体对初次应答的抗原产生了"长寿"的记忆 T 细胞、B 细胞,当再次接触相同抗原时它们可迅速分化为效应性 T 细胞、B 细胞,产生更迅速、更强烈的免疫应答。

3. MHC 限制性　指 APC－T－B 免疫细胞之间的抗原提呈、识别活化以及 Tc-靶细胞之间的相互作用,均必须有 MHC 分子参与才能发生免疫应答的现象称为 MHC 限制性。

4. 耐受性　指机体免疫系统接触某种抗原后的特异性免疫无应答状态,但对其他抗原仍有正常的免疫应答。正常机体在胚胎发育期的中枢免疫器官内,在 MHC 直接参与下形成对自身成分的无免疫应答状态。

适应性免疫应答也称为获得性免疫或特异性免疫。通常免疫应答是指适应性免疫应答。适应性免疫和固有免疫的比较详见表 1-2-1。

正常 T 细胞、B 细胞受抗原刺激后能产生特异性免疫应答以识别清除抗原,如抗感染和抗肿瘤。对自身物质发生特异性不应答的现象,即免疫耐受。前者称为正免疫应答,后者称为负免疫应答。异常情况下,正免疫应答过强导致超敏反应、过弱导致抵御外来抗原能力减弱或破坏了对自身组织的免疫耐受,将会导致机体发生病理改变。

根据参与免疫细胞的类型及效应机制,适应性免疫反应可分为 B 细胞介导的体液免疫应答和T 细胞介导的细胞免疫应答。

表 1-2-1   适应性免疫和固有免疫的比较

项目	固有免疫	适应性免疫
发生	种系进化形成,先天具有	个体遇到抗原刺激,后天获得
细胞组成	黏膜和上皮细胞、吞噬细胞、NK 细胞、γδT 细胞、B1 细胞	T 细胞、B 细胞、抗原提呈细胞
作用时效	即刻至 96 h 内	96 h 后
作用特点	固有;无需增殖分化,作用迅速无免疫记忆	特异性;抗原特异性细胞克隆增殖和分化;有免疫记忆
作用时间	作用时间短	作用时间长

■ 二、适应性免疫应答的基本过程

适应性免疫应答是在外周免疫器官进行的,是抗原性异物刺激机体的多种免疫细胞和免疫分子相互作用、共同完成的复杂过程。其过程分为:①抗原的提呈与识别;②T 细胞与 B 细胞的活化、增殖与分化;③免疫效应(图 1-2-15)。

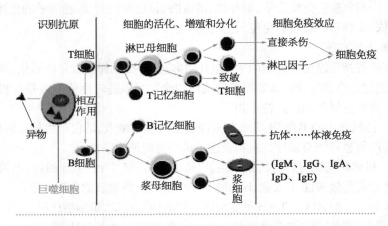

图 1-2-15   免疫应答基本过程示意图

（一）抗原提呈与识别阶段

抗原的提呈与识别阶段,是指抗原提呈细胞(APC)摄取、加工处理、提呈抗原和 T 细胞与 B 细胞识别抗原的阶段,又称为感应阶段。

首先由 APC 通过吞噬、吞饮或受体(IgG FcR、C3bR)介导的胞吞作用摄取抗原,降解抗原成为一定大小的多肽片段,与表达 MHC 分子结合,形成抗原肽-MHC 分子复合物,结合成抗原肽-MHC 分子复合物,再运送至细胞表面。T 细胞要依赖其表面的抗原识别受体 TCR 识别表达在 APC 或者靶细胞表面的抗原肽-MHC 分子,T 细胞只能识别 APC 提呈的抗原肽,CD4$^+$ T 细胞的 TCR 识别抗原肽-MHC Ⅱ类分子复合物,CD8$^+$ T 细胞的 TCR 识别抗原肽-MHC Ⅰ类分子复合物。而 B 细胞则是通过其表面的抗原识别受体 BCR 识别游离的抗原,从而启动 T 细胞、B 细胞活化。

由于抗原的来源、化学性质与分子结构不同,它们被 APC 加工处理的方式、提呈抗原的 MHC 分子类别也不相同。根据抗原来源不同把抗原分为外源性抗原和内源性抗原。MHC Ⅱ类分子提呈外源性抗原,MHC Ⅰ类分子提呈内源性抗原。

（二）T 细胞与 B 细胞活化、增殖与分化阶段

本阶段又称反应阶段,是指 T 细胞、B 细胞识别抗原后活化、增殖与分化,成为免疫效应细胞,产生效应分子的阶段。T 细胞活化、增殖、分化为效应 Tc、Th 细胞;B 细胞活化、增殖分化为浆细胞并合成分泌抗体。此阶段有部分 T 细胞、B 细胞分化为长寿的记忆细胞(Tm、Bm)。

（三）效应阶段

本阶段是指效应 Tc 细胞直接杀伤靶细胞、Th 细胞释放细胞因子介导的特异性细胞免疫效应和浆细胞产生抗体发挥的特异性体液免疫效应的过程。

三、B 细胞介导的体液免疫应答

（一）概述

机体的体液免疫应答是抗原刺激 B 细胞分化为浆细胞产生的抗体完成的,因抗体主要存在于血清等体液中,故 B 细胞介导的免疫应答称为体液免疫应答。

参与体液免疫应答的免疫细胞主要包括:抗原提呈细胞、CD4$^+$ Th 细胞和 B 细胞。在单核-巨噬细胞、NK 细胞、中性粒细胞及补体系统的参与下,其效应产物为抗体。

TD-Ag 和 TI-Ag 两类抗原都能刺激 B 细胞产生体液免疫应答。TI-Ag 多为多糖类抗原,如脂多糖、荚膜多糖和聚合鞭毛素等,不需要 Th 细胞辅助能够直接激活 B 细胞合成抗体,诱发体液免疫,多数 TI-Ag 只诱发产生 IgM 类抗体,无免疫记忆;不刺激 T 细胞产生细胞免疫应答。TD-Ag 多为天然抗原,如细菌、病毒、血清蛋白质等,B 细胞对 TD-Ag 的免疫应答需要 Th 细胞的辅助,即可引起体液免疫应答,又能引起细胞免疫应答和回忆应答。

（二）体液免疫应答的一般规律与实际应用

体液免疫应答的一般规律是具有初次免疫应答和再次免疫应答。机体初次接触抗原所诱导的免疫应答称为初次免疫应答;机体再次接触相同抗原所诱发的免疫应答称为再次应答,又称回忆应答。机体再次接受相同抗原所产生抗体的性质、浓度,随时间有所变化。绝大多数 TD-Ag 能诱导再次免疫应答,而 TI-Ag 多只诱导初次免疫应答。

1. **初次应答** TD-Ag 首次进入机体,需经过一定的潜伏期,1～2 周,血液中才能出现特异性抗体,2～3 周达到高峰,潜伏期长短与抗原性质有关。初次应答抗体产生的特点是:①潜伏期长,需要 5～10 日。②抗体含量少,效价低。③在体内持续时间短。④抗体与抗原的亲和力低,以 IgM 为主(图 1-2-16)。

2. 再次应答　指机体再次接触相同抗原所发生的免疫应答。在初次应答中部分 B 细胞分化成记忆 B 细胞,故再次免疫应答有以下特点:①潜伏期短,只有 1～3 日。②抗体含量多,效价高。③体内持续时间长。④抗体与抗原的亲和力高,以 IgG 为主(图 1-2-16)。

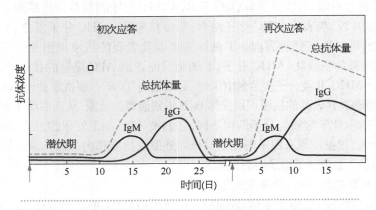

图 1-2-16　初次免疫与再次应答示意图

　　体液免疫应答的初次应答和再次应答的规律在实际应用的意义为:①利用免疫记忆现象强化疫苗接种,采用再次或多次加强免疫,可产生高浓度、高亲和力、持续时间长的抗体,以获得良好的免疫效果。②协助早期诊断传染病,在抗体产生的规律中,IgM 产生早、消失快,临床上检测特异性 IgM 类抗体可作为病原微生物早期感染的诊断指标。③定量检测特异性抗体以协助诊断病原微生物的感染,需要在疾病早期和恢复期采集患者"双份血液标本"做抗体检查,当抗体滴度增长≥4 倍具有诊断价值。

(三) 体液免疫应答的生物学效应与特点

1. 体液免疫应答的生物学效应　①中和作用:通过抗体 Fab 段的可变区结合外毒素或病毒抗原,能够直接中和外毒素或阻止游离病毒感染。通常将能够中和外毒素、阻止病毒感染的 IgG、sIgA 抗体称为中和抗体。②调理作用:吞噬细胞表面的 IgG 或 IgM 分子受体,通过抗体 Fc 段增强吞噬细胞的吞噬功能而杀伤靶细胞。③活化补体溶解靶细胞:激活经典途径活化补体,发挥溶解靶细胞,又称为补体依赖性细胞介导的细胞毒作用。④ADCC 作用:通常指 NK 细胞依赖其 IgG Fc 受体与 IgG Fc 段结合,促进了与被 IgG 抗体结合的靶细胞结合,导致对靶细胞的杀伤效应,即抗体依赖性细胞介导的细胞毒作用。广义上是指细胞膜表面具有 IgG Fc 受体并通过与抗体分子 Fc 结合进而促进吞噬细胞杀伤靶细胞的作用均称为 ADCC 作用。如巨噬细胞、中性粒细胞和 NK 细胞,均可通过 ADCC 作用杀伤靶细胞。

　　体液免疫效应在正常时能够通过抗感染作用保护机体,但其功能异常时却能引起如超敏反应、反复感染与自身免疫疾病等机体功能紊乱或免疫病理变化。

2. 体液免疫的特点　①能有效清除体液中游离的病原微生物抗原或者细胞表面表达的抗原,发挥着重要的抗感染作用。②免疫应答产物为抗体。③免疫效应速度快。④抗体可被动转移,通过注射含特异性抗体的免疫血清(抗体)转移给另一机体,使其被动获得体液免疫。

■ 四、T 细胞介导的细胞免疫应答

(一) 概述

细胞免疫应答是指抗原刺激 T 细胞并使其活化、增殖并分化为效应性 Th 和 Tc 细胞所发生的

特异性免疫效应过程。

能诱导细胞免疫应答的抗原主要是 TD－Ag，多属于外源性抗原。参与细胞免疫应答的细胞包括：抗原提呈细胞(APC)、CD4$^+$ Th1 和 CD8$^+$ Tc 细胞。

（二）效应机制

效应 T 细胞主要是 CD4$^+$ Th 细胞和 CD8$^+$ CTL 细胞。CD4$^+$ Th 细胞分为 CD4$^+$ Th1 与 CD4$^+$ Th2 细胞。CD4$^+$ Th1 细胞主要参与细胞免疫，通过释放细胞因子，作用于淋巴细胞和单核-巨噬细胞，诱导局部的炎症反应。CD4$^+$ Th2 细胞产生的细胞因子主要协助 B 细胞产生抗体。CD8$^+$ Tc 细胞具有抗原特异性，通过释放细胞毒性蛋白、启动凋亡途径导致靶细胞溶解或凋亡，对靶细胞能连续性杀伤，杀伤效率高，但受到 MHC 限制。

（三）细胞免疫的生物学效应与特点

1. 细胞免疫的生物学效应　①抗胞内感染作用，细胞免疫主要是针对胞内感染病原菌(如结核分枝杆菌、伤寒沙门菌等)、病毒感染、真菌及某些寄生虫感染等。②抗肿瘤作用，CTL 细胞能直接杀伤带有特异性抗原的肿瘤细胞，尚能分泌 TNF、IFN 等细胞因子直接或间接地发挥抗肿瘤效应。③引起免疫损伤，细胞免疫可引起迟发型超敏反应、移植排斥反应及某些自身免疫性疾病等。

2. 细胞免疫的特点　①抗胞内感染及细胞性抗原是细胞免疫的优势。例如抗病毒、抗胞内寄生菌、抗肿瘤细胞、移植排斥反应等。②免疫应答产物主要是细胞因子，细胞因子的多样化使细胞免疫的生物学功能更具复杂性。③免疫效应发生迟缓，从免疫细胞间的相互作用，到细胞因子产生效应，使反应高峰多在接触抗原后 48～72 h 出现。④免疫物质的可转移性，将 T 细胞或细胞因子等制品转移给另一个体，可使受者被动获得免疫力或免疫调节能力，这在免疫学防治上将会有更广阔的应用。

（陈　瑜　潘太健）

第三章

临床免疫

学习导航

> 使用青霉素之前为什么要做皮试？
> 某些新生儿出生后为什么会出现溶血现象？
> 结核病为什么需要长期治疗？
> 临床上检测乙型肝炎需要用哪些方法？
> 日常生活中,常见的免疫学防治方法有哪些？
> 主动免疫效果好还是被动免疫效果好？

学习目标

> 掌握：超敏反应的概念和类型；抗原抗体反应的概念和特点；人工免疫的种类和特点。

> 熟悉：Ⅰ型超敏反应的发生机制和防治原则；抗原抗体检测方法及用途和酶联免疫吸附试验的原理方法和用途；人工免疫制剂的种类和应用、活疫苗与死疫苗的区别。

> 了解：各型超敏反应的常见疾病；脱敏注射和减敏疗法的区别；T细胞功能检测的方法；新疫苗的研究与展望。

　　超敏反应又称变态反应,是指机体接受相同的抗原或半抗原再次刺激时所发生的病理性免疫应答,其结果导致机体生理功能紊乱或组织细胞损伤,是机体免疫防御功能过高的表现。易发生超敏反应的个体临床上称为过敏体质,多具有家族史,约占人群的20％。

　　引起超敏反应的抗原称为变应原,可以是完全抗原,如异种动物血清、组织细胞、微生物、植物花粉、兽类皮毛等；也可以是半抗原,如青霉素、磺胺等药物或甲醛等低分子物质。超敏反应的临床表现多种多样,可因变应原的性质、进入机体的途径、参与因素、发生机制和个体反应性的差异而不同。根据超敏反应的发生机制和临床特点,将其分为Ⅰ型、Ⅱ型、Ⅲ型和Ⅳ型。Ⅰ型、Ⅱ型、Ⅲ型由抗体介导,属于体液免疫应答；Ⅳ型由效应T细胞介导,属于细胞免疫应答。

| 第一节 |
超 敏 反 应

■ 一、Ⅰ型超敏反应

Ⅰ型超敏反应又称过敏反应或速发型超敏反应,临床上最为常见。其特征为:①反应发生快,消退快。②主要由抗体 IgE 介导。③临床表现为生理功能紊乱。④有明显的个体差异和遗传倾向。⑤无明显组织损伤。

其分为即刻相反应和迟发相反应,即刻相反应可在几秒钟至几十分钟内出现,迟发相指在 4～12 h 发作。

(一)发生机制

1. 参与反应的物质

(1)变应原种类:变应原能够选择性诱导机体发生Ⅰ型超敏反应,种类繁多。常见的变应原有:①吸入性变应原,植物花粉(如豚草)、尘螨排泄物、真菌菌丝或孢子、动物皮毛或皮屑、昆虫毒液以及纤维等的混合物,均为常见呼吸道过敏原(图 1-3-1)。②某些药物、化学物质或异种动物免疫血清,青霉素或其降解产物或制剂中的杂质均可与体内蛋白质结合成为变应原。临床上应用的抗毒素多为马源性抗血清,对人而言属于异种物质,可使某些机体发生超敏反应。③食物,牛奶、鸡蛋、海鱼、蟹、虾等高蛋白质食物,主要引起消化道过敏反应。

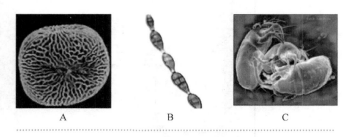

图 1-3-1 显微镜下的常见吸入性过敏原

A. 花粉;B. 真菌孢子;C. 螨虫

(2)参与反应的抗体:变应原易侵入鼻、咽、扁桃体、气管、支气管及胃肠道等部位,也是过敏反应的好发部位。这些部位的黏膜固有层中的浆细胞产生 IgE,是引起Ⅰ型超敏反应的主要抗体。IgE 的合成受到遗传因素、接触变应原的机会、变应原的性质、Th 细胞和细胞因子的类别等因素的调节。正常人血清中 IgE 含量极微,而过敏患者体内 IgE 浓度可增高 1 000～10 000 倍。IgE 具有亲细胞特性,能与同种肥大细胞及嗜碱性粒细胞膜上的 IgE Fc 受体(FcεRⅠ)牢固结合,使该细胞处于致敏状态。结合后的 IgE 的半衰期可从 2.5 日延长至 8～14 日。

(3)参与反应的细胞:参与Ⅰ型超敏反应的细胞主要是肥大细胞、嗜碱性粒细胞及嗜酸性粒细胞。活化的细胞可释放多种活性介质,引起一系列临床表现,对Ⅰ型超敏反应的发生起到关键作用(图 1-3-2)。①肥大细胞和嗜碱性粒细胞:肥大细胞广泛分布于皮肤、黏膜下层结缔组织中的微血管周围以

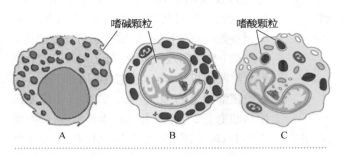

图 1-3-2 参与Ⅰ型超敏反应的细胞

A. 肥大细胞;B. 嗜碱性粒细胞;C. 嗜酸性粒细胞

及内脏细胞的膜下。而嗜碱性粒细胞主要循环于外周血中。两种细胞胞质内均有大量嗜碱颗粒，颗粒内含有多种生物活性介质，细胞膜上均表达有大量(4万~20万/细胞)高亲和力的IgE受体(FcεRⅠ)，可与IgE的Fc段牢固结合。细胞一旦被活化，立即发生脱颗粒反应释放多种活性介质。一是预先合成并储存于颗粒中的介质，如组胺、肝素、激肽原酶和趋化因子等；二是细胞膜磷脂酶类被活化，催化膜磷脂降解，新合成的介质，如白三烯、前列腺素、血小板活化因子。活性介质可以作用于毛细血管、平滑肌、黏膜腺体等，导致临床表现。此外，肥大细胞活化后还可释放多种细胞因子，如肿瘤坏死因子、IL-1、IL-6等，这些细胞因子与Ⅰ型超敏反应的迟发相反应有关。②嗜酸性粒细胞：在呼吸道、消化道和泌尿生殖道黏膜皮下结缔组织，Ⅰ型超敏反应炎性病灶中有大量嗜酸性粒细胞浸润，外周血该细胞数也显著增高。在Ⅰ型超敏反应中发挥双向作用：能释放多种酶灭活或抑制组胺、血小板活化因子等活性介质，对超敏反应起负调节作用；释放阳离子蛋白、白三烯、血小板活化因子等参与Ⅰ型超敏反应迟发相反应。

2. **发生过程**　Ⅰ型超敏反应的发生过程可分为两个阶段(图1-3-3)。

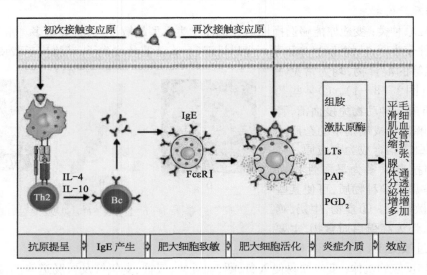

图1-3-3　Ⅰ型超敏反应发生过程

(1) 致敏阶段：变应原进入机体后，刺激机体产生IgE类抗体，IgE通过其Fc段固定于肥大细胞及嗜碱性粒细胞膜的FcεRⅠ上，使这些细胞成为致敏靶细胞，机体即处于致敏状态。致敏状态一般可持续半年以上，在此期间如不再接触同种变应原，致敏状态可逐渐消失。

(2) 发敏和效应阶段：处于对某一变应原致敏阶段的机体，再次接触相同的变应原，与致敏靶细胞上的IgE结合。二价或多价变应原与细胞上2个以上相邻的IgE结合，细胞膜上的FcεRⅠ因IgE搭桥连接(桥联)而发生移位、变构，细胞即被活化发生脱颗粒反应，同时迅速合成新的介质并释放至胞外(图1-3-4)。

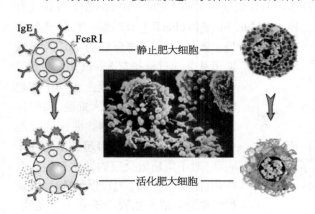

图1-3-4　肥大细胞活化

（3）效应阶段：释放的生物活性介质作用于效应组织和器官，引起病理变化：①平滑肌痉挛，尤其是气管、支气管、胃肠道的平滑肌。②小血管扩张，血压下降，甚至休克。③毛细血管通透性增加，血浆外渗，局部水肿。④黏膜腺体分泌增加。

（二）临床常见疾病

1. **全身性过敏反应（过敏性休克）** 主要见于再次注射异种动物免疫血清和药物后导致的过敏症或过敏性休克。通常在注射后数秒或数分钟内发生。初为皮肤痒感，随后有广泛的皮肤红斑或荨麻疹；呼吸道症状主要为胸闷、胸痛、干咳、气急和呼吸困难；胃肠道症状有恶心、呕吐、腹痛和腹泻；女性子宫有收缩症状。严重者可发生循环衰竭，出冷汗、脸色苍白、肢冷、脉细、血压下降以致昏迷和抽搐，少数病例可在短时间内死于休克或窒息。值得注意的是，初次注射青霉素有时也可发生过敏反应，原因是以往接触过青霉素变应原成分使机体致敏所致。例如，曾使用污染了青霉素的注射器；皮肤、黏膜接触过青霉素降解物或空气吸入青霉菌孢子等。

全身过敏反应也可由其他变应原引起，如普鲁卡因、链霉素、磺胺类、有机碘、维生素 B_1 和维生素 B_{12} 等；临床上应用动物免疫血清如破伤风抗毒素、白喉抗毒素在再次治疗或紧急预防和治疗时，导致过敏性休克。

2. **呼吸道过敏反应** 主要由吸入性变应原引起。

（1）支气管哮喘：好发于有典型家族史的儿童和青壮年。摄入变应原后支气管平滑肌痉挛和气道变应性炎症反应使支气管壁增厚而引起呼吸困难等症状。哮喘常急性发作，但其病程可迁延数小时或数日，成为迟发相反应。患者支气管高反应性和炎性白细胞聚集共同造成了气道通气障碍。

（2）过敏性鼻炎反应：反应主要定位于鼻黏膜和眼结膜。表现为清水样鼻涕、阵发性喷嚏、鼻痒及眼结膜水肿和眼分泌物增多，常见于花粉症患者。

3. **消化道过敏反应** 主要表现为过敏性胃肠炎。有些人进食鱼、虾、蛋、乳类等食品或服用某些药物后，发生恶心、呕吐、腹痛、腹泻等症状。患者肠黏膜防御功能减弱，常伴有蛋白水解酶缺乏，某些食物蛋白未完全消化即被吸收，从而作为变应原诱发消化道过敏，个别严重者可发生过敏性休克。

4. **皮肤过敏反应** 发生于进食某些食物或药物，或感染某些寄生虫，症状为皮肤荨麻疹、湿疹和血管性水肿等。

二、Ⅱ型超敏反应

Ⅱ型超敏反应又称细胞毒型或细胞溶解型超敏反应。它是抗体（IgG、IgM）和靶细胞表面的相应抗原结合后，在补体、巨噬细胞、NK 细胞等参与下，引起细胞溶解和组织损伤为特征的病理性免疫应答。

（一）发生机制

1. **靶细胞表面的抗原**

（1）同种异型抗原：人类红细胞表面的 ABO 和 Rh 血型抗原、组织细胞表面的 HLA 抗原等均属同种异型抗原，也称为细胞表面固有抗原。

（2）外来抗原或半抗原吸附在组织细胞上：某些化学物质（如药物）进入易致敏机体，也可与体内细胞或蛋白质结合成完全抗原，刺激机体产生相应抗体。

（3）自身抗原：自身细胞受某些因素作用导致表面结构改变，刺激机体产生自身抗体。

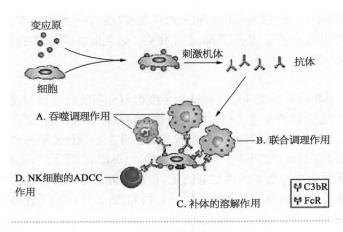

图 1-3-5　Ⅱ型超敏反应机制示意图

2. 抗体的产生和病理性作用　参与Ⅱ型超敏反应的抗体主要是 IgG 和 IgM。除 ABO 血型抗体是天然存在外,一般情况下,均为变应原初次进入机体产生相应抗体使机体致敏。当变应原再次进入机体,抗体与靶细胞本身的表面抗原或靶细胞表面吸附的抗原、半抗原结合,继而可通过 3 个途径引起靶细胞损伤:①活化补体溶解靶细胞。②通过调理、免疫黏附作用吞噬靶细胞。③通过 ADCC 作用杀伤破坏靶细胞(图 1-3-5)。

(二) 临床常见疾病

1. 输血反应　误输异型血时,异型红细胞进入受血者体内与相应抗体结合,活化补体,迅速发生血管内溶血,出现血红蛋白尿,严重者可危及生命。反复输入异型 HLA 血液,也会因产生白细胞或血小板抗体,发生白细胞溶血反应。

2. 新生儿溶血症　多发生于母亲为 Rh⁻ 的 Rh⁺ 胎儿。当 Rh⁻ 母亲首次妊娠分娩时,或有胎盘早期剥离,少量胎儿 Rh⁺ 红细胞进入母体,刺激母体产生抗 Rh 的 IgG 类抗体。如再次妊娠仍为 Rh⁺ 胎儿时,母体内抗 Rh 抗体可通过胎盘进入胎儿体内,导致胎儿红细胞破坏,发生溶血,危及生命。为预防新生儿溶血症,可于首次产后 72 h 内给 Rh⁻ 母亲注射抗 Rh 抗体,可阻断 Rh⁺ 红细胞对母体的致敏作用。对患儿则需立即换输 Rh⁻ 血才能挽救。

母胎间 ABO 血型系统不符,也可通过上述方式使母体致敏,导致新生儿溶血症。其多见于母亲是 O 型,胎儿是 A 型、B 型或 AB 型。

3. 药物性或免疫性血细胞减少症　应用某些药物或因病原微生物感染,可通过Ⅱ型超敏反应机制造成血细胞破坏,导致溶血性贫血、粒细胞减少症或血小板减少性紫癜。

(1) 半抗原型:某些药物半抗原能与细胞结合成为完全抗原,激发机体产生相应抗体。当再次注入相应药物,同样吸附到细胞上,与已产生的抗体结合,出现靶细胞的溶解损伤。如青霉素引起的溶血性贫血;匹拉米酮、氯霉素等引起粒细胞减少症;喹啉、磺胺等引起血小板减少性紫癜。

(2) 免疫复合物型:非拉西丁、氨基比林等药物半抗原进入机体后,与体内蛋白质或细胞结合形成完全抗原,引起针对半抗原决定簇的抗体产生。再次服药时,药物半抗原与相应抗体结合的免疫复合物可与红细胞、粒细胞和血小板黏附,并在补体、巨噬细胞和 NK 细胞协同作用下,造成这些细胞的破坏。

(3) 自身免疫病型:某些病毒感染或某些化学药品进入敏感机体,作用于红细胞,使其抗原性发生改变,诱导机体产生抗红细胞的自身抗体,当反复用药或感染,刺激机体使抗体产生达到一定程度,在补体参与下引起溶血性贫血。

4. 肺-肾综合征　又称 Goodpasture 综合征。可能的病因是病毒感染或吸入有机溶剂造成肺组织损伤,因抗原性改变而刺激机体产生自身抗体。由于肺泡壁基底膜与肾小球基底膜有共同抗原成分,通过交叉反应亦可造成肾小球损伤。临床表现为咯血、贫血及进行性肾衰竭,伴有明显的血尿和蛋白尿,严重者可因肺出血或尿毒症而死亡。

5. **甲状腺功能亢进** 患者体内可产生针对甲状腺细胞表面促甲状腺激素受体的自身抗体，称为长效甲状腺刺激素，该抗体不断刺激甲状腺素的分泌，导致甲状腺功能亢进。自身免疫性抗受体抗体为 IgG 类，不引起细胞损伤，而是造成细胞功能亢进，故此类病称为刺激型超敏反应。

三、Ⅲ型超敏反应

Ⅲ型超敏反应又称免疫复合物型超敏反应或免疫复合物病。它是由可溶性免疫复合物沉积于毛细血管基底膜引起血管病理性表现及其周围炎症，临床上又称血管炎型超敏反应。

（一）发生机制

一般情况下，循环免疫复合物（IC）形成后大分子不溶性免疫复合物通常迅速即被吞噬细胞吞噬清除，小分子的可溶性免疫复合物会由肾小球滤出，不会引起免疫性损伤。抗原物质在体内持续存在的条件下，形成中等大小免疫复合物不能及时被清除并沉积在组织中，就会造成组织损伤。循环免疫复合物最常见的沉积部位为肾小球、关节、心肌和其他部位的毛细血管或抗原进入部位。循环免疫复合物不直接损伤组织，而是通过：①活化补体，吸引中性粒细胞在局部浸润，释放溶酶体酶损伤邻近组织。②促使血小板局部聚集并活化，造成炎症性反应。③活化凝血系统导致微血栓形成。主要病变为局部中性粒细胞浸润、组织细胞破坏、充血、水肿、缺血、出血的炎症反应（图 1-3-6）。

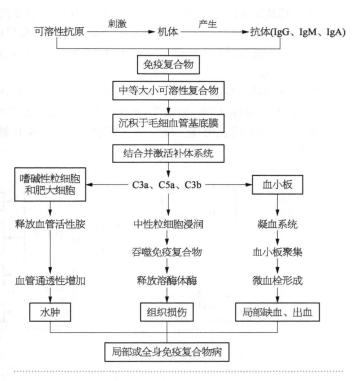

图 1-3-6 Ⅲ型超敏反应发生机制示意图

（二）临床常见疾病

1. **局部免疫复合物病**

（1）Arthus 反应：是一种动物实验性的局部超敏反应。用马血清在家兔皮下多次注射，在第 4~6 次注射后，抗原在局部与已产生的相应抗体结合，造成循环免疫复合物沉积引起的急性炎症反应，出现剧烈的炎症反应，表现为皮肤红肿、出血，甚至坏死，称为 Arthus 现象。

（2）人体局部免疫复合物病：反复使用胰岛素、生长激素及狂犬病疫苗时，于注射后数小时内，局部也可发生类似 Arthus 现象。当反复吸入含有真菌孢子或动植物蛋白粉尘时，可激发机体产生抗体，在肺泡间形成循环免疫复合物，引起过敏性肺泡炎。

2. **全身免疫复合物病**

（1）血清病：初次接受大剂量异种动物免疫血清治疗者，在注射后 7~14 日，出现局部红肿、皮疹、关节肿痛、淋巴结肿大、发热及蛋白尿等症状，称为血清病。因为体内产生的抗异种动物血清抗体与循环中尚存的动物血清结合形成循环免疫复合物，并沉积而致病。当抗体增多而抗原逐渐减少后，疾病可自行消除。

(2) 急性肾小球肾炎：感染后肾小球肾炎一般多发生于链球菌感染后 2～3 周，个别患者可因链球菌细胞壁抗原与相应抗体形成循环免疫复合物沉积于肾小球基底膜，引起急性肾小球肾炎。

(3) 自身免疫性疾病：系统性红斑狼疮(SLE)和类风湿关节炎(RA)都是自身免疫性疾病，原因未明。但两者在病程中有循环免疫复合物形成并参与其病理过程，属于慢性免疫复合物疾病。

■ 四、Ⅳ型超敏反应

Ⅳ型超敏反应没有抗体和补体参与，是致敏 T 细胞受抗原再次刺激造成的免疫病理过程，所以也称为细胞介导型。该型超敏反应发生较为迟缓，出现反应一般需 12～18 h，48～72 h 达高峰，故又称迟发型超敏反应。局部病理变化为单个核细胞浸润，并伴有炎症反应。

（一）发生机制

Ⅳ型超敏反应是由 T 细胞介导的病理性免疫应答。引起组织损伤的 T 细胞主要是 CD4$^+$炎性 T 细胞(Th1 细胞)和 CD8$^+$致敏 Tc 细胞。前者通过释放多种细胞因子而产生免疫效应，后者则能直接杀伤具有相应抗原的靶细胞。Ⅳ型超敏反应的发生机制与细胞免疫应答的机制完全相同(图 1-3-7)。

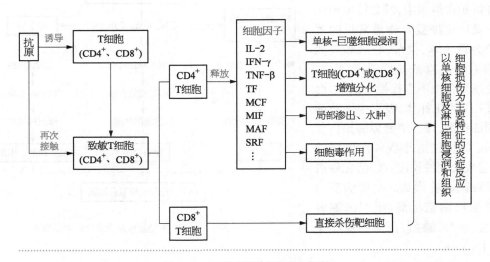

图 1-3-7　Ⅳ型超敏反应发生机制

1. **T 细胞致敏**　使 T 细胞致敏的变应原通常为微生物、寄生虫和异体组织细胞等，也可为半抗原物质。经抗原提呈细胞的作用，以抗原肽-MHC Ⅱ类/Ⅰ类分子复合物的形式刺激具有相应抗原识别受体的 CD4$^+$ Th1 细胞和 CD8$^+$ Tc 细胞。

2. **致敏 T 细胞的效应阶段**

(1) Th1 细胞(炎性 T 细胞)：致敏炎性 T 细胞形成后，当再次与抗原提呈细胞表面抗原接触时，产生并释放 IL-2、IFN-γ 和 TNF-β 等多种细胞因子，在抗原存在部位形成以单核细胞浸润和组织损伤为主要特征的炎症反应。

(2) Tc 细胞：致敏 Tc 细胞与具有相应抗原的靶细胞特异性结合，可通过分泌穿孔素、丝氨酸蛋白酶等细胞毒性物质使靶细胞溶解破坏，或通过 FasL 使靶细胞凋亡。

（二）临床常见疾病

1. **传染性超敏反应** 传染性疾病过程中，机体针对某些胞内寄生菌、病毒、某些真菌、原虫的感染，引起Ⅳ型超敏反应，故称为传染性超敏反应。再次感染结核时，局部组织反应强烈，可发生炎症和坏死，但病灶易于局限而少播散，结核杆菌的生长也受到抑制。临床上采用结核菌素试验来判断机体是否对结核分枝杆菌有免疫力，就是属于Ⅳ型超敏反应的皮肤试验。

2. **接触性皮炎** 一些小分子变应原，如油漆、染料、农药、某些化妆品或磺胺、青霉素等药物等与某些人表皮细胞内角质蛋白结合，使机体致敏。当再次接触相同变应原时，经 24 h 后局部可出现红斑、丘疹、水疱等炎症状，48～72 h 达高峰，病因去除后可于 1 周左右恢复。

此外，同种异体移植排斥反应和某些自身免疫病的组织损伤机制也与Ⅳ型超敏反应有关。

4 型超敏反应的划分，主要是从发生机制和参与反应的效应成分不同进行归类的。但临床上应针对具体病例进行具体分析：超敏反应性疾病常几型同时存在，以某一型为主。即使在同一疾病过程不同阶段，参与免疫损伤的机制也可能不同。另外，同一变应原在不同个体可引起不同反应。如青霉素除可引起过敏性休克（Ⅰ型）外，还可引起药物热（Ⅲ型）、溶血性贫血（Ⅱ型）和接触性皮炎（Ⅳ型）。

第二节

免疫学检测

一、抗原和抗体的检测

（一）原理

利用抗原抗体在体外特异性结合后出现各种可见的反应现象，可对样品中的抗原或抗体进行定性、定位和定量的检测。可以用已知的抗体或抗原来测定未知的抗原或抗体。以往多采用人或动物血清作为抗体来源，故体外的抗原抗体反应曾被称为血清学反应（serological reaction）。但随着免疫学的发展，现已用抗原抗体反应取代之。抗原抗体反应具有特异性、可逆性、可见性和阶段性等特点。

（二）常见的抗原抗体反应种类

1. **凝集反应** 如细菌或细胞等颗粒性抗原与相应抗体结合后，在一定条件下，出现肉眼可见的凝集物。凝集反应中的抗原称为凝集原。

（1）直接凝集反应：包括玻片法和试管法。①玻片法：为定性试验。含有已知抗体的诊断血清与待检菌液（或红细胞）在玻片上混合，数分钟后如出现凝集现象则为阳性。此法简便、快速，常用于细菌的鉴定和分型、人类 ABO 血型测定等。②试管法：多为半定量试验。待检血清用生理盐水做倍比稀释，再加入等量已知抗原液，出现凝集反应的血清稀释度越高，说明该待检血清抗体含量也越多。它常用于协助临床诊断或流行病学调查研究，如辅助诊断伤寒、副伤寒的肥达反应。

（2）间接凝集反应：将可溶性抗原吸附于一种与免疫无关的颗粒状载体表面，成为致敏颗粒（免疫微球），再与相应抗体结合出现凝集现象称为间接凝集反应。将抗原吸附到红细胞上成为抗原致敏的红细胞，用于检测抗体，称为正相间接血凝试验；将抗体吸附到红细胞上成为抗体致敏的红细胞，用于检测抗原，称为反相间接血凝试验；先将可溶性抗原与抗体混合，间隔一定时间加入抗原的致敏颗粒，因抗体已与抗原结合，不再出现凝集现象，称为间接凝集抑制试验（图 1 - 3 - 8）。

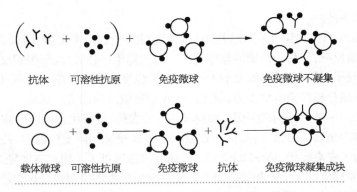

抗体   可溶性抗原   免疫微球   免疫微球不凝集

载体微球   可溶性抗原   免疫微球   抗体   免疫微球凝集成块

图 1 - 3 - 8   间接凝集和间接凝集抑制试验示意图

2. 沉淀反应   如血清蛋白、外毒素、组织浸出液、细菌滤液等可溶性抗原与相应抗体结合,在一定条件下,形成肉眼可见的沉淀物,称为沉淀反应。

(1) 单向琼脂扩散试验:将定量的已知抗体与融化的琼脂混匀制成琼脂板,在适当位置打孔后加入待测抗原,置湿盒中扩散。抗原在琼脂中自由扩散,当抗原与琼脂中的抗体形成大分子复合物时,形成以抗原孔为中心的白色沉淀环,环的直径与抗原含量呈正相关(图 1 - 3 - 9)。可根据沉淀环直径的大小从预先绘制成的标准曲线查出待测标本中抗原的含量。此法常用于检测各类 Ig 和补体的含量。

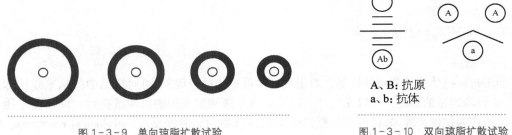

A、B: 抗原
a、b: 抗体

图 1 - 3 - 9   单向琼脂扩散试验   图 1 - 3 - 10   双向琼脂扩散试验

(2) 双向琼脂扩散试验:将抗原与抗体分别加入琼脂的小孔中,置湿盒中,抗原和抗体自由地向四周扩散并相遇,18～24 h 后在比例适合处形成白色沉淀线,如果反应体系中含有两种以上的抗原抗体系统,则小孔间可在不同位置出现两条以上的沉淀线。常用于 Ag 或 Ab 的定性检测、组成和两种 Ag 的相关性分析(图 1 - 3 - 10)。

(3) 免疫电泳:是双向琼脂扩散试验与电泳技术相结合的一种方法,是定向的免疫双扩散。在 pH 8.6 的缓冲液中抗原带负电荷较多,向阳极移动;抗体等电点较抗原高,带负电荷较少,且分子量较大,故向阴极移动,电泳时将抗原放负极端,抗体放正极端,这样抗原、抗体相向运动,在两孔间相遇即可形成白色沉淀线。这种方法灵敏度高,反应时间快,可用于一些病原微生物抗原检测,是某些传染病早期的辅助诊断。

3. 补体参与的反应   测定血清补体含量与活性有助于了解补体激活状况,辅助诊断有关疾病。

4. 免疫标记技术   是利用荧光素、酶、放射性同位素等标志物,标志抗原或抗体进行的抗原抗体反应的技术。

(1) 免疫荧光法:是用荧光素与抗体连接成荧光素标志抗体,再与待检标本中的抗原反应,于荧光显微镜下观察,可见抗原抗体复合物发出荧光,借此对标本中抗原进行鉴定和定位。异硫氰荧光素(FITC)发黄绿色荧光;藻红蛋白(PE)发红色荧光。①直接法:荧光素直接标志抗体,对标本进行检测(图1-3-11)。它被用来鉴定组织细胞中的病毒、蛋白质等抗原和涂片上的微生物。②间接法:用第一抗体与标本中抗原结合,再用荧光素标记的第二抗体进行检测。它用于检查细菌、病毒、螺旋体等抗原与抗体,有助于传染病的诊断;还可鉴定免疫细胞的 CD 分子,检测自身免疫病的抗核抗体等。

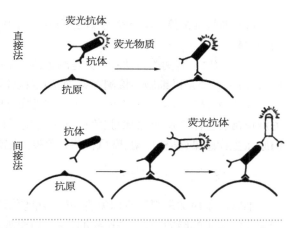

图1-3-11 免疫荧光法

(2)免疫酶技术(EIA):此法将抗原抗体反应的特异性与酶催化作用的高效性相结合,通过作用于底物的显色反应判定结果。①免疫酶染色:将酶标抗体与相应抗原结合,当加入底物时(包括供氢体),在酶的催化下供氢体生成有色氧化型染料,使标本上抗原所在部位呈色。显微镜下就能观察,常用于组织细胞中进行抗原定性、定位检测。②酶联免疫吸附试验(ELISA):是一种应用广泛、简便、快速、敏感测定可溶性抗原或抗体的技术。本法既可测定微量抗体,也可定量测定未知微生物成分、激素、细胞因子、黏附因子等微量抗原物质。有间接法和双抗体夹心法(图1-3-12)。

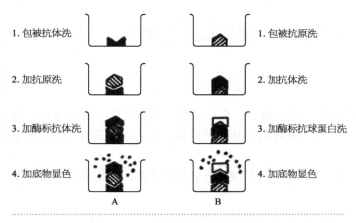

图1-3-12 ELISA 操作步骤示意图

A. 双抗体夹心法;B. 间接法

(3)放射免疫测定法(RIA):是用放射性同位素标志抗原抗体进行免疫检测的技术。它将放射性同位素显示的高灵敏性和抗原抗体相结合,使检测的敏感度达 pg/ml 水平。用于人体微量蛋白、激素、药物和肿瘤标志物的定量分析。

二、免疫细胞及其功能的检测

免疫细胞及其功能的检测主要是对 T 细胞、B 细胞、吞噬细胞等的检测,对某些疾病的辅助诊断、判断预后、疗效观察等都有一定帮助。

(一)免疫细胞数量的检测

1. T 细胞　常通过检测 T 细胞表面的 CD 抗原来了解外周血 T 细胞数量和亚群的变化。

2. B 细胞　现在多通过检测 B 细胞膜表面免疫球蛋白(SmIg)来了解成熟 B 细胞的数量。

(二)免疫细胞功能的检测

1. T 细胞

(1)淋巴细胞转化试验:T 细胞在体外受抗原或丝裂原刺激后细胞代谢和形态发生变化,增殖反应并转变为淋巴母细胞。

(2) 细胞毒试验：体外检测 Tc 细胞可用于肿瘤免疫、移植排斥反应、免疫性疾病及感染性疾病的诊断。

2. B 细胞　有两类方法：一类是测定体液中抗体，如测定血清中免疫球蛋白、血型抗体和特异性抗体；另一类以细胞为检测对象，如测定抗体形成细胞和 B 细胞增殖试验。

3. 检测细胞免疫功能的皮肤试验　皮肤试验出现以局部红肿为特征的迟发性超敏反应，细胞免疫正常者呈阳性反应，而细胞免疫低下者则呈阴性反应。皮肤试验方法简便，可帮助诊断某些病原微生物感染(结核杆菌、麻风杆菌)、免疫缺陷病等。

■ 三、细胞因子的检测

细胞因子检测是判断机体免疫功能的重要指标，观察免疫细胞对某种刺激物发生活化反应及产生细胞因子的能力，对某些疾病的诊断、病程观察、预后的判断等有一定意义。检测细胞因子的方法主要有生物活性检测、免疫学检测及分子生物学检测。

| 第三节 |
免 疫 学 防 治

免疫学防治是应用免疫制剂或免疫调节剂来调节机体免疫功能，达到预防和治疗某些疾病的目的。

■ 一、免疫预防

特异性免疫的获得方式有自然免疫和人工免疫两种。自然免疫主要指机体感染病原体后建立的特异性免疫，也包括胎儿或新生儿经胎盘或乳汁从母体获得抗体。人工免疫是通过接种抗原或输入抗体，使机体获得免疫。

人工免疫用的疫苗、类毒素、免疫血清、丙种球蛋白和细胞因子等制剂及诊断用品都来自生物体，所以称为生物制品。

根据输入机体物质的不同，主要分为人工自动免疫和人工被动免疫(表 1-3-1)。

表 1-3-1　人工自动免疫和人工被动免疫的比较

项目	自动免疫	被动免疫
输入物质	抗原	抗体
免疫力出现时间	1～4 周后生效	注入后立即生效
免疫力维持时间	数月至数年	2～3 周
用途	多用于预防	多用于治疗或紧急预防

(一) 人工自动免疫

人工自动免疫是指用人工的接种方法给机体输入抗原性物质(疫苗、类毒素)，刺激机体产生特异性免疫应答从而获得免疫力的方法，也称为预防接种。它具有输入抗原、产生免疫力慢、免疫力维持时间长、可用于传染病特异性预防的特点。

1. **疫苗** 是用病原微生物制成的人工自动免疫生物制品,包括死疫苗和活疫苗。

(1)死疫苗:选用免疫原性强的病原体,人工培养后用物理和化学的方法灭活后制成。常用的死疫苗有伤寒、副伤寒、霍乱、百日咳、流行性脑脊髓膜炎、流行性乙型脑炎、钩端螺旋体、斑疹伤寒、狂犬病等疫苗。死疫苗在体内不能增殖,对人体刺激时间短,要获得强而持久的免疫力需要接种剂量大,多皮下注射2～3次。

(2)活疫苗:用减毒或无毒的病原微生物制成,又称减毒活疫苗,如卡介苗(BCG)、麻疹、脊髓灰质炎疫苗等。活疫苗进入人体后有一定的增殖能力,类似轻型或隐性感染,故一般接种剂量小,接种次数少,免疫效果良好、持久。其常用皮内接种、皮下划痕或口服。

死疫苗和活疫苗的比较见表1-3-2。

表 1-3-2 死疫苗和活疫苗的比较

项目	死疫苗	活疫苗
制剂特点	死,强毒株	活,无毒或弱毒株
接种剂量及次数	量较大,2～3次	量较小,1次
保存及有效期	易保存,有效期约11年	不易保存,4℃冰箱内数周
免疫效果	较好,维持数月至2年	好,维持3～5年甚至更长

2. **类毒素** 细菌外毒素经0.3%～0.4%甲醛处理后,失去毒性,但仍保留免疫原性,称为类毒素,如白喉、破伤风类毒素等。其也可与死疫苗混合制成联合疫苗,再加上百日咳死疫苗后制成百白破三联疫苗。类毒素一般接种2次,每次接种间隔4～6周,接种后能诱导机体产生抗毒素,从而中和外毒素。

3. **新型疫苗** 近年来由于免疫学、生物化学、生物工程和遗传工程技术的发展,推动和促进了新型疫苗的研制工作。

(1)亚单位疫苗:将病原体中与激发保护性免疫无关的甚至有害的成分去除,保留有效免疫原成分制成的疫苗称为亚单位疫苗。如流感病毒血凝素和神经氨酸酶亚单位疫苗、霍乱弧菌毒素B亚单位疫苗、肺炎球菌荚膜多糖疫苗等。

(2)合成疫苗:用人工合成抗原多肽,配以适当载体与佐剂制成的疫苗即为合成疫苗,如HBsAg的各种合成类似物等。

(3)结合疫苗:近年来将荚膜多糖的水解物连接于白喉类毒素,制成结合疫苗,提高免疫效果。目前已获准使用的结合疫苗有肺炎链球菌、B型流感疫苗和脑膜炎奈瑟菌疫苗。

(4)基因工程疫苗:是以基因工程技术将天然的或人工合成的编码病原体免疫原的基因,借助载体转移并插入另一生物体基因组中,使之表达所需抗原制成的疫苗。

预防接种时要严格按使用说明书的规定进行,注意制品是否变质、过期或因保存不当而失效。接种疫苗及类毒素时还必须注意接种对象、接种剂量、接种时间和接种途径,密切观察接种后是否出现接种反应,对有接种禁忌证的人群不宜接种。

(二)人工被动免疫

人工被动免疫是指给机体输入特异性抗体或细胞因子,使机体即刻获得免疫力。其可用于治疗和紧急预防。

1. **抗毒素** 是用细菌类毒素多次免疫动物,使其体内产生大量抗毒素(抗体),经采血、分离血清、纯化、浓缩后制成。常用的抗毒素有破伤风抗毒素、白喉抗毒素、气性坏疽抗毒素等。抗毒素有中和细菌外毒素毒性的作用,但应早使用、足量和做皮试,才能达到免疫效果并防止Ⅰ型超敏反应的发生。

2. **非特异性免疫球蛋白**　由健康人血浆或产妇胎盘血中提取制成。它常用于甲型肝炎、麻疹、脊髓灰质炎等病毒性疾病的紧急预防和治疗。

3. **特异性人血清免疫球蛋白**　是由恢复期患者血清中提取制备而成。本制剂特异性抗体含量较高,在体内滞留时间长,免疫效果好,引起超敏反应的概率小。

■ 二、免疫治疗

免疫增强剂是增强和调节机体的免疫功能的制剂。其对正常的免疫功能不产生影响,而对异常的免疫功能起调节作用,故又称免疫调节剂。此类制剂来源不同,种类繁多,常用于对免疫缺陷病、某些病原微生物感染及肿瘤等的治疗。

免疫抑制剂是一种抑制免疫功能的药物。它常用于各种自身免疫的治疗及预防器官移植发生的排斥反应。

免疫治疗相关制剂归纳为表1-3-3。

表 1-3-3　免疫治疗相关制剂

制剂	增强免疫疗法	抑制免疫疗法
免疫组织产物	免疫球蛋白、胸腺素、转移因子、免疫核糖核酸、其他细胞因子	抗淋巴细胞血清、抗全 T 细胞血清、抗 T 细胞亚群单克隆抗体
微生物制剂	卡介苗、短小棒状杆菌	环孢素、抗生素类、细菌脂多糖、FK-506
化学制剂	左旋咪唑、多聚核苷酸	环磷酰胺、硫唑嘌呤、肾上腺皮质激素类药物
其他	中草药、骨髓、胸腺、胚肝细胞移植	X 线照射、胸导管引流

（潘太健）

病原微生物学基础

第一章

微生物学概述

学习导航

> 人类和微生物终身相伴,微生物到底是怎样的生物呢?

学习目标

> 掌握:微生物的概念及种类。
> 熟悉:微生物与人类的关系。
> 了解:微生物的发展史。

| 第一节 |

微生物的概念和种类

微生物是一群个体微小、结构简单、肉眼看不见、必须借助光学显微镜或电子显微镜放大几百倍甚至几万倍才能看到的微小生物的总称。

微生物种类繁多,分布广泛,按其有无细胞结构和分化程度可分为三大类。

1. **非细胞型微生物** 非细胞型微生物是最小的一类微生物。它能通过滤菌器,无细胞结构,无产生能量的酶系统,必须在活细胞内生长繁殖,如病毒、类病毒、朊粒。

2. **原核细胞型微生物** 细胞核分化程度低,仅有原始核,无核膜、核仁,细胞器也不完善。此类微生物种类繁多,有细菌、支原体、衣原体、立克次体、螺旋体和放线菌。

3. **真核细胞型微生物** 核分化程度高,有核膜、核仁和染色体,细胞器完整,如真菌。

| 第二节 |

微生物与人类的关系

微生物分布极为广泛,无论是在土壤、空气、水域还是动植物表面以及与外界相通的腔道中,都有微生物的存在。绝大多数微生物对人类和自然界是有益和必需的,许多在农业、食品工业及日常生活中发挥着重要作用。

在环境保护方面可利用微生物的地方很多:①利用微生物肥料、微生物杀虫剂或农用抗生素来取代会造成环境恶化的各种化学肥料或化学农药。②利用微生物生产的 PHB(聚 β-羟基丁酸酯)制造易降解的医用塑料制品以减少环境污染。③利用微生物来净化生活污水和有毒工业污水。

微生物与人类健康有着密切的关系。首先是因为各种传染病构成了人类的主要疾病,而防治这类疾病的主要手段又是各种微生物产生的药物,尤其是抗生素。自从遗传工程开创以来,进一步扩大了微生物代谢产物的范围和品种,使昔日只由动物才能产生的胰岛素、干扰素和白细胞介素等高效药物纷纷转向由"工程菌"来生产。此外,一大批与人类健康、长寿有关的生物制品,如疫苗、菌苗和类毒素等,均是微生物的产品。

可对人类与动植物致病的微生物称为病原微生物。微生物对人类最重要的影响是导致传染病的流行。在人类疾病中有 50% 是由病毒引起。世界卫生组织公布资料显示:传染病的发病率和病死率在所有疾病中占第 1 位。微生物导致人类疾病的历史,也就是人类预防和治疗疾病,并取得进展的历史。但仍然有大量病毒性疾病一直缺乏有效的治疗药物;大量广谱抗生素的滥用造成了许多菌株发生变异,导致耐药性的产生。一些分节段的病毒之间可以通过重组或重配发生变异。最典型的例子就是流行性感冒病毒,变异的流感病毒可造成世界范围流行。

| 第三节 |

微生物学发展简史

医学微生物学是微生物学的一个分支,也是医学的一门基础学科。它是主要研究与人类疾病有关的病原微生物的生物学特性、致病性、免疫性、微生物诊断与防治原则的一门学科。掌握了医学微生物学的基础理论、基本知识和基本技能,可为学习基础医学及临床医学的相关学科打下基础,并有助于控制和消灭传染性疾病。

■ 一、微生物学的经验时期

古代人类虽未观察到微生物,但早已将微生物学知识用于工农业生产和疾病防治中,夏禹时代就有了仪狄酿酒的记载。北魏(公元 386—534 年)《齐民要术》一书中详细记载了制醋的方法。在 11 世纪初时,我国北宋末年刘真人就提出肺痨由虫引起。18 世纪清乾隆年间,我国师道南在《天愚集·鼠死行》中生动地描述了当时鼠疫流行的凄惨景况,并正确地指出了鼠疫与鼠的关系。

在预防疾病方面,我国自古就有将水煮沸后饮用的习惯。明代李时珍在《本草纲目》中指出,将患者的衣服蒸过后再穿就不会传染上疾病,说明当时已有消毒方法。大量古书证明,我国在明隆庆年间(1567—1572 年)就已广泛应用人痘来预防天花,并先后传至日本、土耳其、英国等国家。

二、实验微生物学时期

首先观察到微生物的是荷兰人列文虎克。他用自磨镜片制造了世界上第一架显微镜(放大40～270倍)，并从雨水、池塘水等标本中第一次观察和描述了各种形态的微生物，为微生物的存在提供了有力证据，亦奠定了微生物形态学的基础。

19世纪60年代，欧洲一些国家中占重要经济地位的酿酒工业发生了酒类变质事件，促进了人们对微生物的研究。法国科学家巴斯德首先用实验证明酒类变质就是因污染了杂菌，有机物质的发酵与腐败与微生物密切相关。人们认识到不同微生物间不仅有形态学上的差异，在生理学特性上亦有所不同，进一步肯定了微生物在自然界中所起的重要作用。自此，微生物学开始成为一门独立学科。

巴斯德创用的加温处理以防酒类变质的消毒法，就是至今仍沿用于酒类和乳类的巴氏消毒法。英国外科医师李斯德(Joseph Lister，1827—1912年)创用石炭酸(苯酚)喷洒手术室和煮沸手术用具，为防腐、消毒以及无菌操作打下基础。

微生物学的另一奠基人是德国学者郭霍(Robert Koch，1843—1910年)。他创用固体培养基和染色技术，为病原菌的分离培养和鉴定提供了有利条件。19世纪末，大多数细菌性传染病的病原体被发现并分离培养成功，被称为细菌学发展的黄金时代。

俄国学者伊凡诺夫斯基于1892年发现了第一种病毒即烟草花叶病病毒。以后相继分离出许多对人、动植物致病的病毒。

1929年Fleming首先发现青霉菌产生的青霉素能抑制金黄色葡萄球菌的生长。1940年Florey等将青霉素纯化，并用于治疗感染性疾病，取得了惊人的效果。随后链霉素、氯霉素、金霉素、土霉素、四环素、红霉素等抗生素不断被发现并广泛应用于临床。

三、现代微生物学时期

近几十年来，由于生物化学、遗传学、细胞生物学、分子生物学等相关学科的发展，以及电子显微镜、气相、液相色谱技术、免疫学技术、单克隆抗体技术、分子生物学技术的应用，可从分子水平上探讨病原微生物的基因结构与功能、致病的物质基础及诊断方法，使人们对病原微生物的活动规律有了更深刻的认识。人们相继发现了一些新的病原微生物，如军团菌、弯曲菌、拉沙热病毒、马堡病毒及人类免疫缺陷病毒等。

近十几年来，病原微生物迅速检验诊断方法发展很快。ELISA快速检测抗原及抗体技术已被普遍应用，特别是通过采用单克隆抗体，进一步提高了检测的特异性和敏感性。目前许多诊断试剂盒使快速诊断成为现实。基因探针和聚合酶链反应(PCR)也将普及于微生物的快速检验中。

在传染病的治疗方面，新的抗生素不断被制造出来，有效地控制了细菌性传染病的流行。相比之下，抗病毒药物的研究进展较慢。近年来应用细胞因子治疗某些病毒性疾病，单克隆抗体及基因治疗等手段在病毒性疾病治疗中的应用研究也日益广泛和深入。

至今仍有一些传染病的病原体尚未完全认识，某些疾病还缺乏有效的防治方法。因此，医学微生物学要着力于病原微生物生物学性状和致病性的研究，建立特异、快速、早期诊断方法；研制新疫苗和改进原有疫苗，以提高防治效果。要加强感染免疫的研究，调动和提高机体防御功能。加强基因工程学的研究，与微生物感染有关的遗传性疾病采用基因疗法。要加强与免疫学、生物化学、遗传学、细胞生物学、组织学、病理学等学科的联系和协作，采用先进技术，尤其是分子生物学技术加快医学微生物学的发展，为早日控制和消灭危害人类健康的各种传染病做出贡献。

(施海霞)

第二章

细菌学概述

学习导航

> 我们怎么才能看见细菌？细菌是什么样子的？
> 自然界中有哪些细菌？它们是如何致病的？
> 细菌都是有害的吗？

学习目标

> 掌握：细菌的基本结构和特殊结构；细菌的致病因素；细菌所致的全身感染的类型。
> 熟悉：细菌的形态和染色；细菌的生长、繁殖与变异。
> 了解：细菌在自然界及人体的分布。

| 第一节 |

细菌的形态和结构

■ 一、细菌的大小与基本形态

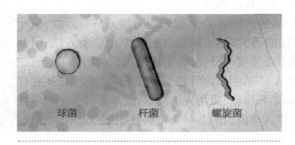

球菌   杆菌   螺旋菌

图 2-2-1 细菌的基本形态

（一）细菌的大小与基本形态

细菌微小，一般以微米（μm）为测量单位，大多数在 0.5～10 μm，要用光学显微镜放大 1 000 倍才能观察到。

（二）细菌的基本形态

细菌按外形可分为球菌、杆菌和螺形菌三大类（图 2-2-1）。

1. **球菌** 呈圆球形或近似球形。直径大多在 1 μm 左右。按数目分类：①双球菌，如脑膜炎奈瑟菌。②链球菌,如乙型溶血性链球菌。③葡萄球菌,如金黄色葡萄球菌等。

2. 杆菌 一般呈圆柱形,多散在排列。中等大小的杆菌如大肠埃希菌长 2~3 μm。杆菌多数两端钝圆,根据其形态和排列来命名,如球杆菌、棒状杆菌、分枝杆菌、链杆菌等。

3. 螺形菌 菌体呈弯曲状,根据弯曲程度可分为:①弧菌,菌体长 2~3 μm,只有一个弯曲,呈括弧形或逗点形,如霍乱弧菌。②螺菌,菌体长 3~6 μm,多个弯曲,呈螺旋状,如鼠咬热螺菌。③螺杆菌,菌体细长弯曲呈弧形或螺旋形,如幽门螺杆菌。

细菌只有在适宜的条件下生长繁殖,才表现出上述的典型形态特征;在不适宜条件下或在药物、抗体、补体、溶菌酶等可导致形态变异。

■ 二、细菌的结构

细菌的结构包括基本结构和特殊结构。

(一) 细菌的基本结构

各种细菌都具有的结构,包括细胞壁、细胞膜、细胞质和核质(图 2-2-2)。

1. 细胞壁 细菌细胞的最外层,其基本成分为肽聚糖。其功能为:①维持菌体的固有形态。②保护细菌,使其可以承受菌体内的高渗透压而不破裂死亡。③参与菌体内外物质交换。④带有许多抗原表位,决定了菌体抗原的特异性。⑤细胞壁上的某些成分与细菌致病性有关。

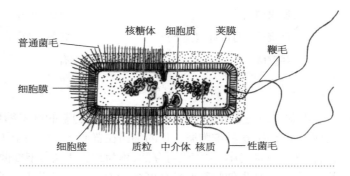

图 2-2-2 细菌结构示意图

革兰阳性菌细胞壁较厚(20~80 nm),由肽聚糖和磷壁酸组成。肽聚糖含量高,约占细胞壁干重的 50%;层数多,可达 15~50 层,是革兰阳性菌细胞壁中的重要组分。革兰阳性菌的磷壁酸是由核糖醇或甘油残基经磷酸二酯键连接成的多聚物(图 2-2-3)。

革兰阴性菌细胞壁较薄(10~15 nm),由肽聚糖和外膜组成。内层肽聚糖含量少,仅有 1~2

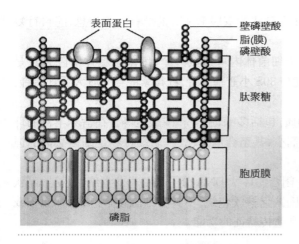

图 2-2-3 革兰阳性菌细胞壁结构示意图

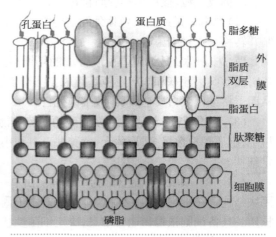

图 2-2-4 革兰阴性菌细胞壁结构示意图

层,占细胞壁干重的5%～20%。革兰阴性菌的肽聚糖仅由聚糖骨架和四肽侧链两部分组成,缺乏五肽交联桥(图2-2-4)。肽聚糖外是外膜,约占细胞壁干重的80%。外膜从内向外分别是脂蛋白、脂质双层和脂多糖。脂多糖(LPS)即革兰阴性菌的内毒素。脂质A,为一种糖磷脂,是内毒素的毒性组分,无种属特异性,不同种属细菌的脂质A基本一致,故不同细菌的内毒素毒性作用基本相同。

革兰阳性菌和革兰阴性菌细胞壁结构显著不同,见表2-2-1,这些不同导致这两类细菌在染色性、抗原性、致病性及对药物敏感性方面有很大差异。

表2-2-1　革兰阳性菌与革兰阴性菌细胞壁结构的比较

细胞壁	革兰阳性菌	革兰阴性菌
厚度	20～80 nm	10～50 nm
强度	较坚韧	较疏松
肽聚糖层数	可达50层	仅有1～2层
肽聚糖含量占细胞壁干重	50%～80%	5%～20%
磷壁酸	有	无
外膜	无	有

细胞壁缺陷型细菌(细菌L型):细菌细胞壁的肽聚糖可在溶菌酶、青霉素、胆汁、抗体等因素的作用下受损,这种细胞壁受损的细菌在普通环境中由于不能耐受菌体内的高渗透压而会胀裂死亡,但在高渗环境中,它们仍可存活,称为细胞壁缺陷型细菌或细菌L型。细菌L型在体内或体外均可形成,因缺失细胞壁而呈高度多形性。某些细菌L型仍有一定的致病力,通常在细胞壁的抗菌药物治疗过程中发生,引起慢性感染。

2. 细胞膜　位于细胞壁与细胞质之间,厚约7.5 nm的一层柔软、富有弹性并有半渗透性的生物膜,由脂质双层构成,其内镶嵌有多种蛋白质。其主要功能是物质交换、生物合成、呼吸作用和分泌作用。

3. 细胞质　是由细胞膜包裹的无色透明的溶胶状物质,包括水、无机盐、蛋白质、脂类、核酸、少量的糖及质粒、核糖体和胞质颗粒等有形成分。

(1) 质粒:是细菌染色体外的遗传物质,为闭合环状的双股DNA,携带有遗传信息,能自行复制并转移到子代细菌中。

(2) 核糖体:是细菌蛋白质合成的场所,每个细菌体内可达数万个,细菌核糖体沉降系数是70S,由50S大亚基和30S小亚基组成。链霉素能与30S小亚基结合,红霉素能与50S大亚基结合,从而干扰细菌蛋白质合成,导致细菌死亡。

(3) 胞质颗粒:该颗粒大多储藏的是营养物质,包括多糖、脂类和磷酸盐等。在营养丰富的环境中,胞质颗粒数量多,形体大,营养缺乏时则小而少,甚至会消失,故胞质颗粒不是细菌必需的恒定结构。

4. 核质　即细菌染色体,为单倍体。由单一闭合的环状DNA分子反复卷曲盘绕,呈松散网状团块结构存在于胞质中,多在菌体中央。由于周围缺乏核膜包绕,不具备细胞核形态,故称原核或核质。具备细胞核携带遗传信息,决定细菌性状和遗传特征的功能。

(二) 细菌的特殊结构

细菌的特殊结构指仅有某些细菌具有的结构。其包括荚膜、鞭毛、菌毛和芽孢。

1. **荚膜**（capsule）　是某些细菌在胞壁外形成的厚度，大于 0.2 μm，光镜下可见边界清晰的黏液性物质层（图 2-2-5）。若厚度小于 0.2 μm，光镜下不可见者，则称为微荚膜。荚膜不易着色，使用负染方法能看到菌体周围一层无色的透明圈。大多数细菌的荚膜化学组成为多糖，如肺炎链球菌；还有少数为多肽，如炭疽芽孢杆菌。

荚膜的功能有：①能抵抗吞噬细胞的吞噬作用。②细菌借助荚膜黏附于组织细胞引起感染。③荚膜在细菌细胞的最外层，通过其屏障作用保护细菌。

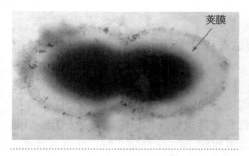

图 2-2-5　肺炎链球菌荚膜

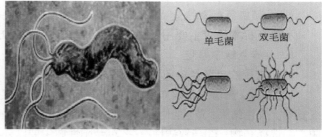

图 2-2-6　细菌鞭毛

2. **鞭毛**　具有鞭毛的细菌大多是杆菌和螺形菌。依据鞭毛的数量和位置，可将鞭毛菌分为 4 类：①单毛菌，只有一根鞭毛位于菌体一端，如霍乱弧菌。②双毛菌，菌体两端各有一根鞭毛，如空肠弯曲菌。③丛毛菌，菌体一端或两端有一丛鞭毛，如铜绿假单胞菌。④周毛菌，菌体上遍布许多鞭毛，如伤寒沙门菌。鞭毛具有运动、致病性抗原性（图 2-2-6）。

3. **菌毛**　是许多革兰阴性菌和少数革兰阳性菌菌体表面上比鞭毛更细、更短、更直且数目较多的丝状物，须用电子显微镜方能观察到（图 2-2-7）。菌毛由菌毛蛋白组成，具有抗原性。菌毛可分为普通菌毛和性菌毛两类。普通菌毛长 0.2~2 μm，直径为 3~8 nm，遍布细菌的表面，每一细菌可达数百根，具有黏附易感细胞、局部定植并造成感染的功能。性菌毛比普通菌毛稍粗而长，为中空管状。每个细菌仅有 1~4 根菌毛。性菌毛由致育因子即 F 质粒编码，有性菌毛的细菌称为 F⁺ 菌或雄性菌，无性菌毛者称 F⁻ 或雌性菌。雄性菌能借助性菌毛与雌性菌接触，将遗传物质如 F 质粒、耐药质粒等，传递给雌性菌，称为接合。通过接合能使雌性菌获得相应性状。

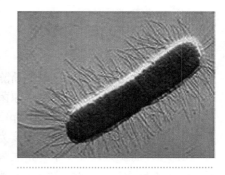

图 2-2-7　细菌菌毛

4. **芽孢**　在营养缺乏的环境下，某些细菌在机体外胞质脱水浓缩形成的一个折光性很强的圆形或卵圆形的小体（图 2-2-8），被膜厚而致密，具有多层结构，几乎没有通透性。核心部位保存有全部生命物质，但新陈代谢几乎停止，是细菌的休眠体或某些细菌生命过程中的一种特殊存在状态。芽孢抵抗力强大，对热、干燥、紫外线、电离辐射和化学消毒剂等有很强的耐受性。如芽孢可耐 100 ℃ 煮沸数小时，在自然环境中生命力可保持数年甚至数十年。在营养

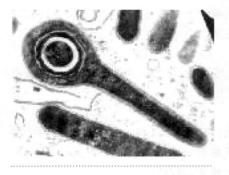

图 2-2-8　细菌芽孢的结构模式图

物、温度、pH等环境因素适宜时,一个芽孢又能发芽生成一个菌体,又称繁殖体。

芽孢的临床意义:①医学上手术器械、敷料等灭菌,应以杀死芽孢作为消毒灭菌是否彻底的指标。杀死芽孢最可靠的方法是高压蒸气灭菌法。②芽孢在土壤等环境中广泛存在,一旦发生外伤,芽孢就有可能侵入机体引起疾病。如破伤风梭菌芽孢、炭疽杆菌芽孢等均可经伤口导致感染。③芽孢的特征可用于鉴别细菌。

■ 三、细菌的形态检查方法

(一) 不染色标本检查

不染色标本检查主要用于观察细菌的动力,常用的方法有悬滴法和压滴法。

(二) 染色标本检查

目前常用的有革兰染色法和抗酸染色法。

1. 革兰染色法　步骤如下:①结晶紫初染。②碘液媒染。③95%乙醇(酒精)脱色。④稀释复红复染。染色结果:革兰阳性菌呈蓝紫色,革兰阴性菌呈红色。其重要的临床意义在于:①鉴别细菌。②选择药物。③与致病性有关,革兰阳性菌主要以外毒素致病,革兰阴性菌主要以内毒素致病。

2. 抗酸染色法　先用苯酚复红加温染色,再用3%盐酸乙醇溶液脱色,最后用亚甲蓝复染。结核分枝杆菌等抗酸菌被染成红色;非抗酸菌则被染成蓝色。

｜ 第二节 ｜

细菌的生长繁殖与代谢

■ 一、细菌的生长繁殖

(一) 生长繁殖的条件

1. 充足的营养物质　细菌的新陈代谢和生长繁殖需必要的原料。

2. 合适的酸碱度　大多数病原菌最适 pH 为 7.2～7.6。也有少数细菌比较特殊,如霍乱弧菌需 pH 处于 8.4～9.2,结核杆菌需 pH 处于 6.5～6.8。

3. 合适的温度　最适生长温度为 37 ℃。

4. 合适的气体环境　主要是二氧化碳和氧气。根据细菌代谢时对氧气的需要不同,可将细菌分为:①专性需氧菌,必须在有氧条件下才能生长繁殖,如结核分枝杆菌等。②微需氧菌,在低氧分压下(5%～6%)生长最好,氧浓度若偏高(>10%)则有抑制细菌的作用,如幽门螺杆菌。③兼性厌氧菌,兼有需氧呼吸和无氧发酵两种功能,在有氧和无氧条件下都能生长繁殖,如大多数病原菌。④专性厌氧菌,只能在无氧条件下生长繁殖,如破伤风梭菌。

(二) 繁殖方式

细菌一般以无性二分裂方式繁殖,在合适条件下繁殖速度很快,多数细菌在 20～30 min 繁殖一代。个别细菌较慢,如结核分枝杆菌繁殖一代需要 18～20 h。

(三) 繁殖速度

细菌群体在生长繁殖中受诸多因素影响不可能无限制的繁殖。所以将一定数量的细菌接种于适当的培养基进行培养,以培养时间为横坐标,以不同时间培养物中活菌数的对数为纵坐标,可得出一条生长曲线(图 2-2-9),显示出细菌群体生长繁殖过程的规律性。

细菌生长曲线：根据细菌生长曲线,可将细菌群体的生长繁殖分为 4 期：①迟缓期,为最初培养的 1～4 h,是细菌进入新环境的适应时期,菌体增大,代谢活跃。②对数期,一般对数期是在培养后的 8～18 h,此期内由于条件适宜,细菌繁殖速度快,细菌数以恒定的几何级数增长,生长曲线呈直线上升,细菌的形态、结构、生理特性、染色特征等都很典型,是研究细菌的最佳时期。③稳定期,细菌繁殖进入此期,由于营养物质消耗、有害代谢产物在周围积聚、pH 出现改变

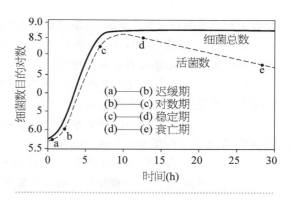

图 2-2-9 细菌的生长曲线

等,细菌繁殖减慢,死亡增多,活菌数保持相对稳定,此期内细菌的性状可发生改变,开始形成芽孢和产生外毒素、内毒素、抗生素。④衰亡期,此期由于环境恶劣,活菌数急剧减少,细菌形态不规则难以辨认,代谢也趋于停滞,甚至发生自溶。

二、细菌的新陈代谢

生物体的能量代谢实际是通过生物氧化合成 ATP 的过程。各种细菌生物氧化的底物主要是糖类。专性厌氧菌只能进行发酵,在有氧环境中不能生长。

（一）细菌的分解代谢和细菌的生化反应

1. **糖发酵试验** 是检测细菌分解某种糖,产生酸和气体能力的试验。大肠埃希菌能分解葡萄糖和乳糖,产生酸类物质和气体；伤寒沙门菌缺乏相应的酶,不能分解乳糖,但能分解葡萄糖产酸,不能产气。试验中的产酸可使培养基 pH 下降,酚红指示剂变成黄色；产气可用小导管收集观察。

2. **VP 试验** 是检测细菌分解糖,产生乙酰甲基甲醇能力的试验。产生的乙酰甲基甲醇在碱性溶液中被氧化成二乙酰,并能与培养基中含胍基的化合物发生反应生成红色物质,即 VP 试验阳性。

3. **甲基红试验** 是检测细菌产酸能力的试验。强产酸菌分解糖类产生大量的酸,培养基 pH 低于 4.5,加入指示剂甲基红后呈红色为阳性。如培养基高于 pH 5.4,加入甲基红后呈橘黄色,为甲基红试验阴性。

4. **枸橼酸盐利用试验** 细菌若能利用枸橼酸盐作为唯一碳源生长繁殖,则可使枸橼酸盐培养基变为碱性,使指示剂溴麝香草酚蓝由淡绿色变为深蓝色为阳性。

5. **吲哚（靛基质）试验** 检测细菌分解色氨酸产生吲哚能力的试验。产生的吲哚通过加入吲哚试剂,可生成玫瑰吲哚呈现红色反应为阳性。

6. **硫化氢试验** 是检测细菌分解含硫氨基酸产生硫化氢能力的试验。产生的硫化氢与醋酸铅（乙酸铅）或硫酸亚铁反应生成黑色的硫化铅或硫化亚铁为阳性。

7. **尿素酶试验** 是检测细菌分解尿素产生氨的试验。产生的氨使培养基变碱,酚红指示剂显示红色为阳性。

（二）细菌的合成代谢产物及其医学意义

1. **毒素和侵袭性酶类** 毒素是病原菌合成的、对人和动物有毒害作用的物质,按其化学本质和致病作用可分为内毒素和外毒素两类。

2. **热原质** 是革兰阴性菌细胞壁中的脂多糖。耐热,在高压蒸汽灭菌条件下不被破坏,因此在制备和使用注射药液时应严格无菌操作,防止因细菌污染而出现有热原质。液体中的热原质可

用吸附剂或特制石棉板过滤除去;玻璃器皿等吸附的热原质,经250℃高温干烤2h可被破坏。

3. 色素 是某些细菌合成的物质,有助于鉴别细菌。水溶性色素使菌落带有颜色,可弥散到培养基或周围组织;脂溶性色素使细菌菌落显色。

4. 抗生素 为某些微生物代谢过程中产生的一类能杀死其他微生物或肿瘤细胞的物质。如真菌产生青霉素;放线菌产生链霉素。

5. 细菌素 是某些细菌产生的仅对近缘关系密切的细菌有杀伤作用一类抗菌蛋白。抗菌范围狭窄,主要用于细菌分型和流行病学调查。

6. 维生素 有些细菌能合成维生素,除供自身需要外,还能分泌到周围环境中。如人类肠道中的大肠埃希菌,合成的 B 族维生素和维生素 K,可供自身和人体利用。

三、细菌的人工培养

(一) 培养基

培养基是人工配制的,pH 一般为 7.2～7.6,除菌后加上适合细菌生长繁殖的营养物。根据培养基成分和用途不同有基础培养基、营养培养基、鉴别培养基、选择培养基和厌氧培养基。按物理状态分 3 种:①液体培养基,如肉汤培养基;②固体培养基,液体培养基加入 1.5%～2.5%琼脂;③半固体培养基,液体培养基加入 0.3%～0.5%琼脂。培养基常置于试管、平皿、三角瓶等容器中,灭菌后于 4℃冰箱保存备用。

(二) 细菌在培养基中的生长现象

1. 液体培养基 表现为:①大多数细菌混浊生长。②少数链状排列的细菌沉淀生长。③专性需氧菌如结核分枝杆菌往往在表面生长形成菌膜。

2. 固体培养基 将细菌划线接种于固体培养基,由于划线的分散作用可使细菌彼此分开,经过培养,即可形成菌落。菌落一般指由单个细菌在固体培养基上繁殖而形成的肉眼可见的细菌集团。菌落的特征各异,有助于鉴别细菌。

3. 半固体培养基 细菌经穿刺接种后,有鞭毛的细菌能向穿刺线四周扩散生长,呈羽毛状或云雾状。无鞭毛的细菌只能沿穿刺线生长,呈明显粗线条状。

四、细菌的遗传和变异

细菌和其他生物一样,具有遗传和变异的生命特征。在一定条件下,细菌的生物学性状能相对稳定地传给其子代,称为遗传。若子代呈现不同的特性,称为变异。

1. 形态与结构变异 指细菌形态结构在某些因素影响下发生的变异。如临床上由于抗菌药物使用不当,可使患者体内细菌发生 L 型变异。患者标本中分离的肺炎球菌有较厚的荚膜,致病性强,但数代人工培养后可失去荚膜,致病性变弱。

2. 菌落变异 细菌的菌落可分为光滑型(S)和粗糙型(R)两种。S-R 变异常见于肠道杆菌,如沙门菌属与志贺菌属的细菌。从患者中分离的菌落为 S 型,人工培养多次传代后菌落变为 R 型。

3. 毒力变异 可表现为毒力减弱或增强,如用于预防结核病的卡介苗(BCG),即是将有毒力的牛型结核杆菌置于含甘油、胆汁、马铃薯的培养基中,经过 230 次移种,历时 13 年而获得的一种毒力减弱、抗原性完整的变异种。

4. 耐药性变异 原来对某种抗菌药物敏感的细菌可以发生变异而成为耐药菌株,这种现象称为耐药性变异。如金黄色葡萄球菌对青霉素的耐药菌株,目前已高达 95%以上。

| 第三节 |
细菌与外界环境

一、细菌在自然界中的分布

（一）土壤中的细菌

土壤中含有大量的微生物,土壤中的细菌来自天然生活在土壤中的自养菌和腐物寄生菌以及随动物排泄物及其尸体进入土壤的细菌。它们大部分在离地面10～20 cm深的土壤处存在。土壤中的微生物以细菌为主,放线菌次之,另外还有真菌、螺旋体等。土壤中微生物绝大多数对人是有益的,如分解动物的尸体和排泄物;固定大气中的氮供给植物利用;能产生抗生素。但一些能形成芽孢的细菌如破伤风杆菌、气性坏疽病原菌等可在土壤中存活多年,可造成创伤(包括战伤)的厌氧性感染。

（二）水中的细菌

在自然界中,水源虽不断受到污染,但也经常地进行着自净作用。如日光及紫外线的照射能杀死表面水中的细菌;水中原生生物可以吞噬细菌;藻类和噬菌体能抑制一些细菌生长等。水中的细菌来自土壤、尘埃、污水、人畜排泄物及垃圾等。如伤寒杆菌、痢疾杆菌、霍乱弧菌、钩端螺旋体等主要来自人和动物的粪便及污染物。因此,粪便管理在控制和消灭消化道传染病方面有重要意义。测定细菌总数和大肠杆菌菌群数可以判断水的污染程度,目前我国规定生活饮用水的标准为1 ml水中细菌总数不超过100个;每1 L水中大肠菌群数不超过3个。超过者可能受粪便等污染严重,表示水中可能有病原菌存在。

（三）空气中的细菌

空气中的微生物来源于人畜呼吸道的飞沫及地面飘扬起来的尘埃。由于空气中缺乏营养物及适当的温度,细菌不能繁殖,而且常由于阳光照射和干燥被消灭。只有抵抗力较强的细菌和真菌或细菌芽孢才能存留较长时间。室内尤其是人口密集的公共场所、医院病房、门诊等处,容易受到带菌者和患者污染。空气细菌卫生检查有时用甲型溶血性链球菌作为指示菌,表明空气受到人类上呼吸道分泌物中微生物的污染程度。

二、细菌在正常人体的分布及意义

（一）正常菌群与机会致病菌

1. **正常菌群** 指存在于人体体表及与外界相通的腔道中,在人体免疫功能正常时,对人体无害的,甚至有益的微生物群。人体各部位常见的正常菌群见表2-2-2。

表2-2-2 人体常见的正常菌群

部位	主要菌类
皮肤	葡萄球菌、类白喉棒状杆菌、铜绿假单胞菌、丙酸杆菌、白假丝酵母菌、非致病性分枝杆菌
口腔	葡萄球菌、甲型和丙型链球菌、肺炎链球菌、奈瑟菌、乳杆菌、类白喉棒状杆菌、放线菌、螺旋体、白假丝酵母菌、梭菌

（续表）

部位	主要菌类
鼻咽腔	葡萄球菌、甲型和丙型链球菌、肺炎链球菌、奈瑟菌、类杆菌
外耳道	葡萄球菌、类白喉棒状杆菌、铜绿假单胞菌、非致病性分枝杆菌
眼结膜	葡萄球菌、干燥棒状杆菌、奈瑟菌
胃	一般无菌
肠道	大肠埃希菌、产气肠杆菌、变形杆菌、铜绿假单胞菌、葡萄球菌、肠球菌、类杆菌、产气荚膜梭菌、破伤风梭菌、双歧杆菌、真细菌、乳杆菌、白假丝酵母菌
尿道	葡萄球菌、类白喉棒状杆菌、非致病性分枝杆菌
阴道	乳杆菌、大肠埃希菌、类白喉棒状杆菌、白假丝酵母菌

正常菌群对构成局部微生态平衡起重要作用，其生理学意义如下。

（1）生物拮抗作用：正常菌群通过受体、营养和空间竞争，以及产生有害代谢产物等方式，使外来致病菌不能定植或被杀死。

（2）营养作用：一些正常菌群参与了机体的营养物质代谢，如肠道中的大肠埃希菌能合成 B 族维生素和维生素 K，可供机体吸收利用。

（3）免疫作用：正常菌群能促进宿主免疫系统的正常发育，刺激免疫系统产生有一定保护作用的免疫应答。

（4）抗衰老作用：成年后肠道中的双歧杆菌数目减少，使肠道中产生有害物质的细菌增多，有害物质的吸收加速了机体衰老。

正常菌群与其寄生的人体局部环境在长期进化过程中形成微生态系，如肠道微生态系。微生态系始终处于动态变化之中，能不断进行自我调节，保持微生物群之间，微生物群与宿主之间的动态平衡，即微生态平衡。在抗生素、同位素、手术和医源性因素诱发的机体免疫功能下降，微生态系的生理性组合转变成病理性组合，称为微生态失调。其包括正常微生物种群的组成和比例、菌群失调和正常寄居部位的改变。

2. 机会致病菌　由于宿主和正常菌群之间的平衡被打破，原来非致病菌变成致病菌，称为机会致病菌或条件致病菌。此特定的条件如下。

（1）寄居部位改变：某些细菌离开正常寄居部位进入其他部位后，离开了原来的制约因素，无节制地生长繁殖引起感染。如大肠埃希菌从寄居的肠道进入泌尿道引起尿道炎、膀胱炎等。

（2）机体免疫功能低下：临床应用大剂量皮质激素和抗肿瘤药物、进行放射治疗以及某些病毒性感染，导致机体免疫功能低下，使正常菌群在寄居部位引起感染，进而穿透黏膜屏障进入组织或血液造成进一步扩散。

（3）菌群失调：机体某部位正常菌群中各菌种间的比例发生较大幅度变化而超出正常范围的状态称为菌群失调。产生的疾病也称为菌群失调症或菌群交替症。其多见于使用抗生素及慢性消耗性疾病等。

■ 三、消毒与灭菌

（一）基本概念

1. 消毒　杀死物体上病原微生物，可能还存在含芽孢的细菌或非病原微生物的方法。用于消毒的药品称为消毒剂。

2. 灭菌　杀灭物体上所有微生物的方法,包括杀灭细菌芽孢在内的全部病原微生物和非病原微生物。

3. 无菌操作　防止微生物进入机体或物体的操作技术。

4. 防腐　防止或抑制体外细菌生长繁殖的方法。细菌一般不死亡。

5. 无菌　不存在活菌。

（二）物理灭菌方法

1. 热力灭菌　利用高温使菌体蛋白凝固变性,酶失活,DNA 断裂,从而引起细菌死亡。它可以分为湿热灭菌和干热灭菌两种。

(1)湿热灭菌法:湿热法可在较低的温度下达到与干热法相同的灭菌效果,因为湿热中蛋白质吸收水分,更易凝固变性;水分子的穿透力比空气大,更易均匀传递热能;每 1 g 水由气态变成液态可释放出 529 cal(2214.3 J)热能,可迅速提高物体的温度。湿热灭菌法包括有:①煮沸法,煮沸 100 ℃,5 min,能杀死一般细菌的繁殖体。许多芽孢需煮沸 5~6 h 才死亡。水中加入 2％碳酸钠,可提高其沸点达 105 ℃。既可促进芽孢的杀灭,又能防止金属器皿生锈。煮沸法可用于饮水和一般器械(刀剪、注射器等)的消毒。②流通蒸汽灭菌法,利用 100 ℃左右的水蒸气进行消毒,一般采用流通蒸汽灭菌器,加热 15~39 min,可杀死细菌繁殖体。消毒物品的包装不宜过大、过紧以利于蒸汽穿透。③间歇灭菌法,利用反复多次的流通蒸汽,以达到灭菌的目的。一般用流通蒸汽灭菌器,100 ℃加热 15~30 min,可杀死细菌的繁殖体,但芽孢尚有残存。取出后放 37 ℃孵箱过夜,使芽孢发育成繁殖体,次日再蒸一次,如此连续 3 次以上。本法适用于不耐高温的营养物,如血清培养基的灭菌。④巴氏消毒法,由巴斯德创用的利用热力杀死液体中的病原菌而不致严重损害其质量的消毒方法。加温 61.1~62.8 ℃半小时,或 71.7 ℃ 15~30 s。常用于消毒牛奶和酒类等。⑤高压蒸汽灭菌法,压力蒸汽灭菌是在专门的压力蒸汽灭菌器中进行的,是热力灭菌中使用最普遍、效果最可靠的一种方法。103.4 kPa 蒸汽压温度达 121.3 ℃,维持 15~20 min。其优点是穿透力强,灭菌效果可靠,能杀灭所有微生物。

(2)干热灭菌:①干烤,利用干烤箱,加热 160~180 ℃ 2 h,可杀死一切微生物,包括细菌芽孢,主要用于玻璃器皿、瓷器等的灭菌。②烧灼,是直接用火焰杀死微生物,适用于微生物实验室的接种针等不怕热的金属器材的灭菌。③焚烧,是彻底的消毒方法,但只限于处理废弃的污染物品,如无用的衣物、纸张、垃圾等。焚烧应在专用的焚烧炉内进行。

2. 辐射灭菌　是利用电离辐射杀死大多数物质上的微生物。用于灭菌的电磁波有微波、紫外线(UV)、X 射线和 γ 射线等。它们都能通过特定的方式控制微生物生长或杀死微生物。

3. 过滤除菌　用物理阻留的方法将液体或空气的细菌除去,以达到无菌目的。所用的器具是含有微小孔径的滤菌器。它主要用于血清、毒素、抗生素等不耐热生物制品及空气的除菌。常用的滤菌器有薄膜滤菌器(0.45 μm 和 0.22 μm 孔径)、陶瓷滤菌器、石棉滤菌器等。

（三）化学消毒灭菌方法

1. 化学消毒灭菌法　利用化学药物渗透到细菌体内,破坏其生理功能,抑制细菌代谢生长,从而起到消毒的作用,详见表 2-2-3。

2. 影响消毒灭菌效果的因素

(1)消毒剂的浓度、性质与作用时间:一般消毒剂浓度越大,作用时间越长,消毒效果也越好。但醇类例外,70％~75％浓度的乙醇杀菌力最强。这种浓度的乙醇与细菌的渗透压近似,可以在细菌表面蛋白质未变性前渗入菌体内部,从而杀死细菌。浓度过高对细菌蛋白的脱水作用就会过于

表 2-2-3　常用化学消毒剂的种类、浓度及用途

种类	使用浓度	用途
石炭酸(苯酚)	3%～5%	地面、器具表面、皮肤消毒
乙醇(酒精)	75%	直接接触药物的容器、用具、设备表面、天花、墙面及人手部的消毒(48 h用完)
高锰酸钾	0.1%	皮肤、尿道、蔬菜、水果消毒
红汞	2%	皮肤、黏膜、小创伤消毒
硫柳汞	0.1%	皮肤消毒、手术部位消毒
龙胆紫(甲紫)	2%～4%	浅表创伤消毒
过氧乙酸	0.2%～0.5%	塑料、玻璃器材消毒
碘酒	2.5%	皮肤消毒
苯扎溴铵(新洁尔灭)	0.1% 0.2%	手部消毒(48 h用完) 墙壁、地面、地漏、门窗、台面、桌、椅等消毒
戊二醛	2%	直接接触药物的容器、用具、设备表面、天花、墙面及人手部的消毒(24 h用完),喷洒
甲醛	10%	适用于空间的消毒(熏蒸),对眼睛有强烈刺激性
双氧水(过氧化氢)	3%	容器、用具、设备表面、天花、墙面
来苏尔(来苏尔为甲酚、植物油、氢氧化钠的皂化液,含甲酚50%。无色或黄色液体)	2%	使用方法和范围：1%～2%溶液用于手消毒,3%～5%溶液用于器械物品消毒,5%～10%溶液用于环境、排泄物的消毒。对一般致病菌包括抗酸菌杀菌效果确实,对芽孢则需高浓度长时间才有杀菌作用 安全使用：对黏膜和皮肤有腐蚀作用,需稀释后应用

迅速,使细菌表面蛋白质快速变性凝固,形成了一层坚固的包膜,使乙醇不能渗入细菌内部,阻碍了细菌杀灭。

　　(2) 细菌的种类、状态和数量：不同种类的细菌对消毒剂的敏感性不同,不同状态的细菌对消毒剂的抵抗力也存在差异。如细菌芽孢比繁殖体抵抗力强；幼龄菌比老龄菌对消毒剂敏感。细菌的数量越多,所需消毒时间越长。

　　(3) 环境因素的影响：环境中有机物的存在,能够影响消毒剂的消毒效果。病原菌常随同排泄物、分泌物一起存在,这些物质可阻碍消毒剂与病原菌的接触,并消耗消毒剂。所以,消毒皮肤和器械时,宜先洗净再消毒。

| 第四节 |

细菌的致病性和感染

■ 一、细菌的致病机制

　　细菌的致病性是指细菌能引起宿主感染致病的性能。细菌的致病机制决定于其毒力、侵入数

量及侵入部位等因素。

（一）细菌的毒力

毒力是指病原菌致病能力的强弱程度。构成细菌毒力的物质基础是侵袭力和毒素。

1. **侵袭力** 指病原菌突破宿主防御功能，侵入机体，在体内定植、繁殖和扩散的能力。侵袭力与细菌的表面结构和细菌产生的侵袭性物质有关。

（1）荚膜、微荚膜等：荚膜具有抵抗吞噬细胞的吞噬和阻挡杀菌物质的作用。A 群链球菌的 M 蛋白、伤寒沙门菌的 Vi 抗原、某些大肠埃希菌的 K 抗原为微荚膜，功能与荚膜相同。

（2）黏附素：细菌黏附宿主靶细胞是由细菌表面的蛋白质，即黏附素介导的。黏附素来源于普通菌毛和细菌表面的蛋白质或其他物质，如金黄色葡萄球菌的脂磷壁酸（LTA）、A 群链球菌的 LTA-M 蛋白复合物等。

（3）侵袭性物质：由致病菌产生的协助细菌定植、繁殖和扩散的物质，主要包括侵袭性酶类和菌体效应蛋白。前者如 A 群链球菌产生的透明质酸酶、链激酶、链道酶有助于细菌在组织中扩散；致病性葡萄球菌产生的凝固酶，协助细菌抵抗吞噬。后者是革兰阴性菌通过Ⅲ型分泌系统直接从菌体转运到宿主细胞中的一些蛋白质。

（4）形成细菌生物膜：是由细菌和它所分泌的胞外多聚物组成，附着在有生命或无生命物体表面，形成高度组织化多细胞结构。其是细菌的一种保护性生长方式。

2. **毒素** 是细菌合成的对机体组织细胞有损害作用的物质。按其来源、性质和功能作用可分为内毒素和外毒素。

（1）外毒素：主要由革兰阳性菌产生，如金黄色葡萄球菌、白喉棒状杆菌、破伤风梭菌等。外毒素多由细菌合成并分泌至菌体外，也可存在于菌体内，待细菌破裂后才释放出来。某些革兰阴性菌也可产生，如产毒型大肠埃希菌、霍乱弧菌等。

外毒素化学成分是蛋白质，多数不耐热，60～80 ℃ 30 min 可被破坏，但葡萄球菌肠毒素可耐受 100 ℃ 30 min。外毒素抗原性强，经 0.3%～0.4%甲醛处理，能脱毒而成为类毒素，注射后能诱导机体产生抗毒素。

多数外毒素由两种亚单位组成。A 亚单位是毒素活性成分，B 亚单位能与组织细胞表面相应受体特异性结合，介导 A 亚单位进入靶细胞。外毒素毒性较强，对组织细胞具有选择性毒性作用，引起特殊的临床表现。据此可分为神经毒素、细胞毒素和肠毒素 3 类，见表 2-2-4。

表 2-2-4 外毒素类型的比较

类型	产生细菌	外毒素	所致疾病	作用机制	症状和体征
神经毒素	破伤风梭菌	痉挛毒素	破伤风	阻断运动神经抑制性冲动传递	骨骼肌强直性痉挛
	肉毒梭菌	肉毒毒素	肉毒中毒	抑制胆碱能运动神经释放乙酰胆碱	肌肉松弛性麻痹
细胞毒素	白喉棒状杆菌	白喉毒素	白喉	抑制细胞蛋白质合成	肾上腺出血、心肌损伤、外周神经麻痹
	葡萄球菌	毒性休克综合征毒素-1	毒性休克综合征	增强对内毒素作用的敏感性	发热、皮疹、休克
	A 群链球菌	致热外毒素	猩红热	破坏毛细血管内皮细胞	猩红热皮疹

（续表）

类型	产生细菌	外毒素	所致疾病	作用机制	症状和体征
肠毒素	霍乱弧菌	肠毒素	霍乱	激活肠黏膜腺苷环化酶，增高细胞内cAMP水平	肠液分泌亢进，剧烈腹泻和呕吐
	产毒型大肠埃希菌	肠毒素	腹泻	不耐热肠毒素同霍乱肠毒素；耐热肠毒素使细胞内cGMP增高	同霍乱肠毒素
	葡萄球菌	肠毒素	食物中毒	作用于呕吐中枢	呕吐为主、腹泻

（2）内毒素：是革兰阴性菌细胞壁中的脂多糖（LPS）成分，只有当细胞死亡裂解后才释放出来。内毒素耐热，加热到160 ℃ 2～4 h才被破坏，不能用甲醛脱毒为类毒素，内毒素刺激机体产生的抗体，中和作用也相当微弱。不同革兰阴性菌的脂多糖结构类型一致，主要毒性成分脂质A的结构也基本相似，所以各种革兰阴性菌产生的内毒素，对机体的毒性效应基本相同。①发热反应：人对内毒素非常敏感，极微量内毒素（1～5 ng/kg）注入人体就能引起体温升高，维持约4 h后恢复。②白细胞反应：内毒素作用于中性粒细胞，使其黏附于小血管壁，血液循环中白细胞数目明显下降，1～2 h后，内毒素诱生的中性粒细胞释放因子刺激骨髓释放中性粒细胞，使血液循环中白细胞数目明显上升。但伤寒内毒素例外，无白细胞升高反应。③内毒素血症与内毒素休克：若有大量内毒素释放进入血液，可发生内毒素血症，内毒素可以作用于巨噬细胞、中性粒细胞、血小板、补体系统、凝血系统等诱导释放TNF-α、IL-1、组胺、激肽等炎性介质，使小血管舒缩功能紊乱，导致缺氧、低血压，严重时发生内毒素休克。④弥散性血管内凝血（DIC）：是在内毒素休克基础上，通过启动凝血的连锁反应，在小血管内形成大量微血栓，消耗凝血物质后，出现全身弥散性出血的病理变化。

外毒素与内毒素的主要性状比较见表2-2-5。

表2-2-5　外毒素与内毒素的主要性状比较

性状	外毒素	内毒素
来源	革兰阳性菌与部分革兰阴性菌	革兰阴性菌
存在部分	从活菌分泌出，少数为细菌崩解后释出	细胞壁组分，细菌裂解后释出
化学成分	蛋白质	脂多糖
稳定性	60～80 ℃，30 min被破坏	160 ℃，2～4 h才被破坏
毒性作用	强，对组织器官有选择性毒害效应，引起特殊临床表现	较弱，各菌的毒性效应大致相同，引起发热、白细胞增多、微循环障碍、休克、DIC等
抗原性	强，刺激机体产生抗毒素；甲醛液处理脱毒形成类毒素	弱，刺激机体产生的抗体中和作用弱；甲醛液处理不形成类毒素

（二）细菌侵入的数量

侵入致病所需细菌数量多少与该菌的毒力有关。毒力强者所需数量较少，如鼠疫耶氏菌，有几个细菌侵入机体就会发生感染；若毒力弱者则需菌量较大，如沙门菌常需侵入数亿个，才能致病。

(三)细菌侵入的部位

适当的侵入部位是构成感染的重要环节。如伤寒沙门菌必须经口进入消化道致病;破伤风梭菌的芽孢必须进入深部伤口才能感染。如结核分枝杆菌和炭疽芽孢杆菌,经呼吸道、消化道、皮肤创伤等部位都可引起感染。

二、感染的发生与发展

(一)感染的来源

1. **外源性感染** 病原菌来自患者体外,称外源性感染。外源性感染的传染源如下。

(1)患者:是传染病流行传播的主要传染源,一般在患者发病的潜伏期到病后恢复期一段时间内,都可能排出病原菌感染周围人。

(2)带菌者:指自身带有病原菌,能向体外排出病原菌,但无临床症状者。健康人携带有病原菌的为健康带菌者;传染病恢复后仍在一段时间内向外排菌者,称为恢复期带菌者。因缺乏症状,不为周围人所防范,故带菌者危害性更大。

(3)病畜和带菌动物:有些病原菌既可感染动物,也可感染人,如鼠疫耶氏菌、炭疽芽孢杆菌等,称人兽共患病原菌。

2. **内源性感染** 感染的病原菌来自患者自身体表或体内的,称为内源性感染。这类感染可来源于正常菌群和体内潜伏的病原菌。

(二)传播途径

病原菌主要经由破损的皮肤和黏膜两大门户进入机体,详见表2-2-6。

表2-2-6 感染方式与途径

途径	方式	疾病举例
呼吸道感染	飞沫方式,吸入	白喉、百日咳
消化道感染	粪-口方式,食入	伤寒、痢疾、食物中毒
接触感染	直接接触和间接接触感染	淋病、麻风
创伤感染	皮肤、黏膜创伤、破损	皮肤化脓感染、破伤风
媒介昆虫感染	密切接触、叮咬	鼠疫、沙门菌病
多途径感染	经消化道、呼吸道、创伤等	结核、炭疽、布鲁菌病

(三)感染的类型

病原菌侵入机体与宿主免疫系统相互作用,两者力量的对比及其变化决定感染发生、发展与结局。

1. **隐性感染** 感染后机体损害较轻,不出现或仅出现不明显的临床症状,称为隐性感染,或亚临床感染。这种情况多由于机体抗感染免疫力较强,或侵入的病原菌毒力很弱或数量不足。隐性感染后,机体常可获得特异性免疫力。结核、白喉、伤寒等疾病常有隐性感染。

2. **显性感染** 指机体抗感染免疫力较弱,或侵入病原菌毒力较强,数量较多,感染后损害反应明显,导致一系列临床症状的出现。

(1)根据病情缓急进行分类:根据病情缓急不同可分为急性感染和慢性感染。

急性感染:发病急,病程短,一般数日至数周,病愈后病原菌从宿主体内消失,如霍乱、化脓性脑膜炎等。

慢性感染：病程缓慢进行，常持续数月至数年，多见于胞内寄生菌的感染，如结核、麻风等。

（2）按感染部位不同分类，可分为局部感染和全身感染。

局部感染：致病菌引起的感染仅局限于一定部位，引起局部病变，如临床上常见的痈、伤口化脓等。

全身感染：感染后病原菌或其毒性产物向全身扩散，引起全身症状的一种感染类型，常见有以下几种类型：①毒血症，病原菌不入血，但其产生的外毒素入血，引起特殊的临床症状，如破伤风等。②菌血症，病原菌由局部侵入血流，但不在其中繁殖，如伤寒早期的菌血症。③败血症，病原菌侵入血流，并在其中大量生长繁殖，产生毒素，引起严重的全身中毒症状。④脓毒血症，化脓性病原菌在引起败血症的同时，通过血流扩散到其他组织和器官，产生新的化脓病灶。

3. 带菌状态　有时病原菌在隐性或显性感染后，并未被完全消除，而继续在体内存留一段时间，并不断被排出体外，称为带菌状态。处于带菌状态的人称为带菌者。

■ 三、医院内感染

医院内感染在住院期间获得的感染，即使出院后才发病者，也应作医院内感染计。根据感染来源不同分为以下几类。

（一）内源性感染（自身感染）

它是指免疫功能低下患者由自身正常菌群引起的感染。即患者在发生医院内感染之前已是病原携带者，当机体抵抗力降低时引起自身感染。

（二）外源性感染

它是指由环境、他人带来的外袭菌群引起的感染。

1. 交叉感染　从医院内患者、带菌者、工作人员、探视者、陪护者获得而引起的直接感染。

2. 环境感染　由污染的空气、水、医疗用具及其他物品造成的感染。如由于手术室、空气污染造成患者术后切口感染，注射器灭菌不严格引起的乙型肝炎流行等。

（三）常见的医院内感染

1. 肺部感染　常发生于一些导致防御机制低下的疾病，如癌症、白血病、慢性阻塞性肺疾病，或行气管切开术、安置气管导管等。依据临床表现和 X 线检查进行诊断，占医院内感染的 23.3%～42%。对危重患者、免疫力弱的患者威胁性大，病死率可达 30%～50%。

2. 尿路感染　患者在住院 24 h 后才出现发热、排尿困难等症状，尿培养有细菌生长，或虽无症状，但尿标本中的白细胞在 10 个/ml 以上，细菌多于 105 个/ml，都可判为尿路感染。我国统计尿路感染占医院内感染的 20.8%～31.7%，66%～86% 的尿路感染与导尿管的使用有关。

3. 伤口感染　包括外科手术及外伤性事件中的伤口感染，判断伤口感染主要看伤口及附近组织有无炎性反应或出现脓液，更明确的是做细菌培养。据统计伤口感染约占医院内感染的 25%。

4. 皮肤及其他部位感染　患者在住院期间发生皮肤或皮下组织化脓、各种皮炎、压疮、菌血症、静脉导管及针头穿刺部位感染、子宫内膜感染、腹内感染等。

（四）医院内感染的促发因素

1. 主观因素　医务人员对医院内感染及其危害性认识不足；不能严格地执行无菌技术和消毒隔离制度；医院规章制度不全，无健全的门急诊预检、分诊制度，住院部没有入院卫生处置制度，致使感染源传播。此外，缺乏对消毒灭菌效果的监测，不能有效地控制医院内感染的发生。

2. 客观因素

（1）侵入性诊治手段：如内镜、泌尿系统导管、动静脉导管、气管切开、气管插管、吸入装置、器官移植、牙钻、采血针、吸血管、监控仪器探头等侵入性诊治手段,不仅可把外界的微生物导入体内,而且损伤了机体的防御屏障,使病原体容易侵入机体。

(2)使用抑制免疫的治疗方法:因为治疗需要,使用激素或免疫抑制剂,接受化疗、放疗后,致使患者自身免疫功能下降。

(3)大量抗生素的开发和普及:治疗过程中应用多种抗生素或集中使用大量抗生素,使患者体内正常菌群失调,耐药菌株增加,致使病程延长,感染机会增多。

(4)易感患者增加:随着医疗技术的进步,过去某些不治之症可治愈或延长生存时间,故住院患者中慢性疾病、恶性疾病、老年患者所占比例增加,而这些患者是对感染的易感人群。

(5)环境污染严重:医院中由于传染源多,所以环境的污染也严重。其中,污染最严重的是感染患者的病房、厕所和公共用品。

(6)对探视者未进行必要的限制:对探视者放松合理和必要的限制时,以致由探视者或陪住人员把病原菌带入医院的可能性增加。

(五)医院内感染的预防和控制

发生医院内感染的原因虽然多种多样,但只要加强管理,采取行之有效的措施,将近 2/3 的医院内感染是可预防的。如改进医院建筑与布局;严格执行规章制度;做好消毒与灭菌处理;加强清洁卫生工作;采取合理的诊断治疗方法;及时控制感染的流行;开展医院内感染的监测工作;改善工作人员的卫生与健康条件。

(施海霞)

第三章

常见病原菌

学习导航

> 引起人类化脓性感染的细菌有哪些？这些细菌各有什么特点？
> 大肠杆菌是人人都有的，但在 2011 年德国暴发了肠出血性大肠杆菌疫情，甚至造成 50 人死亡，为什么？
> 肠道杆菌对机体只有害处吗？
> 被泥土里生锈的钉子扎伤，为什么要及时去医院清创打抗毒素？
> 引起结核病（"痨病"）的"罪魁祸首"是怎样的病原微生物？
> 为什么结核病还在我国流行？

学习目标

> 掌握：化脓性球菌的致病性和免疫性；埃希菌属、志贺菌属、沙门菌属的生物学性状、致病性、免疫性、标本采送和防治原则；破伤风梭菌的生物学性状、致病性和防治原则；结核杆菌的生物学性状和致病性。
> 熟悉：化脓性球菌的生物学特性；产气荚膜梭菌、幽门螺杆菌的生物学性状、致病性和防治原则；结核杆菌的防治原则。
> 了解：化脓性球菌的实验室检查及防治原则；肠道杆菌的生物学性状；无芽孢厌氧菌的生物学性状、致病性和防治原则。

| 第一节 |

化 脓 性 球 菌

病原性球菌主要引起化脓性炎症，故称为化脓性球菌，根据革兰染色分为：①革兰阳性菌，如葡萄球菌属、链球菌属和肺炎链球菌等；②革兰阴性菌，如脑膜炎奈瑟菌和淋病奈瑟菌等。

■ 一、葡萄球菌属

葡萄球菌属广泛分布于自然界和人体体表及与外界相通的腔道中，大多数不致病。对人类致病的主要是金黄色葡萄球菌。约占化脓性感染的 80%,一般人鼻咽部带菌率为 20%~50%,医务人员可高达 70%,是医院内交叉感染的重要病原菌。

(一)生物学性状

1. 形态与染色　菌体呈球形,直径为 0.4~1.2 μm,呈葡萄串状排列,无鞭毛,无芽孢,某些菌株有荚膜(图 2-3-1)。

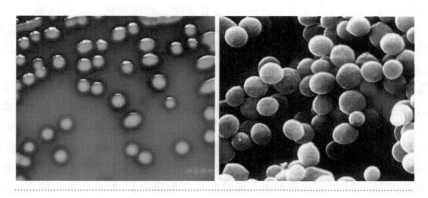

图 2-3-1　葡萄球菌

2. 培养特性　需氧或兼性厌氧,营养要求不高,最适宜的生长条件是 37 ℃、pH 7.4;普通琼脂平板上因菌落种类不同而出现金黄色、白色或柠檬色等脂溶性色素;血琼脂平板上,致病菌株可形成透明溶血环;20%CO_2 环境中有利于毒素产生;葡萄球菌耐盐,可用高盐培养基分离葡萄球菌。

3. 抗原构造　本菌抗原构造复杂,有 30 多种抗原,与医学关系相关的是:①葡萄球菌 A 蛋白(SPA),90%以上葡萄球菌细胞壁表面存在 SPA,SPA 能与 IgG 的 Fc 段非特异性结合,结合后的 IgG 分子 Fab 段仍能与抗原结合,故含 SPA 的葡萄球菌可作载体,结合特异性抗体后,用于多种微生物抗原的检测,称为协同凝集试验。除此之外,SPA 具有抗吞噬、促细胞分裂、引起超敏反应等作用。②荚膜,大多数金黄色葡萄球表面存在着荚膜多糖抗原,有利于细菌的黏附作用。

4. 分类　根据色素、生化反应等不同,分为 30 多种,其中:①金黄色葡萄球菌致病性强。②表皮葡萄球菌属正常菌群,具有机会致病。③腐生葡萄球菌一般无致病性。

5. 抵抗力　金黄色葡萄球菌对外界理化因素的抵抗力强于其他无芽孢细菌。在干燥的脓液和痰液中可存活 2~3 个月,加热至 80 ℃维持 30 min 才被杀死;对龙胆紫(甲紫)等碱性染料敏感。近年来耐药菌株逐年增多,对青霉素的耐药菌株高达 90%以上。

(二)致病性与免疫性

1. 致病物质

(1)凝固酶:该酶可使含有抗凝剂的人或兔血浆凝固。其可包绕在细菌周围,保护细菌不易被吞噬和杀灭,同时使病灶处细菌不易扩散,故葡萄球菌所致化脓性感染病灶局限、脓汁黏稠。致病菌株大多能产生凝固酶,故凝固酶试验是鉴别葡萄球菌有无致病性的重要指标。

(2)葡萄球菌溶血素:葡萄球菌有 α、β、γ、δ、ε 5 种溶血素,能损伤细胞膜的主要是 α 溶血素,导致人及多种哺乳动物的血细胞溶解。α 溶血素是一种外毒素,可制成类毒素。

(3)杀白细胞素:破坏中性粒细胞和巨噬细胞。能抵抗宿主吞噬,增强细菌的侵袭力。

(4)肠毒素:对热稳定的可溶性蛋白质,作用于肠道神经受体、传入中枢神经系统,刺激呕吐中枢,导致呕吐症状。

(5) 表皮剥脱毒素：又称表皮溶解毒素,能使表皮组织的棘状颗粒层裂解,导致表皮与真皮剥离,引起剥脱性皮炎。

(6) 毒性休克综合征毒素-1(TSST-1)：可引起机体发热,增强对内毒素的敏感性,是引起毒性休克综合征的主要物质。

2. 所致疾病

(1) 侵袭性疾病：通过多种途径侵入机体,主要引起化脓性炎症。①局部感染：包括毛囊炎、疖、痈、甲沟炎、睑腺炎(麦粒肿)、脓肿等皮肤软组织感染和支气管炎、肺炎、脓胸、中耳炎、脑膜炎等内脏器官感染。脓汁金黄而黏稠,化脓病灶局限且与周围组织界限分明。②全身感染：如因机体免疫力降低、挤压疖或切开未成熟的脓肿时,可引起败血症或脓毒血症。

(2) 毒素性疾病：由金黄色葡萄球菌产生的外毒素引起。①食物中毒：食入含肠毒素食物后1～6 h发病,出现恶心、呕吐、腹痛、腹泻等急性胃肠炎症状,大多数患者于1～2日可恢复。②烫伤样皮肤综合征：又称剥脱性皮炎,多见于新生儿、幼儿及免疫功能低下的成人,表现为皮肤出现红斑、大疱,最后致表皮上层大片脱落。③毒性休克综合征：由TSST-1引起多系统损害,表现为急性高热、低血压、呕吐、腹泻、猩红热样皮疹,甚至出现休克。④假膜性肠炎：滥用广谱抗生素后优势菌被抑制或杀灭,耐药性葡萄球菌趁机大量繁殖并产生肠毒素,肠黏膜被炎性假膜覆盖,称为菌群失调性肠炎。

3. 免疫性   皮肤黏膜受损和宿主免疫力降低时,易引起葡萄球菌感染。感染后机体能获得一定的免疫力,但难以防止再次感染。

(三) 实验室检查

1. 标本采集   根据不同疾病采集脓液、血液、脑脊液、呕吐物等。

2. 直接涂片镜检   根据形态、排列和染色特点,做出初步诊断。

3. 分离培养与鉴定   将标本接种至血琼脂平板,37 ℃ 18～24 h后根据菌落特点、凝固酶及甘露醇分解试验等,鉴定是否为致病性葡萄球菌。

4. 免疫学方法   琼脂扩散、ELISA等方法检测葡萄球菌肠毒素。

(四) 防治原则

1. 预防   注意个人卫生,对皮肤创伤及时进行消毒处理,防止感染;加强医院感染管理,严格无菌操作,防止医源性感染;加强对食堂和饮食行业的卫生监督。

2. 治疗   根据药物敏感试验的结果来选用抗菌药物。

■ 二、链球菌属

链球菌属细菌广泛分布在自然界中,在水、乳、尘埃、人及动物粪便和健康人鼻咽部均可检出。多数为人体正常菌群,导致人类致病的主要为乙型溶血性链球菌。

(一) 生物学性状

1. 形态与染色   革兰阳性菌,直径为0.6～1.0 μm,圆球形,成链状排列。无芽孢,无鞭毛,但有菌毛样结构,多种菌株可形成荚膜(图2-3-2)。

2. 培养与生化反应   多数细菌兼性厌氧,少数厌氧。营养要求高,在普通琼脂培养基上生长不良,血清、肉汤中易形成长链而沉淀。血琼脂平板上呈直径0.5～0.75 mm的细小菌落,不同种类细菌可产生不同溶血环。不分解菊糖,不被胆汁溶解,可与肺炎链球菌鉴别。

3. 抗原构造   链球菌有两种重要的抗原：①多糖抗原(C抗原),存在于链球菌细胞壁中,具有群特异性,是链球菌群分类依据。②表面蛋白抗原,位于C抗原外层,包括有M、T、R、S 4种成

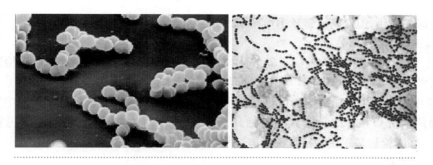

图 2-3-2 链球菌的形态特点

分,具有型特异性,是分型依据。

4. 分类 根据血平板上溶血现象分类:①甲型溶血性链球菌,菌落周围形成草绿色溶血环,溶血环中红细胞未完全溶解,又称草绿色链球菌,多为条件致病菌。②乙型溶血性链球菌,菌落周围形成完全透明无色溶血环,界限分明,溶血环中红细胞完全溶解,称为乙型溶血或 β 溶血。该菌也称为溶血性链球菌,致病力强。③丙型链球菌,不产生溶血素,菌落周围无溶血环,故亦称为不溶血性链球菌,一般不致病。

根据抗原结构分类:链球菌有多种抗原,按细胞壁中多糖抗原不同分为 A～V 20 个血清群,对人体致病的 90% 属于 A 群链球菌。

5. 抵抗力 本菌抵抗力不强,加热 60 ℃ 30 min 即被杀死。对一般抗生素如红霉素、青霉素、氯霉素等均敏感。

(二)致病性与免疫性

1. 致病物质

(1)致热外毒素:又称红疹毒素,是猩红热的主要毒素,又可作用于下丘脑引起发热反应。抗原性强,能刺激机体产生抗毒素,对外毒素有中和作用。

(2)链球菌溶血素:溶解红细胞,破坏白细胞和血小板。按对氧的稳定性可分为遇氧氧化的链球菌溶血素 O(SLO)和对氧稳定的链球菌溶血素 S(SLS)两种。SLO 抗原性很强,85%～90%的链球菌感染患者可查到 SLO 抗体,即抗链球菌溶血素 O 抗体(ASO)。测其含量可作为风湿热及其活动性的辅助诊断。

(3)M 蛋白:具有抗吞噬作用。M 蛋白与心肌肌浆蛋白和肾小球基底膜有共同抗原表位,故与风湿性心内膜炎和肾小球肾炎发病相关。

(4)透明质酸酶:又称扩散因子,能分解细胞间质的透明质酸,有利于扩散。

(5)链激酶(SK):能使血液中纤维蛋白酶原转变成纤维蛋白酶,溶解血块或阻止血浆凝固。

(6)链道酶(SD):又称链球菌 DNA 酶,能分解脓汁中高度黏稠的核酸,致脓汁稀薄。

2. 所致疾病

(1)化脓性炎症:化脓性链球菌侵入皮肤或皮下组织可引起蜂窝织炎、坏死性筋膜炎等,病灶具有扩散的倾向,病灶周围界线不清,脓液稀薄带血性,可引起丹毒、淋巴管炎、淋巴结炎及败血症。

(2)链球菌感染后超敏反应:链球菌感染后 1～4 周发病,链球菌 M 蛋白等因素引发Ⅱ型或Ⅲ型超敏反应,导致风湿热和急性肾小球肾炎。

(3)毒素性疾病:即猩红热,由产致热外毒素的化脓性链球菌所致,引起高热、全身红疹等症。

3. 免疫性 化脓性链球菌感染后,机体产生多种抗体,但只有抗 M 蛋白抗体和抗红疹毒素抗体对机体有保护作用,但对防止链球菌再感染无效。

(三) 微生物学检查

1. 细菌学诊断　根据不同疾病采集脓汁、血液、鼻咽拭子等。直接涂片染色镜检发现有典型链球菌时可做初步诊断。分离培养与鉴定时取脓汁等标本直接在血平板上分离培养。

2. 血清学诊断　抗链球菌溶素O试验,简称抗O试验,是体外毒素与抗毒素的中和试验。风湿热患者血清中抗O抗体比正常人显著增高,大多在250 U左右;活动性风湿热患者一般超过400 U。国内临床检验多采用间接乳胶凝集试验检测患者血清中ASO抗体。

(四) 防治原则

一般防治原则与葡萄球菌相同,对急性咽炎和扁桃体炎患者,尤其是儿童,要彻底治疗,以防止急性肾小球肾炎和风湿热的发生。治疗时青霉素为首选药物。链球菌少有耐药菌株,用长效青霉素预防链球菌感染,能减少肾小球肾炎和风湿热的发生。

■ 三、肺炎链球菌

肺炎链球菌,又称肺炎球菌,在自然界及人类鼻咽腔中广泛分布,多数不致病,少数可引起肺炎等疾病。

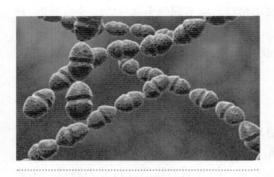

图2-3-3　肺炎链球菌的形态特点

(一) 生物学性状

1. 形态与染色　呈矛头状,常成双排列,钝端相对,尖端向外,直径为0.5~1.5 μm。在体内可形成较厚的荚膜,人工培养后渐消失。无芽孢及鞭毛(图2-3-3)。

2. 培养与生化反应　营养要求高,在含血或血清培养基中才生长。在血平板上可形成细小光滑菌落,有草绿色溶血(α溶血)环,须与甲型链球菌鉴别。

3. 抗原构造　根据荚膜多糖抗原的不同,可将肺炎球菌分为1型、2型、3型等90多个血清型,其中1~3型致病力较强。

(二) 致病性

主要致病物质为荚膜。该菌为条件致病菌,寄居在鼻咽部,当免疫力低下时引起大叶性肺炎。出现寒战、发热(38~41 ℃)、胸痛、咳嗽、咯血痰或铁锈色痰等临床症状;继发胸膜炎、脓胸、脑膜炎、中耳炎、乳突炎、鼻窦炎、心内膜炎及败血症等。

(三) 微生物学检查

初步诊断可取痰、脓液、脑脊液和血液等,涂片镜检观察形态。将标本接种于血平板,培养后有草绿色溶血环的菌落,可行胆汁溶菌和菊糖分解试验与甲型溶血性链球菌鉴别。

(四) 防治原则

锻炼身体,增强体质,提高机体免疫力;用荚膜多糖菌苗进行特异性预防;可用青霉素、林可霉素等治疗。

■ 四、奈瑟菌属

(一) 脑膜炎奈瑟菌

脑膜炎奈瑟菌俗称脑膜炎球菌,是流行性脑脊髓膜炎(简称流脑)的病原菌。

1. 生物学性状

(1) 形态与染色：肾形的革兰阴性双球菌,凹面相对,在患者脑脊液中,多位于中性白细胞内,形态典型,新分离菌株大多有荚膜和菌毛。

(2) 培养与生化反应：专性需氧,营养要求较高,在 $5\%CO_2$ 条件下生长良好。在巧克力色培养基上形成似露滴状菌落。细菌培养超过 48 h 易裂解自溶。

(3) 抗原结构与分类：荚膜多糖抗原具有群特异性,将本菌分 A、B、C、D、X、Y、Z、29E、W135 和 L 10 个血清群。我国建立了 H、I、K 3 个新血清群,总计 13 个血清群。国内一直以 A 群为主,C 群致病力最强。

(4) 抵抗力：极低,对冷、热、干燥和消毒剂均敏感,易自溶。

2. 致病性和免疫性

(1) 致病物质：包括荚膜、菌毛和内毒素。因自溶或死亡而释放出内毒素,作用于小血管和毛细血管,引起坏死、出血、皮肤淤斑和微循环障碍,严重时造成 DIC 及中毒性休克。

(2) 所致疾病：病菌经飞沫侵入人体的鼻咽部,并在局部繁殖,可因细菌毒力、数量和机体免疫力高低,病情轻重不一。致病过程可分 3 个阶段：首先细菌黏附于鼻咽部,引起局部感染,出现上呼吸道症状;然后细菌侵入血流,引起菌血症或败血症;最后细菌到达脑脊髓膜,引起化脓性脑脊髓膜炎。

(3) 免疫性：以体液免疫为主。

3. 微生物学检查 取患者的脑脊液、血液、淤斑渗出物、鼻咽拭标本,标本应注意保温与保湿,最好立即床边接种。脑脊液经离心沉淀后涂片,革兰染色后镜检,如在中性粒细胞内或外有革兰阴性双球菌,可初步诊断。先增菌,再在巧克力色平板上划线分离,挑取可疑菌落进行生化反应和玻片凝集试验鉴定。

4. 防治原则 尽快消除传染源、切断传播途径及提高人群免疫力;对儿童接种流脑疫苗进行特异性预防。流脑治疗的首选药物为大剂量青霉素,对青霉素过敏者,可用氯霉素或红霉素。

(二) 淋病奈瑟菌

淋病奈瑟菌俗称淋球菌,是人类淋病的病原菌。主要引起人类泌尿生殖系统黏膜的急性或慢性化脓性感染,是我国目前流行的发病率最高的性传播疾病。

1. 生物学性状

(1) 形态染色：与脑膜炎奈瑟菌相似,在脓汁标本中,大多位于中性粒细胞内,在慢性淋病患者多分布于细胞外。

(2) 培养与生化反应：在巧克力色培养基上 48 h 后形成隆起,灰白色 S 型菌落。根据菌落大小,色泽分 T1～T5 5 种类型。分解葡萄糖,产酸不产气,氧化酶试验阳性。

(3) 抗原构造与分类：菌毛蛋白抗原、脂多糖抗原和外膜蛋白抗原。

(4) 抵抗力：极差,在完全干燥的环境中 1～2 h 即死亡。但是它若附着于衣裤和被褥中,则能生存 18～24 h,在厚层脓液或湿润的物体上可存活数日。在 50 ℃仅能存活 5 min。1%苯酚(石炭酸)溶液能在 3 min 内将其杀灭。

2. 致病性与免疫性

(1) 致病物质：①菌毛,有菌毛菌株可黏附至人类尿道黏膜,不易被尿液冲去;抗吞噬作用明显。②外膜蛋白 PⅠ、PⅡ、PⅢ。③内毒素。④IgA1 蛋白酶,破坏黏膜表面 IgA1 抗体。

(2) 所致疾病：人类是本菌的唯一自然宿主,主要通过性接触传播引起淋病。①男性主要为尿道炎、前列腺炎、精索炎和附睾炎等。②女性主要为尿道炎、宫颈炎。③如果母亲患有淋球菌性阴道炎或宫颈炎,婴儿出生时易感染淋球菌性结膜炎。

（3）免疫性：人类对本菌无天然抵抗力,多数患者可自愈,并出现抗体,但不持久。

3. 微生物学检查　取泌尿生殖道脓性分泌物或子宫颈口表面分泌物直接涂片镜检、分离培养、核酸杂交技术或核酸扩增技术检测。

4. 防治原则　应选择对淋球菌最敏感的药物进行治疗,常用大观霉素和头孢曲松。患者夫妻或性伴侣双方应同时接受检查和治疗。新生儿用 1‰硝酸银滴眼预防淋球菌性结膜炎。

｜ 第二节 ｜

肠 道 杆 菌

肠道杆菌是一大群寄居在人和动物肠道,形状相似的革兰阴性杆菌。肠道杆菌种类繁多,多数为肠道正常菌群。常见的菌属有埃希菌属、志贺菌属、沙门菌属和变性杆菌属等,致病的有志贺菌属、沙门菌属等。这些菌属有以下共同生物学特性：中等大小的革兰阴性杆菌,多数有周鞭毛和菌毛,少数有荚膜,无芽孢;兼性厌氧或需氧,营养要求不高;生化反应活泼,乳糖发酵试验能初步鉴别消化道致病菌和非致病菌,前者一般不分解乳糖,而非致病菌多数能分解乳糖;抗原结构较复杂,主要有菌体(O)抗原、鞭毛(H)抗原和荚膜(K)抗原,对相应抗原或其抗体的检测是相关感染常见的实验室诊断方法;抵抗力不强。

■ 一、埃希菌属

大肠埃希菌,俗称大肠杆菌,是临床分离到的革兰阴性菌中最常见的菌种。大肠埃希菌正常栖居在肠道内不仅不致病,还对人有益,如合成和分泌一些营养产物供人体利用,产生大肠菌素抑制志贺菌的繁殖等。当其侵入肠道外组织器官时可引起感染。血清型大肠埃希菌能导致肠道感染,称为致病性大肠埃希菌。

（一）生物学性状

革兰阴性菌,直短杆状,其大小为 $(0.4\sim0.7)\mu m\times(1\sim3)\mu m$(图 2-3-4)。多数菌株有鞭毛和菌毛。部分菌株表面有荚膜(K)抗原,是大肠埃希菌血清学分型的基础。兼性厌氧,营养要求不高,在普通琼脂平板上生长良好,形成较大的圆形、灰白色的 S 型菌落。

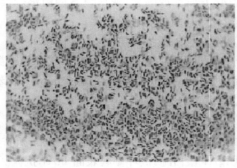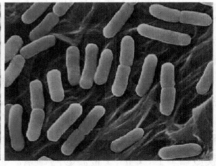

图 2-3-4　大肠埃希菌的形态特征

（二）致病性

1. 致病因素

（1）侵袭力：大肠埃希菌的 K 抗原与菌毛是其侵袭性物质。

（2）内毒素：大肠埃希菌的内毒素与其他革兰阴性菌的内毒素相似。

（3）肠毒素：大肠埃希菌有两种肠毒素，一种是耐热肠毒素(ST)，另一种是不耐热肠毒素(LT)。

2. 所致疾病　大多数大肠埃希菌为条件致病菌，引起肠道外感染；少数大肠埃希菌对人的致病力较强，引起肠道内感染。

（1）肠道内感染：大肠埃希菌所致的肠道内感染的主要临床表现是腹泻，分为 5 型：①肠产毒素型大肠埃希菌(ETEC)引起霍乱样腹泻。②肠侵袭型大肠埃希菌(EIEC)引起菌痢样腹泻。③肠致病型大肠埃希菌(EPEC)引起婴幼儿腹泻。④肠出血型大肠埃希菌(EHEC)引起溶血性尿毒综合征。⑤肠集聚型大肠埃希菌(EAEC)引起婴幼儿持续性腹泻。

（2）肠道外感染：若寄居部位改变，大肠埃希菌可以引起肠道外的组织或器官多种感染。大肠埃希菌的肠道外感染以泌尿系统感染和化脓性感染最为常见。

（三）实验室检查

1. 临床标本　根据具体的感染部位采取相应标本。肠道内感染取粪便，肠外感染采取中段尿、血液、脓液、脑脊液、痰液等。应尽量在抗菌药物使用之前采标本，并应严格无菌操作。标本尽快送检和培养，否则会影响检验结果。某些标本采用适当保存液和低温方法，可延长送检时间。

2. 卫生细菌学检查　卫生细菌学以"大肠菌群数"作为饮水、食品等被粪便污染的指标。我国卫生标准规定，大肠菌群数在每升饮水中不得超过 3 个；每 100 ml 瓶装汽水、果汁中不得超过 5 个。

（四）防治原则

预防大肠埃希菌在肠道内感染，主要是注意个人饮食卫生，对腹泻患者做好隔离治疗。肠道外感染，如尿道插管和膀胱镜检查应严格无菌操作等。大肠埃希菌很多菌株都已获得耐一种或几种抗生素的质粒，耐药性非常普遍。因此，抗菌药物治疗应在药物敏感试验的指导下进行。

■ 二、志贺菌属

志贺菌属是细菌性痢疾的病原菌，通称痢疾杆菌，主要致病部位是消化管的回肠末端和结肠。

（一）生物学性状

革兰阴性短小杆菌，无芽孢，无鞭毛，有菌毛。其存在两种质粒，与该菌的侵袭力和耐药性有关。志贺菌属无 H 抗原，有 O 抗原，部分有 K 抗原。O 抗原是分类的依据，可分为 A——痢疾志贺菌、B——福氏志贺菌、C——鲍氏志贺菌、D——宋内志贺菌 4 群(种)，我国以 B 群志贺菌为主(图 2-3-5)。

营养要求不高，在普通琼脂平板上生长形成中等大小、半透明的志贺菌 S 型菌落。除宋内志贺菌个别菌株迟缓发酵乳糖外，均不分解乳糖。

志贺菌对理化因素的抵抗力弱，对热敏感，加热 60 ℃ 10 min 即可被杀死；对酸和一般消毒剂敏感；但在污染

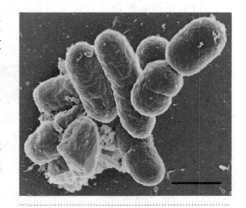

图 2-3-5　志贺菌

的物品、水果、蔬菜中存活 10～20 日。

（二）致病性与免疫性

1. 致病因素

（1）侵袭力：志贺菌的菌毛具有黏附作用。

（2）内毒素：内毒素引起消化道症状的局部作用和吸收入血导致的全身中毒作用。

（3）外毒素：某些志贺菌（A 群志贺菌 Ⅰ 型、Ⅱ 型）能产生外毒素，称为志贺毒素（ST）。同时具备肠毒素、细胞毒素和神经毒素的毒性，引起神经麻痹、细胞坏死、水样腹泻。

2. 所致疾病　志贺菌是肠道常见急性传染病细菌性痢疾（简称菌痢）的病原菌。发病率在我国法定报告的乙类传染病中居首位。传染源是患者和带菌者，志贺菌无动物宿主。传染方式主要是粪-口感染，潜伏期一般为 1～3 日。据临床表现不同分为以下几种。

（1）急性非典型菌痢：症状轻，可仅有腹泻、稀便。

（2）急性典型菌痢：突然发病，常有发热、腹痛和水样泻，1 日左右，腹泻数十次，并由水样泻转变为脓血黏液便，伴有里急后重、下腹部疼痛等症状。

（3）中毒型菌痢：发病急，高热，呈严重毒血症症状，小儿起病时可无明显腹痛、腹泻症状，常需经灌肠或肛门拭子做粪检，才得以确诊。根据主要临床表现可分休克型、脑型和混合型。

（4）慢性菌痢：急性菌痢者病程超过 2 个月为慢性菌痢。其可分为慢性迁延型、急性发作型和慢性隐匿型。

3. 免疫性　志贺菌感染后的免疫力不牢固，原因有：一是感染局限于肠黏膜层，特异性抗感染免疫主要是消化道黏膜表面 sIgA；二是志贺菌型别较多，目前已知有 40 余血清型。

（三）实验室检查

1. 标本采取　在使用抗菌药物前采取粪便的脓血或黏液部分，应立即送检。若不能及时送检，宜将标本保存于 30％甘油缓冲盐水或卡-布（Cary-Blair）运送培养基内送检。中毒性痢疾患者常需经灌肠或肛门拭子取标本。

2. 分离培养与鉴定　经分离培养，通过生化反应和抗原抗体反应确定菌群和菌型，还可进行侵袭力试验（Senery 试验）和毒素 ST 的测定。

3. 快速诊断法　免疫检测技术和分子生物学检测技术。

（四）防治原则

目前采用活疫苗进行特异性预防和通过药物敏感试验选择药物治疗。

■ 三、沙门菌属

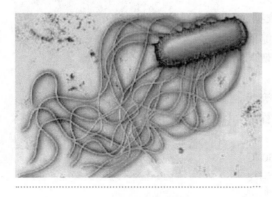

沙门菌属是一群寄生在人类和动物肠道中的革兰阴性杆菌。已知的沙门菌属血清型已达 2 400 种以上，但对人致病的只是少数。如引起肠热症的伤寒沙门菌和引起食物中毒或败血症的鼠伤寒沙门菌等十余种。

（一）生物学性状

革兰阴性杆菌，(0.6～0.9)μm×(1～3)μm 多有周身鞭毛，一般无荚膜和芽孢。沙门菌属的抗原主要有菌体（O）抗原、鞭毛（H）抗原、表面抗原（Vi 抗原）3 种（图 2-3-6）。

图 2-3-6　沙门菌

兼性厌氧,营养要求不高,在普通琼脂平板上形成中等大小、无色半透明的 S 型菌落。

(二)致病性与免疫性

1. 致病因素

(1)侵袭力:有毒株能黏附并穿过肠上皮细胞到达固有层,其 Vi 抗原具有微荚膜功能,能抵御吞噬细胞的吞噬和杀伤,并阻挡抗体、补体等破坏菌体的作用。

(2)内毒素:可引起宿主体温升高、白细胞数下降、中毒症状和休克。

(3)肠毒素:某些沙门菌如鼠伤寒沙门菌可产生肠毒素,其性质与 ETEC 产生的肠毒素相似。

2. 所致疾病

(1)肠热病:即伤寒和副伤寒。伤寒由伤寒沙门菌所致,副伤寒由甲型副伤寒沙门菌、肖氏沙门菌、希氏沙门菌引起,临床症状不易区别。伤寒杆菌经食物和水侵入小肠黏膜上皮,侵犯黏膜下肠壁淋巴组织后被巨噬细胞吞噬,在巨噬细胞内生长繁殖,通过淋巴管、胸导管入血,导致菌血症和肝、脾、淋巴结肿大;细菌和毒素再次入血,可出现持续高热、相对缓脉、外周血白细胞减少、肝脾大、皮肤出现玫瑰疹等临床表现。胆囊中的细菌再次入肠造成肠黏膜坏死、脱落及溃疡形成。

(2)胃肠炎:最常见为沙门菌感染的集体食物中毒。由食入大量鼠伤寒沙门菌、猪霍乱沙门菌、肠炎沙门菌等引起。潜伏期为 6～24 h。起病急,表现为发热、恶心、呕吐、腹痛、水样泻,一般沙门菌胃肠炎多在 2～3 日自愈。

(3)败血症:多见于儿童和免疫力低下的成人。以猪霍乱沙门菌、希氏沙门菌、鼠伤寒沙门菌、肠炎沙门菌等常见。症状严重,有高热、寒战、厌食和贫血等。

(4)带菌状态:1%～5%的肠热症患者成为带菌者,其粪便排菌可达 1 年或 1 年以上。它是肠热症的重要传染源。

3. 免疫性 肠热症痊愈后可获得牢固的细胞免疫,再次患病者很少。

(三)实验室检查

1. 标本采取 肠热症因病程不同采集不同标本。第 1 周采血液,第 2、3 周采粪便,第 3 周也可采尿液,全程均可采取骨髓。

2. 分离培养和鉴定 分离培养后经初步生化反应疑为沙门菌的菌株时必须经全面生化反应证实和血清学分型。

3. 快速诊断 采用 SPA 协同凝集试验、对流免疫电泳、胶乳凝集试验和 ELISA 等方法检测粪便、血清或尿液中的沙门菌等可溶性抗原,进行快速早期诊断。

4. 抗体检测 肥达试验是一种非常有效的辅助诊断技术。

(四)防治原则

防治原则为加强饮水、食品的卫生监督和管理,加强饮食行业人员的管理,积极治疗患者和带菌者。伤寒、副伤寒的免疫预防,伤寒 Vi 荚膜多糖疫苗,接种后形成的免疫力至少维持 3 年。

第三节

弧 菌 属

弧菌属细菌是广泛分布于自然界、菌体短小呈弧形的革兰阴性菌,水中最多。本菌属目前有 36 个种,其中至少有 12 个种与人类感染有关,其中的霍乱弧菌、副溶血性弧菌最为重要,主要引起霍乱和食物中毒。

■ 一、霍乱弧菌

霍乱弧菌是引起烈性肠道传染病霍乱的病原菌。发病急,传染性强,病死率高。自1817年起至今已发生7次世界大流行,1992年分离到新的O139群霍乱弧菌,在印度、孟加拉国、泰国的一些城市开始流行并很快传遍亚洲,成为新的流行株。

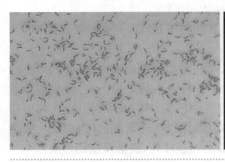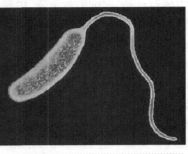

图2-3-7 霍乱弧菌

(一) 生物学性状

1. 形态与染色 霍乱弧菌为革兰阴性菌,呈弧形或逗点状,有菌毛,无芽孢,可有荚膜,菌体一端有单鞭毛。细菌运动活泼,呈穿梭样或流星状(图2-3-7)。

2. 培养特性与生化反应 兼性厌氧,营养要求不高。生长繁殖的温度为18~37℃。耐碱不耐酸,在pH为8.8~9.0的碱性蛋白胨水(或碱性琼脂平板)上生长良好。

3. 抗原构造与分型 霍乱弧菌有耐热的O抗原和不耐热的H抗原。根据O抗原不同,可将弧菌分为200多个血清群,其中O1群、O139群引起霍乱。

4. 抵抗力 在河水、井水及海水中可存活1~3周,有时还可越冬。本菌不耐酸,在正常胃酸中仅能存活4 min。55℃湿热15 min, 100℃煮沸1~2 min, 0.5 mg/L氯15 min均能杀死霍乱弧菌。用漂白粉按1:4比例处理患者排泄物或呕吐物,1 h后可达到消毒目的。

(二) 致病性与免疫性

1. 致病物质 霍乱弧菌的致病物质包括鞭毛、菌毛和霍乱肠毒素。霍乱弧菌借助鞭毛穿过黏膜表面黏液层;通过菌毛黏附定植于小肠黏膜;霍乱肠毒素是主要致病因素,由1个有毒性A亚单位和5个相同的结合性B亚单位组成的多聚体。B亚单位与肠细胞膜表面受体特异性结合后,A亚单位脱离B亚单位后进入细胞内作用于腺苷酸环化酶,使细胞内cAMP水平升高,肠黏膜上皮细胞分泌功能亢进,肠液大量分泌,导致严重的腹泻与呕吐。

2. 所致疾病 霍乱是我国法定的甲类传染病和国际检疫疾病。人类是霍乱弧菌的唯一易感者,传染源是患者和带菌者。霍乱弧菌通过污染的水源或食物到达小肠后,黏附于肠黏膜表面并迅速繁殖,不侵入肠上皮细胞和肠腺,通过产生肠毒素而致病。临床表现为剧烈腹泻和呕吐,排出米泔水样便。

3. 免疫性 感染霍乱弧菌后,机体可获得牢固的体液免疫,再感染少见。

(三) 实验室检查

霍乱是烈性传染病,对首例患者的病原学诊断应快速、准确,并及时做出疫情报告。

1. 标本采取 尽量在使用抗菌药物前采集标本。可取患者米泔水样便,或呕吐物,或肛门拭子等。送检标本要严密包装,专人送检。

2. 标本直接检验 标本直接检验包括涂片染色镜检、动力和制动试验、荧光抗体染色和单克隆抗体凝集、霍乱肠毒素的测定。

(四) 防治原则

1. 预防 针对其流行采取三方面措施。①控制传染源,早发现、早隔离、治疗患者和带菌者。

②切断传播途径,改善环境卫生,加强饮食卫生管理和注意个人饮食卫生。③提高人群免疫力,接种疫苗能有效提高人群抗霍乱的免疫力。

2. 治疗 严格隔离,迅速补充水及电解质,纠正酸中毒,辅以抗菌治疗及对症治疗。

二、副溶血性弧菌

副溶血性弧菌是嗜盐性弧菌,存在于近海的海水、海底沉积物和鱼类、贝壳类等海产品中,主要引起食物中毒。

(一)生物学性状

副溶血性弧菌与霍乱弧菌的一个显著差别是嗜盐,在培养基中以含 3%～5% NaCl 最为适宜,无盐时不能生长。根据菌体 O 抗原不同,分为 13 个血清群。副溶血性弧菌不耐热,56 ℃下作用5 min 即被杀死;也不耐酸,1%乙酸(醋酸)或 50%食醋作用时 1 min 即可死亡。

(二)致病性

常因食用烹饪不当的海产品或盐腌制品而传播,属于食物中毒。潜伏期平均为 24 h,可从自限性腹泻至中度霍乱样病症,有腹痛、腹泻、呕吐和低热,粪便多为水样,少数为血水样,恢复较快,恢复后免疫力不强,可重复感染。副溶血性弧菌还可引起浅表创伤感染、败血症等。

(三)实验室检查

标本采取患者粪便、肛门拭子或剩余食物,经分离培养,做嗜盐性试验、生化反应以及抗原、抗体反应进行鉴定。基因探针杂交及 PCR 有助于快速诊断。

(四)防治原则

治疗可用抗菌药物,如庆大霉素或 SMZ＋TMP,严重病例需补液和补充电解质。

三、幽门螺杆菌

幽门螺杆菌(HP)是螺杆菌属代表菌种。1982 年由 Marshall 和 Warren 首先发现,经研究证实HP 为慢性胃炎、消化性溃疡和胃癌的主要病因。

(一)生物学性状

HP 在胃黏膜上皮细胞表面常呈螺旋状或弧形,在固体培养基上有时呈杆状或圆球状。常排列成 S 形,革兰染色阴性,菌体长 2～4 μm,宽 0.5～1.0 μm。电镜下,菌体一端有 2～6 根鞭毛,起到运动和定植作用。微需氧,生长时需要 CO_2,最适温度为 35～37 ℃,相对湿度以 98%为宜;营养要求高,需血液或血清培养基;生化反应不活泼,不分解糖类,氧化酶和过氧化氢酶均阳性,尿素酶丰富,可迅速分解尿素(图 2-3-8)。

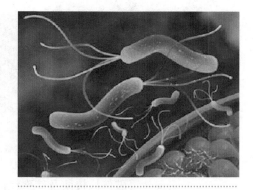

图 2-3-8 幽门螺杆菌

(二)致病性

HP 为一种高度适应在胃黏膜黏液内层生活的细菌,其感染分布于世界各国,呈带菌人群或家庭的集聚性。其为粪-口、口-口、密切接触及医源性传播。致病相关因素:①能通过鞭毛穿越胃黏液生活在胃黏膜黏液深层并黏附于细胞表面。②能产生一种酸抑制胃蛋白酶、胃酸的产生。③能产生大量的尿素酶分解食物中的尿素产生氨,氨包绕菌体周围。胃局部组织损伤与该菌产生的尿素酶、黏液酶、磷脂酶及空泡毒素、脂多糖等有关。

（三）实验室检查

1. **标本采取**　应停用铋剂或抗菌药物 1 周后采取,经胃镜用活检钳于幽门部、胃窦部或病变邻近处多位点取样。床边接种或放入 20%葡萄糖运送液内送检。

2. **直接检验**　包括直接镜检、快速脲酶试验、核酸检测及粪便标本抗原检测等。

3. **分离培养与鉴定**　选用适宜的培养基和条件培养。根据菌落特征、HP 的形态和染色性鉴定。

4. **抗体测定**　检测血清中的 HP 抗体。

5. **尿素呼吸试验**　^{13}C 或^{14}C 标记尿素呼吸试验。

（四）防治原则

1. **预防**　中国率先在世界上成功研制口服重组幽门螺杆菌疫苗。临床研究表明,HP 疫苗具有良好的有效性和安全性,预防 HP 感染的保护率大于 72.1%。

2. **治疗**　根除治疗方案通常有质子泵抑制剂(PPI)和(或)铋剂加上 2～3 种抗菌药物;或枸橼酸铋雷尼替丁加上 2～3 种抗菌药物。

第四节

厌 氧 菌

■ 一、破伤风梭菌

破伤风梭菌是破伤风的病原菌,常发生在外伤和产科感染。

（一）生物学性状

菌体细长,$(0.5～1.7)\mu m\times(2～18)\mu m$。芽孢呈圆形,位于菌体顶端,直径大于菌体,使细菌呈鼓槌状,为鉴别细菌的主要特征(图 2-3-9)。无荚膜,有周鞭毛。专性厌氧,营养要求不高。芽孢通常在 100 ℃ 1 h 后被完全破坏,土壤中可存活数十年,121.3 ℃高压蒸汽灭菌 30 min, 160～170 ℃干热 2 h 可将其杀死。革兰阳性菌,其繁殖体对青霉素敏感。

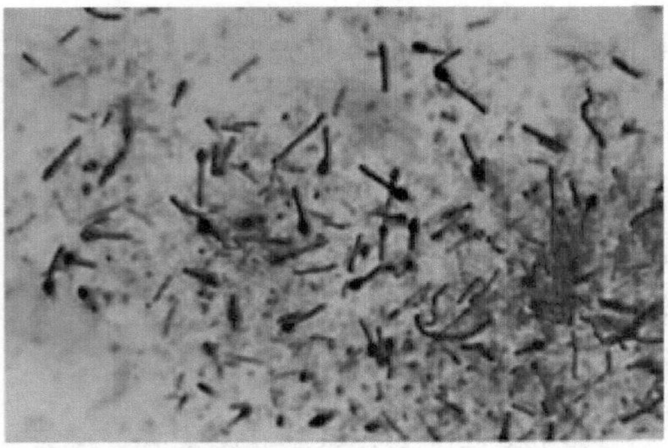

图 2-3-9　破伤风梭菌

（二）致病性与免疫性

1. **致病物质**　破伤风痉挛毒素,具有极强的嗜神经毒性作用,对人的致死量小于 1 μg。该毒素为外毒素,不耐热,易被肠道中蛋白酶破坏。

2. **致病条件**　破伤风梭菌及芽孢经创伤感染侵入机体,伤口厌氧微环境是细菌生长繁殖的重要条件。一般致病条件是伤口深而窄;有泥土、异物污染,伤口坏死组织较多;同时伴有混合需氧菌或兼性厌氧菌感染。

3. **致病机制**　破伤风梭菌侵入伤口后在局部生长、繁殖,通过神经细胞吸收,也可经淋巴管吸收,通过血液到达中枢神经系统。破伤风痉挛毒素与神经组织中的神经节苷脂结合,封闭了脊髓的抑制性突触,从而抑制突触末端释放抑制性介质,致使上、下神经元之间正常的抑制性冲动受阻,导致其兴奋性增高,引起伸肌和屈肌同时收缩,造成强直性痉挛(图 2-3-10)。

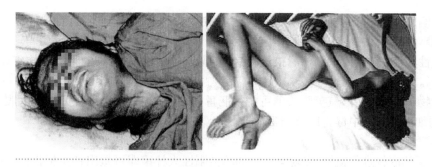

图 2-3-10 破伤风症状

4. **所致疾病** 破伤风的潜伏期可从几日到几周,感染越接近中枢神经系统,潜伏期越短,病死率也越高。发病早期有发热、头痛、肌肉酸痛、流涎、出汗和激动等前驱症状,随后出现局部肌肉抽搐、咀嚼肌痉挛、张口困难、牙关紧闭、苦笑面容,继而颈部、背部及肢体肌肉发生强直性痉挛,出现典型的角弓反张。

5. **免疫性** 破伤风免疫是典型抗毒素免疫。病后一般不易获得明显的免疫力。患者痊愈后,可注射破伤风类毒素,获得有效的免疫力。

（三）实验室检查

根据典型的症状和病史即可做出临床诊断。分离培养阳性率很低,早期诊断意义不大。

（四）防治原则

1. **正确处理伤口** 及时清创与扩创,3%过氧化氢清洗伤口,并使用抗生素抑制或杀死伤口内破伤风梭菌和混合感染的细菌,防止伤口内形成厌氧微环境。

2. **人工自动免疫** 对婴幼儿可注射百白破三联疫苗,建立基础免疫;对军人及易受外伤的人群可接种破伤风类毒素。

3. **人工被动免疫** 皮肤超敏试验后可注射 1 500~3 000 U 的破伤风抗毒素(TAT);发病者应早期、足量注射 TAT,以中和体内游离的破伤风外毒素,一般需用 10 万~20 万 U。同时注射青霉素等抗生素,以抑制局部细菌的生长繁殖。

二、产气荚膜梭菌

产气荚膜梭菌广泛分布于自然界及人与动物消化道,其芽孢广泛存在于土壤中。它可引起气性坏疽和食物中毒。

（一）生物学性状

产气荚膜梭菌为革兰阳性粗大杆菌,芽孢呈卵圆形,位于菌体中央或次极端。无鞭毛,在机体内可形成荚膜(图2-3-11)。非严格厌氧,在血平板上形成圆形、半透明菌落,多数菌株菌落周围有双层溶血环。产气荚膜梭菌可分为 A、B、C、D 和 E 5 个毒素型,其中 A 型产气荚膜梭菌毒性最强。

（二）致病性

1. **致病物质**

(1) 卵磷脂酶:分解细胞膜上磷脂,导致多种细胞膜受损。

(2) 胶原酶:分解肌肉和皮下组织的胶原蛋白。

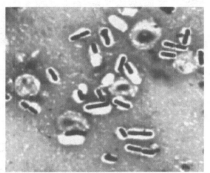

图 2-3-11 产气荚膜梭菌

(3) 透明质酸酶：分解细胞间质的透明质酸，使局部组织疏松，利于细菌扩散。

2. 所致疾病

(1) 气性坏疽：是严重的创伤感染性疾病，多见于外伤、伤口污染的骨折及软组织损伤，死亡率高达 40%。

(2) 食物中毒：A 型产气荚膜梭菌可产生肠毒素，肠毒素污染食品后可引起以腹痛、恶心、呕吐为特征的细菌性食物中毒。1~2 日后自愈。

（三）实验室检查

从伤口深部取材进行镜检，发现有荚膜的革兰阳性大杆菌即可做出初步报告。必要时将标本接种于血平板或庖肉培养基做厌氧培养并取可疑菌落进一步鉴定。

（四）防治原则

伤口及时清创、扩创，局部过氧化氢冲洗，湿敷。彻底清除感染局部的坏死组织，必要时截肢；使用大量抗生素，以杀灭局部伤口中的细菌，青霉素是首选药；早期使用多价抗毒素血清；使用高压氧舱疗法，以抑制厌氧菌的生长；严格隔离患者，并对所有的器械及敷料进行彻底灭菌。

第五节

结 核 杆 菌

结核病的病原菌是结核分枝杆菌（又称结核杆菌），侵犯全身各器官，以肺结核最多见，居各种疾病死因之首。据世界卫生组织报道，目前全球已有近 1/3 的人口感染结核菌，现有患者约 2 000 万，每年死亡人数达 200 万。我国被列为结核病严重流行的国家，估计现有活动性肺结核患者 500 万，每年约有 13 万人死于结核病。

（一）生物学性状

1. 形态与染色 细长略弯杆菌，$(1~4)\mu m \times 0.4 \mu m$ 大小，常聚集成团，分枝状生长。无芽孢和鞭毛，抗酸染色法染色呈红色（图 2-3-12）。

2. 培养特性 专性需氧，营养要求高，常用营养丰富的罗氏培养基做分离培养。在固体培养基上经 2~4 周，才出现肉眼可见表面干燥呈颗粒状，不透明，乳白色或淡黄色，呈菜花状的菌落。液体培养基中生长较快，1~2 周即可生长，表面形成有皱褶的菌膜。

3. 抵抗力 细胞壁含大量脂质，对干燥抵抗力特强，在干燥痰中可存活 6~8 个月，在尘埃上能保持传染性 8~10 日；对酸碱有较强抵抗力。本菌对湿热敏感，

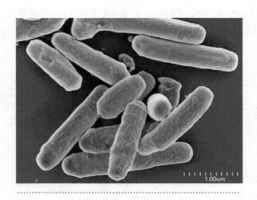

图 2-3-12 结核杆菌

在液体中加热 62~63 ℃ 15 min 或 70 ℃ 3 min 可被杀死。直接日光照射 2~7 h 可杀死结核分枝杆菌，对 70%~75% 的乙醇敏感。

4. 变异性 结核分枝杆菌可发生形态、菌落、毒力、免疫原性和耐药性变异。预防结核病的卡介苗（BCG）就是一种人工减毒株。近年来世界各地结核杆菌的多耐药菌株逐渐增多。

（二）致病性与免疫性

1. 致病物质 不产生内、外毒素，其致病主要与荚膜、脂质和蛋白质等成分有关。

（1）荚膜：有助于细菌黏附与侵入宿主细胞；降解宿主组织中的大分子物质以获取营养；抑制吞噬体与溶酶体的融合；可阻止有害物质进入细菌。

（2）脂质：①磷脂，可促使单核细胞增生，引起结核结节的形成和干酪样坏死。②索状因子，能破坏细胞的线粒体膜，抑制白细胞游走和形成肉芽肿。③蜡质 D，可使机体产生迟发型变态反应。④硫酸脑苷酯，抑制吞噬细胞中吞噬体与溶酶体相结合，使结核分枝杆菌能在吞噬细胞内生长。

（3）蛋白质：结核菌素是主要成分，与蜡质 D 结合后，能引起迟发型超敏反应。

2. 所致疾病　结核分枝杆菌可通过呼吸道、消化道及损伤的皮肤黏膜等部位侵入机体，引起多种组织器官的感染，以肺部感染最常见。肺部感染可分为原发感染和继发感染，详见下篇结核病章节。

3. 免疫性　抗结核免疫以细胞免疫为主，致敏 T 细胞可释放出大量炎症因子，吸引血液中的单核细胞至局部病灶，激活后可杀死结核分枝杆菌。同时炎症反应可致局部组织损伤，产生迟发型超敏反应。结核杆菌刺激机体产生的抗体对机体没有保护作用。

结核菌素试验是应用结核菌素来检测机体对结合杆菌是否存在迟发型超敏反应和相应的细胞免疫的皮肤试验。现用结核菌素试剂纯蛋白衍生物（PPD）取代过去使用较广的旧结核菌素（OT）。常规试验取 PPD 5 U 于前臂内侧做皮内注射，48～72 h 后观察结果，若局部出现红肿硬结且直径大于 5 mm 者为阳性反应，大于 15 mm 为强阳性。

结核菌素试验的临床意义：①阴性，表明机体对结核杆菌无免疫力，无感染、无接种人群。但还需考虑以下情况：感染初期；老年人；各种细胞免疫低下者，如严重感染的结核病患者、麻疹、获得性免疫缺陷综合征（艾滋病）等，以及免疫抑制剂应用者。②阳性，表明受试者受过结核杆菌感染，但不一定发病。接种过卡介苗的人也可呈阳性。③强阳性，可能有活动性结核。应进一步做其他检查确诊。

结核菌素试验的主要用途：①选择卡介苗接种对象及卡介苗接种后免疫效果的测定。②作为婴幼儿结核病诊断的参考。③在未接种卡介苗的人群中，做结核分枝杆菌感染的流行病学调查。④测定肿瘤患者的细胞免疫水平。

（三）微生物学检查

1. 标本　对身体各脏器结核病，分别取痰液、大便、尿液、脑脊液等。

2. 直接涂片镜检　取标本直接厚膜涂片或集菌后涂片，抗酸染色后镜检。如找到抗酸杆菌，结合临床症状，可初步诊断。

3. 分离培养与鉴定　经集菌处理的沉淀物接种于固定培养基上，37 ℃培养，每周观察；当长出粗糙的菌落后，根据菌的生长速度、菌落特点和抗酸染色结果鉴定。如接种于液体培养基中，5～7 日取沉淀物涂片染色镜检，可较快获得结果。

4. 快速诊断　目前聚合酶链反应（PCR）技术已用于结核分枝杆菌的鉴定，每毫升标本中出现几个细菌即可获阳性结果。

（四）防治原则

1. 预防　特异性预防为卡介苗接种。接种对象为新生儿和结核菌素试验阴性的儿童。

2. 治疗　原则是早发现、早治疗、联合用药。目前，我国采用 WHO 建议推广的"直接督导下的短程化疗"（DOTS）方案，即患者每次均由"督导员"在场监督其服用规定药物，疗程可缩短至 6 个月。

（施海霞）

第四章

病毒概述

学习导航

> 为什么冬季易患病毒性感冒？
> 病毒是怎么繁衍下一代的？
> 为什么没有可以让机体终身免疫的流感病毒疫苗？

学习目标

> 掌握：病毒的生物学性状。
> 熟悉：病毒的致病性与感染性。
> 了解：病毒感染的检查方法和防治原则。

第一节

病毒的生物学性状

病毒是一类体积微小，结构简单，只含单一核酸(DNA 或 RNA)，必须在活细胞内寄生，以复制方式增殖的非细胞型微生物。在自然界分布广泛，人类约 80% 的传染病是由病毒引起的，给人类健康和经济带来极大危害。

■ 一、病毒的形态与结构

1. **病毒的大小与形态**　完整的有感染性的病毒颗粒称为病毒体。测量病毒体大小的单位为纳米(nm)。各种病毒体的大小差别很大，最大约 300 nm，如痘病毒；最小约 20 nm，如口蹄疫病毒。因此，需应用电子显微镜将其放大数千至数万倍才能看见。病毒体的形态多种多样，感染动物和人的病毒大多呈球形，植物病毒多为杆状，而细菌病毒(噬菌体)常为蝌蚪形。主要的人及动物病毒的形态与相对大小比较见图 2-4-1。

2. **病毒的结构和化学组成**　病毒的基本结构是核心和衣壳，合在一起称为核衣壳。仅由核衣

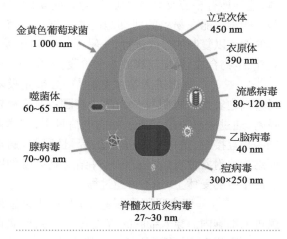

图 2-4-1 主要病毒的形态与相对大小

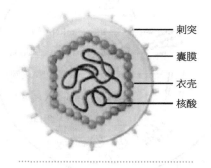

图 2-4-2 病毒体结构模式图

壳构成的病毒称为裸露病毒;部分病毒在核衣壳外还有包膜,称为包膜病毒(图 2-4-2)。

(1) 核心:位于病毒体中心,主要由核酸分子组成,一种病毒只含有一种类型的核酸(DNA 或 RNA),所以可把病毒分为 DNA 病毒和 RNA 病毒两大类。病毒核酸是病毒的基因组,携带病毒全部遗传信息,控制病毒的遗传变异、复制增殖及感染性,是病毒体中最重要的组成成分。

(2) 衣壳:是包围在病毒核心外面的一层蛋白质,由一定数量的壳粒组成。壳粒是衣壳的亚单位。每一个壳粒可由一条或几条多肽组成。不同种的病毒其壳粒的数目及排列形式不同,一般可分为三种排列形式:①螺旋对称,壳粒沿螺旋形的核酸链盘绕成螺旋状,如流感病毒、狂犬病病毒等;②20 面体立体对称,病毒核酸浓集成球状,壳粒在外周排列成 20 面体对称型,即具有 20 个等边三角形的面、12 个顶角和 30 条棱边,如腺病毒、脊髓灰质炎病毒等;③复合对称,壳粒排列既有立体对称又有螺旋对称,如痘病毒、噬菌体等。

衣壳的主要生物学作用是:①保护核酸免受核酸酶及其他理化因素的破坏;②衣壳与易感细胞表面的受体结合,辅助病毒感染并决定病毒感染细胞的种类;③衣壳蛋白具有抗原性,可诱发机体产生特异性免疫。

(3) 包膜:一部分病毒在其核衣壳外还包裹着一层脂质双层膜,称为包膜,是病毒在宿主细胞内成熟释放时,以出芽的方式通过细胞膜、核膜或空泡膜时获得的。病毒包膜的组成成分中,多糖及脂类来自宿主细胞,而蛋白质则由病毒基因编码产生。有些病毒的糖蛋白在包膜的表面形成钉状突起,称为刺突或包膜子粒,具有一定的功能,如流感病毒包膜上的一种刺突称为血凝素,能凝集动物的红细胞,出现血凝现象。

病毒包膜的功能有:①维护病毒结构的完整性,包膜的主要成分为脂类,脂溶剂如乙醚、氯仿、胆盐等能破坏包膜,使病毒结构受损而丧失感染性;②参与病毒的感染过程,包膜中的糖蛋白能与宿主细胞膜上的受体相结合,介导病毒感染细胞;③包膜中的蛋白质由病毒基因编码,具有病毒的抗原特异性,可作为区分病毒的种、型和亚型的依据,用于病毒性疾病的特异性诊断。

二、病毒的增殖

病毒不具备独立进行生物合成的结构和酶系统,只有在活细胞内,借助宿主细胞的生物合成原料、能量及场所才能进行增殖。同时病毒进入活细胞时还要求该细胞表面具有相应的病毒受

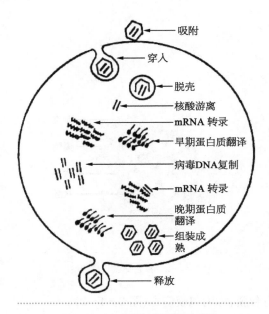

　　吸附
　　穿入
　　脱壳
　　核酸游离
　　mRNA 转录
　　早期蛋白质翻译
　　病毒DNA复制
　　mRNA 转录
　　晚期蛋白质翻译
　　组装成熟
　　释放

图 2-4-3　病毒复制周期模式图

体,这种具有相应受体的细胞称为该病毒的易感细胞。病毒只能在易感的活细胞内才能进行增殖。病毒的增殖以复制的方式进行,一般可分为吸附、穿入、脱壳、生物合成、装配与释放 6 个阶段(图 2-4-3)。

　　1. 吸附　病毒进入宿主细胞前,必须先吸附于易感细胞表面。吸附可分为两个步骤:①非特异性吸附,通过随机碰撞和离子间的电荷吸引,使病毒与细胞相互接触,是可逆过程。②特异性吸附,病毒表面结构或附着位点(表位)识别并结合到易感细胞的表面相应的受体上,是不可逆过程。

　　2. 穿入　病毒吸附到易感细胞后,即穿过细胞膜进入细胞内。穿入细胞的方式有:①融合,病毒包膜与细胞膜融合,病毒的核衣壳进入胞质。②胞饮,当病毒与易感细胞表面受体结合后,细胞膜与病毒一起内陷使整个病毒被吞饮入胞内形成吞噬泡。胞饮是病毒穿入细胞的常见方式。③直接进入,某些无包膜病毒,如脊髓灰质炎病毒与受体接触后,衣壳蛋白的多肽构形发生变化,病毒核酸可直接穿越细胞膜到细胞质中,大部分蛋白衣壳仍留在胞膜外。

　　3. 脱壳　病毒进入细胞后必须脱去衣壳,其核酸才能发挥作用。不同病毒脱壳方式不同,多数病毒在细胞的溶酶体酶的作用下脱壳并释放出病毒的基因组。

　　4. 生物合成　在病毒基因组控制下进行病毒核酸和蛋白质合成的阶段。多数 DNA 病毒在细胞核内复制其核酸,在细胞质内合成其蛋白质;多数 RNA 病毒的核酸及蛋白质均在胞质中合成。此阶段用血清学方法和电镜检查,不能从细胞内检出病毒体,故称隐蔽期。

　　5. 装配　子代病毒核酸与结构蛋白合成后,DNA 病毒大多在细胞核内装配,而 RNA 病毒多在胞质内装配。

　　6. 释放　释放子代病毒体的方式有两种:①宿主细胞裂解,无包膜病毒一般通过裂解细胞并一次性地全部释放出子代病毒。②以出芽的方式释放,包膜病毒在宿主细胞内复制时,宿主细胞膜上出现病毒基因编码的抗原物质,其所在部位是子代病毒出芽的位置。当子代病毒的核衣壳移向细胞膜以出芽的方式逐个释放的同时,包上核膜或细胞膜而获得子代病毒的包膜。以这种方式释放病毒,宿主细胞通常不死亡,仍能分裂繁殖。

■　三、环境因素对病毒的影响

　　病毒受理化因素作用后,丧失其感染性称为灭活。灭活病毒感染性丧失,但仍保留其他生物学特性,如抗原性、红细胞吸附、血凝及细胞融合等。

　　1. 物理因素的影响

　　(1)温度:大多数病毒耐冷不耐热,尤其是包膜病毒。室温下存活时间不长,加热 56 ℃,30 min,100 ℃几秒钟即可被灭活。但乙型肝炎病毒较耐热,加热 100 ℃ 10 min 以上才被灭活。热对病毒的灭活作用,主要是使病毒的衣壳蛋白或包膜病毒的糖蛋白刺突发生变性,因而阻止病毒吸附于宿主细胞。热也能破坏病毒复制所需的酶。在干冰-70 ℃或液氮-196 ℃下,病毒感染性可保持数月至数年。

（2）射线：电离辐射（包括 α 射线、β 射线、γ 射线和 X 射线等）与紫外线均可使病毒灭活。射线可破坏或改变病毒核酸的分子结构，使之丧失生物活性导致病毒灭活，但病毒体仍保留免疫原性。

（3）干燥：病毒在常温中干燥条件下易被灭活，但若冷冻后再进行真空干燥，病毒仍能长期存活，故常用于保存病毒毒种或制备冻干活疫苗。

（4）酸碱度：大多数病毒在 pH 6～8 的范围内比较稳定，而在 pH 5.0 以下或 pH 9.0 以上迅速被灭活，病毒实验室常用酸性或碱性消毒剂消毒病毒污染的器材和用具。

2. 化学因素的影响

（1）脂溶剂：乙醚、氯仿、去氧胆酸盐等脂溶剂可使有包膜病毒的脂质溶解而灭活病毒。

（2）醛类：甲醛对病毒蛋白质和核酸都有破坏作用，使病毒失去感染性，是常用的灭活剂。甲醛可与蛋白质氨基酸发生反应，常用于制备病毒灭活疫苗。

（3）化学消毒剂：氧化剂、卤素及其化合物为有效的病毒灭活剂。次氯酸盐、过氧乙酸等对肝炎病毒等尤其有效。70%乙醇能使有包膜病毒灭活。

四、病毒的感染与致病机制

（一）病毒的感染

病毒侵入宿主易感细胞后，复制增殖并与宿主防御功能相互作用，造成机体不同程度的病理改变，称为病毒感染。

1. 病毒的传播方式与感染途径　病毒在机体间的传播方式可分为水平传播和垂直传播两种。病毒在人群中不同个体之间的传播称为水平传播；通过胎盘或产道，病毒由母亲传播给子代的方式称为垂直传播。孕妇感染某些病毒后，尤其在妊娠 3 个月以内，易经胎盘传给胎儿。

病毒主要是经皮肤、呼吸道、消化道、眼及泌尿生殖道的黏膜进入机体。病毒侵入机体后，在机体的内播散主要有 3 种形式：①局部播散，病毒在呼吸道黏膜和肠道黏膜上皮细胞中增殖后，向相邻组织扩散，但病毒不侵入血流。②血液播散，病毒先在局部增殖进入血流，形成第一次病毒血症，病毒随血液循环进入易感组织大量增殖后，再次进入血流引起第二次病毒血症，最后到达靶器官。③神经播散，某些嗜神经性的病毒沿着神经末梢到达中枢神经系统。

2. 病毒的感染类型

（1）隐性感染：病毒侵入机体不引起临床症状，称为隐性感染或亚临床感染。其原因可能是病毒毒力弱或机体免疫力强。多数隐性感染者可获得特异性免疫力。但隐性感染者可能向外界散播病毒。

（2）显性感染：机体在感染病毒后，组织细胞受损严重而表现出明显的临床症状，称为显性感染。显性感染可表现为局部感染，也可为全身感染。根据病毒在体内滞留的时间长短还可分成急性感染及持续性感染：潜伏期短，发病急，病程数日至数周，恢复后体内病毒完全被清除的为急性感染；病毒在机体内持续数月至数年，甚至数十年，可出现症状，也可不出现症状而长期带毒，成为重要的传染源的为持续性感染。持续性感染又可分成 3 种：①慢性感染，显性或隐性感染后，病毒未完全清除，可持续存在于血液或组织中并不断排出体外，且病毒可被检测到；病程可长达数月至数十年。②潜伏感染，显性或隐性感染后，病毒以基因组的形式存在于一定的组织或细胞中，不复制形成有感染性的病毒体，用一般方法也不能分离出病毒；但在某些条件下，病毒可被激活，感染急性发作，在此期间又可检测出病毒的存在。③慢发病毒感染，感染后潜伏期很长，可达数月、数年至数十年。一旦发病即呈亚急性进行性，直至死亡，病程一般在 1 年左右。如麻疹病毒引起的亚急性硬化性全脑炎（SSPE），该病在儿童期急性感染麻疹病毒后，至青春期才发病，表现为进行性的中枢神经系统疾病。

3. **病毒的致病机制**　病毒对宿主细胞产生直接损伤作用。

病毒感染细胞的类型如下。

(1)溶解型感染：病毒在宿主细胞内复制,在短时间内一次释放大量子代病毒,细胞被裂解而死亡,主要见于无包膜的病毒,称为病毒杀细胞效应。

(2)非溶解型感染病毒以出芽方式释放子代病毒,细胞仍能继续生长与分裂,但细胞膜结构改变明显,主要见于有包膜的病毒。

(3)形成包涵体：在某些病毒感染的细胞内,可出现嗜酸性或嗜碱性的团块结构,即包涵体。包涵体的形成可影响细胞的代谢与功能,同时也可作为病毒感染诊断的依据。

(4)细胞凋亡：病毒可启动细胞的凋亡基因。

(5)整合感染：感染宿主后,病毒核酸结合到宿主细胞染色体 DNA 中。

(6)细胞转化：病毒感染后可促进宿主 DNA 合成,使细胞大量增殖。

大多数病毒感染细胞后,引起免疫性的病理损伤,除了病毒本身的抗原外,还有病毒感染宿主细胞膜上抗原改变而产生的自身抗原。有些病毒可以直接侵犯免疫细胞,破坏免疫功能。

(二)抗病毒免疫

抗病毒免疫既要清除游离病毒又要清除有病毒复制的宿主细胞。在病毒感染中,干扰素、NK 细胞、$CD4^+$ DTH 应答和 $CD8^+$ 细胞毒 T 细胞都非常重要。

1. **非特异性免疫**　除了完整的皮肤、黏膜、血脑屏障、血胎屏障等可阻止病毒侵入机体外,能非特异性地发挥抗病毒作用的细胞因素主要有巨噬细胞和 NK 细胞,体液因素主要是干扰素。

2. **特异性免疫**　病毒的各种结构蛋白以及少数 DNA 多聚酶,均可在体内诱发体液及细胞免疫。中和抗体可中和胞外游离的病毒体,主要对再次入侵的病毒体有预防作用。细胞免疫通过杀伤病毒感染的靶细胞清除病毒,是机体恢复健康的主要机制。

| 第二节 |

病毒感染的检查方法和防治原则

病毒性疾病在人类疾病中占有十分重要的地位。正确的诊断不但有助于指导临床治疗,而且可为控制病毒性疾病的流行提供实验室依据。

一、病毒感染的检查方法

(一)标本的采集和送检

标本的采集与送检原则与细菌的基本相似,还要注意以下几点：①采集急性期样本,提高阳性率。②应用抗生素抑制标本中的细菌或真菌等生长繁殖。③冷藏保存,快速送检。④发病初期和病后 2～3 周内各取 1 份血清,以利于观察双份血清抗体效价。

(二)病毒的分离与鉴定

1. **病毒的分离培养**　由于病毒具有严格的细胞内寄生性,故应根据病毒的种类选用相应的组织细胞、鸡胚或敏感动物进行病毒的分离与鉴定。

2. **病毒的鉴定**　包括病毒形态学的鉴定、病毒血清学的鉴定和病毒分子生物学的鉴定。

二、病毒感染的预防原则

病毒性疾病没有特异性的治疗药物,人工免疫是预防病毒性感染的最有效的手段。

(一) 人工主动免疫

1. 灭活疫苗　通过理化方法将具有毒力的病毒灭活后制成灭活疫苗,失去了感染性但仍保留原病毒的抗原性,常有的有肾综合征出血热疫苗、狂犬病疫苗等。

2. 减毒活疫苗　通过毒力变异或者人工选择培养将毒株变为减毒株或者无毒株,常用的有脊髓灰质炎疫苗、流感疫苗、麻疹疫苗等。

3. 亚单位疫苗　病毒保护性抗原如包膜蛋白或者衣壳的蛋白亚单位制成的不含有核酸、但能诱发机体产生免疫应答的疫苗。如流感病毒血凝素 18 个氨基酸肽、Ⅰ型脊髓灰质炎 VP1 结构蛋白等。

4. 基因工程疫苗　采用 DNA 重组技术,提取编码基因保护性抗原基因,将其插入载体,并导入细菌、酵母菌或者哺乳动物细胞中表达、纯化后制成的疫苗。例如目前已广泛应用的重组乙型肝炎疫苗。

(二) 人工被动免疫

1. 免疫球蛋白　可用于某些病毒性疾病的紧急预防。

2. 细胞免疫制剂　目前临床上主要用于某些病毒性疾病和肿瘤的治疗。

三、病毒感染的治疗

(一) 抗病毒化学制剂

1. 核苷类药物　如碘苷(疱疹净)、阿昔洛韦等,用于疱疹治疗。

2. 蛋白酶抑制剂　如英迪纳瓦是病毒蛋白酶抑制剂,用于 HIV 治疗。

3. 其他抗病毒药物　如金刚烷胺和甲基金刚烷胺,主要用于治疗流感病毒和疱疹病毒的感染。

(二) 干扰素和干扰素诱生剂

主要是干扰素和干扰素诱生剂,具有广谱抗病毒作用,毒性小,主要用于 HBV、HCV、人类疱疹病毒和乳头瘤病毒等感染的治疗。

(三) 中草药防治病毒感染

中草药如黄芪、板蓝根、大青叶、贯众和甘草、大蒜提取物等均有抑制病毒的作用,对肠道病毒、呼吸道病毒、虫媒病毒、肝炎病毒有一定防治作用。

(潘太健)

第五章

常见病毒

学习导航

> 为什么几乎每年冬季都会有流感病毒的流行?
> 小儿麻痹症只是儿童疾病吗?
> 乙型肝炎病毒为什么难以彻底清除?
> 艾滋病患者为什么会出现多种条件致病菌的感染?

学习目标

> 掌握:常见病毒的生物学特征、致病性和感染性。
> 熟悉:常见病毒的微生物检查。
> 了解:常见病毒的防治原则。

| 第一节 |

呼 吸 道 病 毒

　　呼吸道病毒以呼吸道为侵入门户,在呼吸道黏膜上皮细胞中增殖,引起呼吸道局部感染或呼吸道外组织器官病变的病毒。主要包括流感病毒、副流感病毒、呼吸道合胞病毒、麻疹病毒、腮腺炎病毒、风疹病毒等。

■ 一、流感性感冒病毒

　　流行性感冒病毒,简称流感病毒,是人流行性感冒的病原体,分为甲(A)、乙(B)、丙(C)三型,其中甲型流感病毒抗原性易发生变异,多次引起世界性大流行,如 1918—1919 年的世界性流感大流行,造成约 5 000 万人死亡。

(一) 生物学性状

　　1. 形态结构　流感病毒一般为球形,直径为 80~120 nm,初次从患者体内分离出的病毒呈丝状或者杆状;病毒体结构主要包括病毒核酸与蛋白组成的核心、衣壳和包膜(图 2-5-1)。核心含

7～8个节段的单股负链RNA。衣壳呈螺旋对称排列,为特异性核蛋白(NP)。包膜内层是基质蛋白(MP),与NP相同,抗原结构稳定,是分型的依据。包膜外层是脂质双层,具有血凝素HA和神经氨酸酶NA两种刺突,HA数量较NA多,两者抗原结构很不稳定,易发生变异,一个氨基酸的置换就可能改变其抗原性,是划分甲型流感病毒亚型的主要依据。

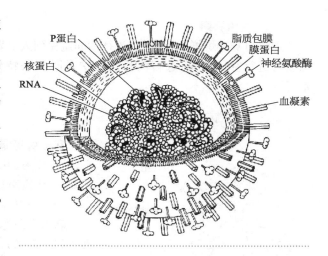

图2-5-1　流感病毒结构模式图

2. 抗原变异与流行　根据NP和MP的抗原性不同,流感病毒被分为甲、乙、丙三型。根据病毒表面HA和NA抗原性的不同,甲型流感病毒又分为若干亚型。流感病毒的抗原性包括抗原转变和抗原漂移两种形式。

(1) 抗原转变:是指在自然流行条件下,甲型流感病毒感染病毒表面的一种或两个抗原结构发生大幅度的变异,或者由于两种或者两种以上甲型流感病毒感染同一细胞时发生基因重组而形成,并出现与前次流行株的抗原结构不同的新亚型,属于质变。由于人群缺少对变异病毒株的免疫力,引起大规模流感流行。

(2) 抗原漂移:变异幅度小或者连续变异,通常由病毒基因点突变或和人群免疫力选择性降低引起,属于量变,即亚型内变异,易发生小规模的流感流行。

1997年多个国家与地区发生了较大规模的H5N1高致病性禽流感(HPAI)病例,我国香港地区也有发生。病毒重组形成的禽流感病毒引起人群传播。高致病性禽流感病毒H5N1的主要致病机制是抵抗干扰素等的抗病毒作用、激发机体免疫病理性损伤。

3. 抵抗力　流感病毒抵抗力弱,不耐热,56 ℃ 30 min即可灭活;室温下病毒传染性很快丧失,在0～4 ℃能存活数周。对干燥、日光、紫外线以及乙醚、甲醛等化学试剂均敏感。

(二) 致病性和免疫性

1. 致病性　流感病毒引起呼吸道局部感染,传染源主要是患者,其次是隐性感染者,通过飞沫传播。人群普遍易感,潜伏期一般为1～4日。病毒感染呼吸道上皮细胞后,可迅速形成子代病毒,扩散和感染邻近细胞,引起广泛的细胞变性和坏死。患者出现畏寒、头痛、发热、浑身酸痛、鼻塞、流涕、咳嗽等症状。在症状出现的1～2日,病毒随分泌物大量排出,以后则迅速减少。流感发病率高,但病死率低。

2. 免疫性　在流感病毒感染或疫苗接种后,机体可形成短暂的特异性免疫应答。不同型别流感病毒感染不能诱导交叉性保护抗体的产生。

(三) 微生物学检查

1. 病毒的分离与鉴定　采集发病3日以内患者的咽拭子,经抗生素处理后接种于鸡胚羊膜腔。

2. 血清学检查　采取患者急性期(发病5日内)和恢复期(病程2～4周)双份血清,用HI试验检测抗体效价,如果恢复期比急性期血清抗体效价升高4倍以上,可做出诊断。

3. 快速诊断　采用间接或直接免疫荧光法、ELISA法检测病毒抗原,可进行快速诊断。

（四）防治原则

加强自身锻炼增强免疫力；流行期间避免到人群聚集的公共场所，必要时戴口罩；空气流通，必要时进行空气消毒；选育流行病毒株及时制备特异性预防疫苗进行预防接种；抗病毒药物治疗。

■ 二、麻疹病毒

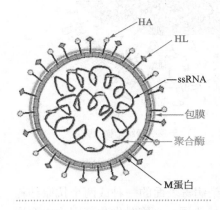

图 2-5-2   麻疹病毒结构模式图

麻疹病毒是一种传染性很强的急性传染病，常见于儿童，以皮丘疹、发热和呼吸道症状为主要特征，我国自 20 世纪 60 年代应用减毒活疫苗以来，麻疹的发病率显著下降。

（一）生物学性状

麻疹病毒为直径为 120～250 nm、球形或丝形的包膜病毒（图 2-5-2），核衣壳呈螺旋对称，核心为不分节段的单负链 RNA，病毒含有 6 种结构和功能蛋白，包括核蛋白、磷蛋白、膜蛋白、融合蛋白、血凝素和依赖 RNA 的 RNA 聚合酶。病毒表面有 HA 和溶血素两种糖蛋白刺突，有抗原性。麻疹病毒抗原性比较稳定，只有一个血清型。麻疹病毒抵抗力较弱，加热 56 ℃ 30 min 和常用消毒剂均可灭活，对日光及紫外线敏感。

（二）致病性与免疫性

1. 致病性   人是麻疹病毒的唯一自然宿主，麻疹传染源是急性期患者，在出疹前 6 日至出疹后 3 日内有传染性。它主要通过飞沫传播，也可经过患者用品或者密切接触传播。麻疹传染性极强，易感者多为儿童。麻疹病毒经呼吸道进入机体后，局部增殖后侵入淋巴结，形成二次病毒血症。临床表现有发热、畏光流泪、眼结膜充血及咳嗽流涕等症状；病毒还可在真皮层内增殖，在口腔两颊内侧黏膜表面形成特征性的中心灰白、周围红色的 Koplik 斑，有助于早期诊断。发病 3 日后，可从颈部、躯干至四肢出现特征性红色斑丘疹（图 2-5-3）；1 周左右呼吸道症状开始消退，皮疹变暗，有色素沉着。部分年幼体弱的患儿易并发细菌性肺炎，是麻疹患儿死亡的主要原因。并发亚急性硬化性全脑炎（SSPE），表现为大脑功能渐进性衰退，常于 1～2 年死亡。

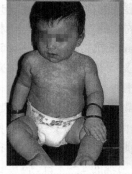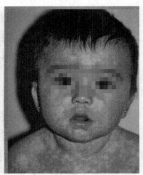

图 2-5-3   麻疹患儿全身皮疹病变

2. 免疫性   麻疹愈合后可获得终身免疫力，出生后 6 个月内因从母体内获得抗体，故不易感染。

（三）微生物学检查

病毒分离与鉴定，取患儿发病早期的血液或者咽拭子，经抗生素处理后接种于人胚肾、猴肾细胞中进行分离培养；取患者急性期和恢复期双份血清，进行血清学诊断；用荧光标记抗体检查患者卡他期咽漱液中黏膜细胞的麻疹病毒抗原，以及用核酸分子杂交技术和 RT-PCR 技术等检测感染细胞内的病毒核酸可以快速诊断麻疹病毒感染。

（四）防治原则

预防麻疹病毒的主要措施是隔离患者，以及进行麻疹病毒减毒活疫苗接种。

第二节

肠 道 病 毒

肠道病毒是指消化道感染和传播，能在肠道中复制、入血侵犯其他器官引起多种临床表现的病毒。人类肠道病毒主要包括脊髓灰质炎病毒、柯萨奇病毒、埃可病毒和新型肠道病毒，有67个血清型。

肠道病毒的共同特征：①为无包膜的小RNA病毒，直径为24～30 nm，衣壳为20面体对称。②能在易感细胞中增殖，迅速产生细胞病变。③对理化因素的抵抗力较强，在污水、粪便中能存活数月；对酸、乙醚、热和去垢剂有一定抵抗力。④主要经粪-口传播，以隐性感染多见。⑤引起多种肠道外感染性疾病，如脊髓灰质炎、无菌性脑膜炎、心肌炎及急性出血性结膜炎。

一、脊髓灰质炎病毒

（一）生物学性状

1. 形态结构　脊髓灰质炎病毒呈球形，直径为28 nm，无包膜。衣壳呈20面体，由60个相同的壳粒组成，病毒结构蛋白VP1、VP2和VP3分布于衣壳表面，VP4位于病毒衣壳内部。核心含有单股、正链、非分节段的RNA（图2-5-4）。

2. 抵抗力　脊髓灰质炎病毒对理化因素有一定的抵抗力。在污水和粪便中病毒可存活数月，也耐受胃酸、蛋白酶和胆汁的消化作用。热、干燥较敏感，紫外线、55 ℃湿热、含氯消毒剂对脊髓灰质炎病毒都有灭活作用。有机物对病毒有保护作用，对有机物中的病毒灭活时需要提高消毒剂的浓度。

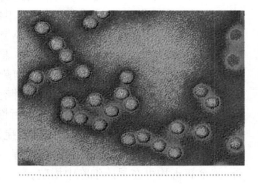

图2-5-4　脊髓灰质炎病毒电镜图

（二）致病性与免疫性

1. 致病性　传染源是脊髓灰质炎患者或者无症状携带者。它主要通过粪-口途径传播，夏秋季是主要流行季节，1～5岁儿童为主要易感者。

病毒是以上呼吸道、口咽和肠道黏膜为侵入门户，先在局部黏膜和咽、扁桃体等淋巴组织和肠道集合淋巴结中增殖，造成两次病毒血症。在少数感染者，病毒可侵入中枢神经系统，感染脊髓前角运动神经元、脑干和脑膜组织等。脊髓灰质炎病毒易感染脊髓前角细胞、背根节细胞、运动神经元、骨骼肌细胞和淋巴细胞等，引起宿主细胞的杀细胞效应，导致运动神经元损伤而导致肌肉瘫痪。

脊髓灰质炎病毒感染人体后，至少90%的感染者表现为隐性感染；约5%的感染者只出现短暂的发热、头痛、乏力、咽痛和呕吐等非特异性症状；1%～2%的感染者因病毒侵入中枢神经系统和脑膜，产生非麻痹型脊髓灰质炎或无菌性脑膜炎，出现颈背强直、肌痉挛等症状。只有0.1%～0.2%的感染者产生暂时性肢体麻木或者永久性弛缓性肢体麻痹，以下肢麻痹多见；极少数患者发展为延髓麻痹，导致呼吸衰竭、心力衰竭而死亡。成人感染脊髓灰质炎病毒的病情比儿童感染者严重。

2. 免疫性   人体被感染脊髓灰质炎病毒后,患者可获得长期而牢固的特异性免疫,主要以体液免疫的中和抗体为主。血液中 IgG 抗体可经胎盘由母亲传给胎儿,故出生 6 个月内的婴儿较少发病。

(三)微生物学检查

1. 病毒分离与鉴定   取粪便标本经抗生素处理后,接种于原代猴肾细胞或者人源性传代细胞。培养 7～10 日后出现典型的细胞病变,再用中和试验进一步鉴定病毒的血清型别。

2. 血清学试验   取患者发病早期和恢复期双份血清做中和试验检测血清中的抗体效价,若恢复期血清特异性抗体效价有 4 倍或以上增长,则有诊断意义。

3. 快速诊断   主要为核酸杂交、PCR 等分子生物学方法。

■ 二、柯萨奇病毒和埃可病毒

柯萨奇病毒和埃可病毒的形态、生物学性状以及感染、免疫过程与脊髓灰质炎病毒相似。根据柯萨奇病毒感染乳鼠的致病特点,可将其分为 A、B 两组。A 组病毒引起肌肉松弛性麻痹,多数不能在培养细胞中生长;B 组病毒引起肌肉痉挛性麻痹,能在多种培养细胞中生长。病毒以粪-口途径传播为主,但也可经呼吸道和眼部黏膜感染,在肠道中增殖却很少引起肠道疾病。柯萨奇病毒和埃可病毒所致疾病的特点如下。

1. 无菌性脑膜炎   几乎所有的肠道病毒都与无菌性脑膜、脑炎和轻瘫有关,表现为发热、头痛和脑膜刺激症状。肠道病毒性脑膜炎几乎每年夏秋季均有发生,曾引起过暴发性流行。

2. 疱疹性咽峡炎   主要由柯萨奇 A 组病毒某些血清型引起,夏秋季多见,多见于 1～7 岁儿童。典型的症状是为发热、咽痛,在软腭、悬雍垂(腭垂)周围出现水疱性溃疡损伤。

3. 手足口病(HFMD)   主要是由柯萨奇 A16 和新肠道病毒 71 型(EV71)引起,其特点是手足臀部皮肤的皮疹和口舌黏膜溃疡等,可伴有发热。患者以 5 岁以下小儿多见,夏秋季为好发季节。

此外,柯萨奇 B 组病毒还可引起流行性胸痛、心肌炎和心包炎等。

由于这类肠道病毒所致疾病的临床症状具有多样性,确诊必须依赖微生物学检查。标本可采取患者的咽拭子、粪便、脑脊液、心包液等。除柯萨奇 A 组病毒的少数几个型别必须在乳鼠中增殖外,其余病毒均可在易感细胞中增殖,产生典型的细胞病变。一般是先用细胞培养分离到病毒,再用中和试验进行鉴定和分型。可采用单克隆抗体建立的间接免疫荧光法检测病毒抗原,RT - PCR 技术检测病毒核酸等进行快速诊断。

目前尚无有效的疫苗用于预防,也没有特效的治疗药物。

■ 三、新型肠道病毒

新型肠道病毒是指 1969 年以后陆续分离到的肠道病毒,并按其发现的顺序统一命名,目前包括有 68～71 型等多种血清型。这些病毒与其他肠道病毒有相似的结构、形态、基因组和理化特性,也可以在猴肾细胞中培养,但有独特的抗原性。新型肠道病毒主要经粪-口途径传播,引起多种神经系统疾病以及机体其他部位的疾病。如肠道病毒 68 型主要引起儿童毛细支气管炎和肺炎;肠道病毒 70 型直接感染眼结膜,造成人类急性出血性结膜炎。肠道病毒 71 型是一种引起人类中枢神经系统感染的重要病原体,可引起疱疹性咽峡炎、手足口病、无菌型脑膜炎、脑干脑炎及类脊髓灰质炎等多种疾病,严重感染者可引起死亡。

目前尚无安全有效的疫苗、抗病毒药物和特异性治疗手段,一般都采用常规的抗病毒和对症处理方法。多数患者在 1 周左右痊愈,但重症患者需住院治疗。

| 第三节 |

肝 炎 病 毒

肝炎病毒主要侵犯肝脏并引起病毒性肝炎。目前已证实的人类肝炎病毒有 5 种,即甲型肝炎病毒(HAV)、乙型肝炎病毒(HBV)、丙型肝炎病毒(HCV)、丁型肝炎病毒(HDV)和戊型肝炎病毒(HEV)。在病毒分类学、传播途径和致病特点不尽相同,其中 HAV 和 HEV 经过消化道途径传播,引起急性肝炎,不发展为慢性肝炎或者慢性病毒携带者;HBV 和 HCV 是主要经血液和体液等胃肠道外途径传播,除可引起急性肝炎外,主要呈慢性感染,并与肝硬化及原发性肝细胞癌的发生密切相关;HDV 是一种缺陷病毒,必须与 HBV 等嗜肝 DNA 病毒共生时才能复制,故其传播途径和致病特点与乙型肝炎病毒相似。

■ 一、甲型肝炎病毒

甲型肝炎病毒(HAV)是甲型肝炎的病原体。HAV 归类于小 RNA 病毒科嗜肝病毒属。甲型肝炎一般为自限性疾病,预后良好,不发展为慢性肝炎和慢性病毒携带者。

(一)生物学性状

1. 形态结构　HAV 颗粒呈球形,直径为 27~32 nm,无包膜,核衣壳为 20 面体立体对称。电镜下 HAV 呈实心和空心两种类型颗粒,前者为成熟具有感染性的完整病毒颗粒,后者为无感染性的缺乏病毒核酸的空心衣壳,但都具有抗原性。世界各地分离的 HAV 毒株抗原性稳定,仅一个血清型。

2. 抵抗力　HAV 对理化因素有较强的抵抗力,可耐受乙醚、三氯甲烷等有机溶剂,在 pH 为 3 的酸性环境中稳定,在 60 ℃ 条件下存活 4 h,在淡水、海水、泥沙和毛蚶等水生贝类中存活数日至数月,但 100 ℃ 5 min 可使之灭活,对紫外线、甲醛和氯敏感。

(二)致病性与免疫性

1. 致病性

(1)传染源与传播途径:HAV 的传染源为急性期患者和隐性感染者,主要由粪-口途径传播,1988 年春季上海市曾发生因食用被 HAV 污染的毛蚶所致的甲型肝炎暴发流行,患者多达 30 余万例,死亡 47 例。甲型肝炎的潜伏期为 15~50 日,平均 30 日,传染性强。发病 2 周以后,随着肠道中抗 HAV IgA 及血清中抗 HAV 抗体的产生,粪便中不再排出病毒。HAV 主要侵犯儿童和青少年,感染后大多表现为隐性感染,不出现明显的症状和体征,但粪便中有病毒排出,是重要的传染源。

(2)致病机制:HAV 经口侵入人体,在口咽部或唾液腺中初步增殖,然后到达肠黏膜及局部淋巴结中大量增殖,并侵入血流形成病毒血症,侵犯肝脏并增殖后通过胆汁排入肠道并随粪便排出。甲型肝炎患者有明显的肝脏炎症,临床上表现为中等程度发热、全身乏力、食欲减退、恶心、呕吐、黄疸、肝脾大和血清转氨酶升高等。HAV 不直接造成肝细胞的损害,其致病机制主要与免疫的病理反应有关。

2. 免疫性　在感染早期主要是自然杀伤细胞起作用引起受感染细胞的溶解。随后机体特异性细胞免疫被激活,杀伤 T 淋巴细胞在 HLA 的诱导下杀伤肝细胞。HAV 的显性感染或隐性感染均可诱导机体产生持久的免疫力,我国成人血清 HAV 抗体阳性率达 70%~90%。

(三)微生物学检查

HAV 的微生物学诊断以血清学检查和病原学检查为主。血清学检查包括用 ELISA 法检测患者血清中的抗 HAV IgG 和抗 HAV IgM。抗 HAV IgM 出现早,是甲型肝炎早期诊断最可能的血清学指标;抗 HAV IgG 检测主要用于了解既往感染史或流行病学调查。病原学检查主要采用粪便标本,包括 RT－PCR 法检测 HAV RNA、ELISA 法检测 HAV 抗原、免疫电镜法检测病毒颗粒等。

(四) 防治原则

做好卫生宣教工作,加强食物、水源和粪便的管理是预防甲型肝炎的主要环节。患者的排泄物、食具、床单、衣物、其他物品等要严格消毒处理。甲型肝炎是自限性疾病,临床上以对症支持疗法为主。目前接种疫苗进行特异性预防。

二、乙型肝炎病毒

乙型肝炎病毒(HBV)感染是全球性的公共卫生问题,估计全球的 HBV 携带者高达 3.7 亿人。我国是乙型肝炎的高流行区,人群 HBV 携带率为 8%～9%,携带者超过 1.2 亿人。HBV 可表现为重症肝炎、急性肝炎、慢性肝炎或无症状携带者,其中部分慢性肝炎可演变成肝硬化或肝癌。

(一) 生物学性状

电镜下 HBV 感染者的血清中可见 3 种不同形态的病毒颗粒,即大球形、小球形颗粒和管形颗粒。

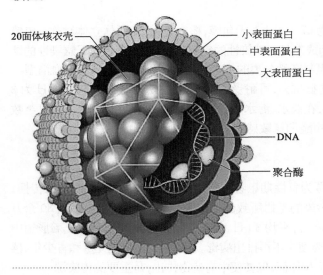

图 2-5-5　乙型肝炎病毒 Dane 颗粒

1. **大球形颗粒**　又称为 Dane 颗粒(图 2－5－5),是具有感染性的完整的 HBV 颗粒,电镜下呈球形,直径约为 42 nm,具有双层结构。外层相当于病毒的包膜,由脂质双层和病毒编码的包膜蛋白组成。内层为病毒的核心,相当于病毒的核衣壳,呈 20 面体立体对称,直径为 27 nm,核心表面的衣壳蛋白为 HBV 核心抗原(HBcAg)。病毒核心内部含病毒的双链 DNA 和 DNA 多聚酶等。

2. **小球形颗粒**　直径为 22 nm,为一种中空颗粒,大量存在于血液中,主要成分为 HBsAg,是由 HBV 在肝细胞内复制时产生过程的 HBsAg 装配而成,不含 DNA 和 DNA 多聚酶,因此无感染性。

(图中标注)
20 面体核衣壳
小表面蛋白
中表面蛋白
大表面蛋白
DNA
聚合酶

3. **管形颗粒**　由小球形颗粒聚合而成,直径与小球形颗粒相同,长度为 100～500 nm,也存在于血液中。

(二) 致病性与免疫性

1. 致病性

(1) 传染源:主要是患者或无症状 HBsAg 携带者。

(2) 传播途径

1) 经血液传播:血液、血制品等传播,输血、注射、外科或口腔科手术、针刺、共用剃刀或牙刷、皮肤黏膜的微小损伤等均可传播 HBV。

2) 母婴传播:主要是胎儿期和围生期感染,HBsAg 和 HBeAg 双阳性母亲胎内传播率约为

10%，围生期感染常见于经产道分娩时婴儿的微小伤口受母体的病毒感染或哺乳时感染。

3）性接触传播：HBV存在于感染者的精液和阴道分泌物中，西方国家将乙型肝炎列为性传播疾病。

（3）致病机制：乙型肝炎的临床表现多样性，可由无症状携带病毒至急性肝炎、慢性肝炎、重症肝炎等。HBV的致病机制目前尚不完全清楚，机体产生病理性免疫应答可能是主要的原因，其机制主要有以下几方面。

1）细胞免疫介导的免疫病理损害：HBV在肝细胞内增殖可使细胞膜表面存在HBVAg，病毒抗原致敏的T淋巴细胞对细胞膜表面带有病毒抗原的靶细胞可发挥杀伤效应，既清除了病毒，又造成肝细胞的损伤。当病毒感染波及的肝细胞数量不多、免疫应答正常时，特异的CTL可摧毁病毒感染的肝细胞，血液中的HBV也可被抗体中和而清除，临床表现为急性肝炎；若受感染的肝细胞为数众多，机体的细胞免疫应答超过正常时，迅速引起大量细胞坏死，肝功能衰竭时，可表现为重症肝炎；当机体免疫功能低下，病毒在感染细胞内复制，受到CTL的部分杀伤作用，释放的病毒，又无有效的抗体中和时，病毒则持续存在并再感染其他肝细胞，造成慢性肝炎。无症状HBV携带者免疫应答低下，不利于肝细胞内病毒的清除，但对肝细胞的损害作用也降低，病毒可长期存在于体内。

2）免疫复合物介导的病理损害：部分乙型肝炎患者血液循环中，常可检出HBsAg和抗HBs的免疫复合物，若免疫复合物大量沉积于肝内，可使肝毛细血管栓塞，并可诱导产生肿瘤坏死因子（TNF）导致急性肝坏死，临床表现为重症肝炎。

3）自身免疫应答引起的病理损害：HBV感染肝细胞后，细胞膜上除有病毒特异性抗原外，还会引起肝细胞表面结构发生改变，暴露出肝特异性脂蛋白抗原（liver specific protein，LSP）。LSP可作为自身抗原诱导机体发生自身免疫应答，造成肝细胞损害。

HBV与原发性肝癌研究发现，HBV感染与原发性肝癌有明显的相关性。人群流行病学研究显示，HBsAg携带者较无HBV感染者，发生肝癌的危险性高217倍。肝癌组织检测发现有HBV DNA整合基因片段，其X基因片段的蛋白（HBxAg）可反式激活细胞内癌基因而导致肝癌的发生。

2. 免疫性 抗HBs、抗PreS1和抗PreS2可中和血液中的Dane颗粒，阻止病毒对肝细胞的黏附；Tc细胞直接杀伤感染的肝细胞。

（三）微生物学检查

1. 乙型肝炎抗原、抗体检测 目前主要用血清学方法检测HBsAg、抗HBs、HBeAg、抗HBe及抗HBc（俗称"两对半"）。HBV抗原、抗体的血清学标志与临床关系较为复杂，因此对乙型肝炎抗原、抗体检测结果分析时，必须对几项指标同时进行分析，方能有助于临床判断，临床常采用乙肝"两对半"作为参考，见表2-5-1。

表2-5-1 临床乙肝"两对半"对应的临床意义

HBsAg	HBsAb	HBeAg	HBeAb	HBcAb	临床意义
+	−	+	−	+	提示HBV复制活跃，传染性相对较强，俗称"大三阳"
+	−	−	+	+	急性HBV感染趋向恢复或慢性HBV感染，俗称"小三阳"
+	−	−	−	+	急性HBV感染或慢性乙肝病毒携带者，传染性弱

(续表)

HBsAg	HBsAb	HBeAg	HBeAb	HBcAb	临床意义
−	+	−	−	+	既往感染 HBV,仍有免疫力。HBV 感染,恢复期
−	+	−	+	+	急性 HBV 感染后恢复
−	+	−	−	−	注射过乙型肝炎疫苗有免疫;既往感染产生免疫力
−	−	−	+	+	既往感染过 HBV;急性 HBV 感染恢复期;抗 HBs 出现前的窗口期
−	−	−	−	+	既往感染未能测出抗 HBs;恢复期 HBsAg 已消,抗 HBs 尚未出现或无症状 HBsAg 携带者
−	−	−	−	−	过去或现在未感染过 HBV,但没有保护性抗体,需要注射乙型肝炎疫苗

HBsAg 阳性见于急性肝炎、慢性肝炎或无症状携带者。急性肝炎恢复后,一般在 1~4 个月 HBsAg 消失,若 HBsAg 持续存在 6 个月以上则认为已向慢性肝炎转化。无症状 HBsAg 携带者往往已有病变,但肝功能正常,无临床症状。携带者可长期为 HBsAg 阳性,如伴有 HBeAg 阳性及病毒血症,则具有较强的传染性,少部分携带者可发展为肝硬化或肝癌。抗 HBs 的出现常显示患者已恢复或痊愈,抗 HBs 效价高者预后更好。HBeAg 阳性提示 HBV 在体内复制和血液具有强传染性,如转为阴性,表示病毒停止复制。抗 HBe 阳性表示机体已获得一定的免疫力。高滴度(≥1∶100)的抗 HBc(主要是 IgM)常表示近期感染,低滴度的抗 HBc(主要是 IgG)表示过去感染。高滴度的抗 HBc IgM 被认为是诊断急性乙型肝炎的"金标准"。

2. 血清 HBV DNA 检测 应用核酸杂交法检测血清中有无 HBV DNA 以进行疾病诊断,在较大医院中也被作为药物疗效的考核指标。采用 PCR 检测 HBV DNA,因方法过于敏感,应根据需要选用。

（四）防治原则

1. 预防

(1) 加强对供血人员的筛选,做好患者的血液、分泌物、排泄物及用过的食具、药杯、衣物、注射器和针头等的消毒。提倡使用一次性注射器具。

(2) 主动免疫注射乙型肝炎疫苗是预防乙型肝炎最有效的预防方法,我国目前采用的是基因工程疫苗。

(3) 被动免疫高效价抗 HBs 人血清免疫球蛋白(HBIg)可用于紧急预防。立刻注射 HBIg,在 8 日之内均有预防效果,2 个月后需再重复注射一次。对象为:急性暴露于 HBsAg 阳性的血液或分泌物、HBsAg 阳性母亲所分娩的新生儿、肝移植手术患者等。

2. 治疗

(1) 急性乙型肝炎治疗基本同甲型肝炎。多预后良好,极少慢性化。不需要抗病毒治疗。

(2) 慢性乙型肝炎治疗方法包括抗病毒、免疫调节、抗炎护肝和抗纤维化等。目前对乙型肝炎的治疗尚无特效方法。中草药的应用值得研究。

■ 三、丙型肝炎病毒

丙型肝炎病毒(HCV)属于黄病毒科,是一类具有包膜的单正链 RNA 病毒,是丙型肝炎的病原体。HCV 主要通过血液和血制品传播,HCV 是引起输血后慢性肝炎及肝硬化的主要原因之一。多数丙型肝炎患者可不出现症状,发病时已呈慢性过程。慢性肝炎的表现也轻重不等,约 20% 可发展为肝硬化。丙型肝炎患者恢复后,仅有低度免疫力。在免疫力低下人群中,可能同时感染 HBV 及 HCV。目前 HCV 的实验室检查方法包括抗 HCV 抗体检测和核酸的检测。目前尚无有效的丙型肝炎疫苗,故献血者的严格筛选极为重要。聚乙二醇干扰素 α(PEG IFN - α)与利巴韦林联合治疗是目前最有效的抗病毒治疗方案。

四、丁型肝炎病毒

丁型肝炎病毒(HDV)是丁型肝炎的病原体,是一种缺陷病毒,必须在 HBV 或其他嗜肝 DNA 病毒辅助下才能复制。其核心为一单负链环状 RNA 和 HDVAg,其外壳由 HBsAg 构成。HDV 传播途径与 HBV 相似。急性丁型肝炎有两种感染方式:一种是联合感染,即同时发生急性乙型肝炎和丁型肝炎;另一种是重叠感染,即慢性 HBsAg 携带者发生急性 HDV 感染。HDV 感染常可导致乙型肝炎病毒感染者的症状加重与恶化。实验室检查包括 HDV 抗原检测、抗 HDV IgM 检测、抗 HDV 总抗体检测和核酸检测。血清中 HDV 抗原阳性主要见于急性丁型肝炎的早期。慢性 HDV 感染时,HDV 抗原可呈波动性反复阳性。HDV 急性感染时抗 HDV IgM 是首先可以检出的抗体,尤其是联合感染时,抗 HDV IgM 往往是唯一可检出的 HDV 感染标志物。在慢性感染中,抗 HDV 总抗体持续保持高滴度,即使 HDV 感染终止仍可持续存在数年。HDV RNA 是 HDV 存在即复制的指标。HDV 与 HBV 有相同的传播途径,预防乙型肝炎的措施同样适用于丁型肝炎,包括接种乙型肝炎疫苗。急性丁型肝炎多呈自限性。慢性丁型肝炎的治疗目前尚无有效方法。

五、戊型肝炎病毒

戊型肝炎病毒(HEV)属杯状病毒科,呈球状、无包膜 RNA 病毒。HEV 主要经粪-口途径传播,潜伏期为 10~60 日。潜伏期末和急性初期的患者粪便排毒量最大,传染性最强,是本病的主要传染源。HEV 通过对肝细胞的直接损伤和免疫病理作用,引起肝细胞的炎症或坏死。临床上表现为急性戊型肝炎(包括急性黄疸型和无黄疸型)、重症肝炎以及胆汁淤积性肝炎。多数患者于发病后 6 周即好转并痊愈,不发展为慢性肝炎。目前,临床诊断常用的方法是检查血清中的抗 HEV IgM 或 IgG,如抗 HEV IgM 阳性,则可确诊患者受 HEV 感染,如血清中存在抗 HEV IgG,则不能排除是否既往感染,因为抗 HEV IgG 在血中持续存在的时间可达数月,甚至数年。防治方法参考甲型肝炎的防治。HEV 疫苗正在研制中。

| 第四节 |

人类免疫缺陷病毒

HIV 是获得性免疫缺陷综合征(AIDS)即艾滋病的病原体。HIV 分为两型:全球流行的 HIV - 1 和西非及西欧局部流行的 HIV - 2。HIV 主要通过性传播、血液、垂直感染等方式传播,病毒感染后损伤机体免疫系统,最终并发各种致死性的机会性感染和恶性肿瘤。目前,AIDS 已成为全球最重要的公共卫生问题。

一、生物学性状

(一) 形态结构

HIV 呈球形,直径为 100～120 nm。病毒体外层为包膜,镶嵌有由 gp120 和 gp41 两种病毒糖蛋白构成的刺突。包膜内侧衬有内膜蛋白(p17)。核衣壳核心为圆柱形,内含有两条相同的单正链RNA 基因组和包膜其外的核衣壳蛋白(p17)、衣壳蛋白(p24),并携带有反转录酶、整合酶、蛋白酶和 RNA 酶 H。

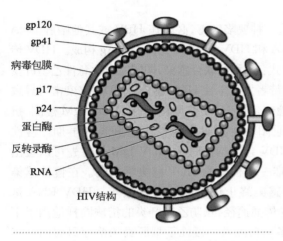

图 2-5-6 HIV 结构模式图

gp120 为 HIV 的表面糖蛋白,与靶细胞表面的受体结合决定病毒的亲嗜性,同时也携带中和抗原表位诱导体内中和抗体的产生。gp120 易发生变异,有利于病毒逃逸免疫清除。gp41 为跨膜糖蛋白,介导病毒包膜与宿主细胞膜的融合(图 2-5-6)。

(二) 病毒的复制

HIV 与细胞受体结合是病毒感染的第一环节。HIV 以靶细胞表面的 CD4 分子为主要受体,CD4 分子主要表达于 CD4$^+$ T 细胞,在单核-巨噬细胞、神经角质细胞等也有表达。除 CD4 分子外,HIV 进入细胞还需要辅助受体,辅助受体协助病毒包膜与细胞膜的融合。HIV 的包膜糖蛋白 gp120 首先与靶细胞表面的 CD4 分子结合,然后再与辅助受体结合,gp120 构象改变,暴露 gp41 融合肽,介导病毒包膜与细胞膜的融合;病毒核衣壳进入细胞内脱壳,释放出基因组 RNA 进行复制。在反转录酶的催化下,以病毒 RNA 为模板合成负链 DNA,形成 RNA:DNA 中间体。中间体的 RNA 被 RNA 酶 H 水解,再由负链 DNA合成互补正链 DNA,形成双链 DNA。在整合酶的作用下,病毒双链 DNA 基因组整合入细胞染色体中,成为前病毒,病毒进入潜伏状态。前病毒基因组两端的 LTR 序列有启动和增强病毒基因转录的作用。当前病毒活化进行转录时,在细胞 RNA 聚合酶的催化下,病毒 DNA 转录形成 RNA。有的 RNA 经拼接成为病毒 mRNA,翻译病毒的结构蛋白和非结构蛋白;有的 RNA 经加帽加尾形成病毒子代基因组 RNA,与病毒蛋白装配呈核衣壳核心,从细胞膜出芽释放时获得包膜,组成完整的子代病毒体。

二、致病性与免疫性

(一) 致病性

1. 传染源与传播途径　AIDS 的传染源是 HIV 感染者和 AIDS 患者。HIV 感染者是指血中HIV 抗体或抗原阳性而无临床症状的病毒携带者,是重要的传染源。HIV 主要存在于血液、精液、阴道分泌物、乳汁等体液中,主要的传播途径如下。

(1) 性传播:是 HIV 主要传播方式,AIDS 是重要的性传播疾病(STD)之一。性活跃人群是高危人群。患有其他的性传播疾病能增加 HIV 感染的危险,因为梅毒、淋病、生殖器疱疹等所引起的炎症、溃疡可破坏生殖器黏膜屏障,使 HIV 更易侵入。

(2) 血液传播:接受含有 HIV 的血液或者血液制品、骨髓或者器官移植,使用被污染的注射器、针头、手术器械等,均发生 HIV 感染。静脉毒品成瘾者是高危人群。

（3）垂直传播：通过胎盘、产道、哺乳等途径母婴传播,其中经胎盘感染胎儿最常见。HIV 感染的母亲接受抗反转录病毒治疗可显著降低母婴间的传播。

2. 致病机制　HIV 感染的主要特点是 $CD4^+T$ 淋巴细胞的损耗。$CD4^+T$ 细胞表面大量表达 CD4 分子和辅助受体 CXCR4,是 HIV 攻击的主要靶细胞。受感染的 $CD4^+T$ 细胞数量进行性减少和功能障碍,继发免疫缺陷综合征。HIV 损伤 $CD4^+T$ 细胞的机制复杂,主要有 $CD4^+T$ 破坏增加、$CD4^+T$ 细胞产生减少、$CD4^+T$ 细胞功能受损。其中 $CD4^+T$ 细胞功能受损是目前无法彻底清除 HIV 的主要原因。

3. 临床表现　AIDS 的潜伏期长,自感染到发病有的可达 10 年左右的时间。临床上 HIV 的感染过程可分为 4 个时期。

（1）急性感染期：HIV 感染机体后开始大量复制,引起病毒血症。出现非特异性症状,如发热、头痛、乏力、淋巴结肿大等。一般在 2～3 周后症状自行消退,进入无症状潜伏期。在急性感染期从血液中可检出 HIV 抗原,HIV 抗体在感染 4～8 周之后才能在血液中检出。

（2）无症状潜伏期：此期持续时间较长,一般无临床症状,或者症状轻微,有无痛性淋巴结肿大。血液中的 HIV 数量降至较低的水平,但 HIV 在淋巴结中持续存在,并活跃复制。感染者血液中 HIV 抗体检测显示阳性。

（3）AIDS 相关综合征期：随着 HIV 大量复制并造成机体免疫系统进行性损伤,开始出现盗汗、低热、全身倦怠、慢性腹泻及全身持续性淋巴结肿大等症状。

（4）免疫缺陷期：即典型 AIDS 期,此期从患者血液中能稳定地检出高水平的 HIV。患者血液中 $CD4^+T$ 细胞明显下降,引起严重免疫缺陷,合并各种机会性感染和恶性肿瘤。不治疗可在 2 年内死亡。

常见的机会性感染包括：①真菌感染,主要有白假丝酵母菌引起的白假丝酵母菌病,肺孢子菌引起的肺孢子菌肺炎、新型隐球菌病等;②细菌感染,主要有结核分枝杆菌、李斯特菌、沙门菌和链球菌引起的疾病;③病毒感染,常见的有巨细胞病毒、单纯疱疹病毒和水痘-带状疱疹病毒等引起的病毒性疾病;④原虫感染,主要有隐孢子虫腹泻、弓形体病等。

许多 AIDS 患者出现神经系统疾病,如 AIDS 痴呆综合征。

（二）免疫性

HIV 感染可诱导特异性细胞免疫和体液免疫应答的产生。CTL、中和抗体及 NK 细胞的 ADCC 作用均在抗 HIV 感染中发挥作用。主要依靠机体的细胞免疫清除细胞内病毒,大多数 HIV 感染者可产生中和抗体,中和抗体与 HIV 结合后诱导 ADCC 作用。随着 $CD4^+T$ 细胞破坏,免疫应答失效。

三、微生物学检查

检测 HIV 感染主要用于：①AIDS 的诊断;②指导抗病毒药物的治疗;③筛查和确认 HIV 感染者,以阻断 HIV 的传播途径。

1. 检测病毒抗体　常用 ELISA 方法筛查 HIV 抗体阳性。

2. 检测病毒抗原　ELISA 法检测血浆中 HIV p24 抗原可用于早期诊断。

3. 检测病毒核酸　目前采用定量 RT‐PCR 方法测定血浆中 HIVRNA 的拷贝数,用于监测疾病进展和评估抗病毒治疗效果。

■ 四、防治原则

1. **药物治疗** 为了防止产生耐药性,提高药物疗效,目前治疗 HIV 感染使用多种抗 HIV 药物的联合方案,称为高效抗反转录病毒治疗(HAART,俗称鸡尾酒疗法)。HARRT 一般联合应用 2 种核苷类药+1 种非核苷类药或蛋白酶抑制剂,能有效抑制病毒复制,控制病情发展,但目前尚不能治愈 AIDS。

2. **HIV 疫苗** 多种疫苗正处于研发之中。

3. **预防措施** 普遍开展预防艾滋病的宣传教育;建立全球和地区性 HIV 感染的监测网,及时掌握疫情;对献血、献器官、献精液者必须做 HIV 抗体检测;洁身自好,提倡安全性生活;禁止共用注射器、注射针、牙刷和剃须刀等;HIV 抗体阳性妇女,应避免妊娠或者避免用母乳喂养婴儿。

(潘太健)

第六章

其他微生物

学习导航

> 手足皮癣奇痒难忍,到底是怎么引起的?
> 梅毒是古老的性病,对机体有什么危害?

学习目标

> 掌握:真菌、梅毒螺旋体、肺炎支原体的致病性。
> 熟悉:真菌、梅毒螺旋体、肺炎支原体的生物学特性和防治原则。
> 了解:真菌、梅毒螺旋体、肺炎支原体的免疫性。

| 第一节 |

梅 毒 螺 旋 体

螺旋体属于原核细胞型微生物,其中梅毒螺旋体又称苍白密螺旋体,是人类梅毒的病原体。梅毒是对机体危害最严重的性传播疾病。

■ 一、生物学性状

梅毒螺旋体细长,有细密而规则的螺旋,两端尖直。常用镀银染色法,染色后菌体呈棕褐色(图2-6-1)。梅毒螺旋体不易在人工培养基上生长。抵抗力极弱,对加热、冷藏、化学消毒剂和青霉素、红霉素、庆大霉素等均敏感。离开人体后在干燥条件下1~2h即死亡。

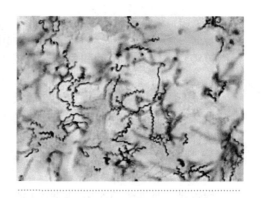

图2-6-1 梅毒螺旋体(镀银染色法)

■ 二、致病性与免疫性

（一）致病性

1. **致病物质**　梅毒螺旋体具有很强的侵袭力,通过表面的黏多糖,黏附宿主细胞;产生透明质酸酶侵袭到组织内,导致组织坏死和溃疡;表面覆盖宿主细胞的纤维粘连蛋白抵抗吞噬。

2. **所致疾病**　患者是梅毒螺旋体唯一的宿主,患者是唯一的传染源,经性接触传播引起获得性梅毒,为后天性梅毒;经垂直传播引起胎传梅毒,为先天性梅毒。

（1）获得性梅毒:病程可分 3 期。

Ⅰ期梅毒:感染后 3 周,外生殖器、直肠、肛门和口腔等部位可出现无痛性硬结和溃疡,称硬下疳(图 2-6-2)。溃疡面渗出物中有大量梅毒螺旋体,传染性极强。通常 2 个月后硬下疳自愈,进入无症状潜伏期。

Ⅱ期梅毒:全身皮肤黏膜出现密集不融合的褐红色梅毒疹(图 2-6-3)和淋巴结肿大,内有大量梅毒螺旋体,有时亦可累及骨、关节、眼及中枢神经系统。通常 3 周至 3 个月后症状亦可自行消退。

Ⅲ期梅毒:Ⅱ期梅毒经过 5～10 年,病程缓慢进入Ⅲ期,病变可波及全身组织和器官,

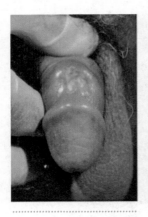
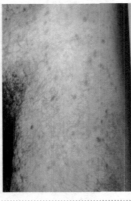

图 2-6-2　硬下疳　　　图 2-6-3　梅毒疹

主要表现为皮肤黏膜溃疡性坏死灶和内脏组织肉芽肿样病变。发生心血管系统损伤,导致动脉瘤;中枢神经系统损害时出现脊髓结核或全身麻痹等,甚至可危及生命。此期病灶中不易查到病原体,传染性很小。

（2）先天性梅毒:梅毒螺旋体可经胎盘感染胎儿造成胎儿全身性感染,导致流产、早产、死胎,或出生后呈现锯齿牙、马鞍鼻、间质性角膜炎、先天性耳聋等特殊体征。

（二）免疫性

梅毒的免疫是有菌免疫。只有在感染过程中,机体才具备特异性免疫力,清除梅毒螺旋体后感染终止,免疫消失。抗梅毒特异性抗体虽然有一定作用,但细胞免疫是机体抗感染的主要因素。

■ 三、微生物学检查

1. **检查梅毒螺旋体**　可采集硬下疳和梅毒疹渗出液,局部淋巴结抽出物。新鲜标本用暗视野显微镜观察菌体及其运动和免疫荧光或 ELISA 法检查。组织切片可进行镀银染色检查梅毒螺旋体。

2. **血清学诊断**　一般在发病 2 周以上才有阳性反应。采用密螺旋体抗原检测患者血清中特异性抗体,此为梅毒确认试验。近来亦有用免疫印迹法检查抗体,用聚合酶链反应检查标本中梅毒螺旋体特异的 DNA 片段。

■ 四、防治原则

梅毒是一种性传播疾病,主要应加强卫生教育和严格社会管理,及早检查和发现患者,首选青霉素治疗,并定期检查。

| 第二节 |

肺 炎 支 原 体

支原体是最小的原核细胞型微生物,其中肺炎支原体可引发间质性肺炎。

■ 一、生物学性状

肺炎支原体呈球形或丝状,大小一般在 0.2～0.3 μm。缺少细胞壁,最外层为含有胆固醇的细胞膜。在无生命培养基上生长缓慢,需氧,菌落为典型的荷包蛋样,中央部分厚,周围为薄层透明区(图 2-6-4)。其可通过滤菌器,细胞培养时可能造成污染。对热、干燥抵抗力弱,容易被脂溶剂及苯酚、甲醛灭活,对红霉素类抗生素敏感。

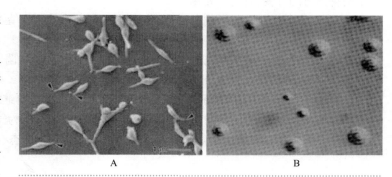

图 2-6-4　支原体

A. 支原体电镜下形态；B. 支原体油煎蛋样菌落

■ 二、致病性与免疫性

肺炎支原体主要通过呼吸道传播,不侵入组织与血流,主要通过其特殊的顶端黏附蛋白,与人体呼吸道上皮细胞上的糖蛋白受体结合而黏附于细胞上,引起间质性肺炎。夏末秋初多见,好发人群是 5～15 岁的青少年。临床表现有发热、头痛、咳嗽、淋巴结肿大等。作为超抗原,刺激机体产生炎症反应,使局部组织产生病理损伤。肺炎支原体感染后,呼吸道黏膜产生具有保护作用的sIgA,细胞免疫也有助于清除体内的病原体和抵抗再次感染。

■ 三、微生物学检查

取患者痰或咽拭子增菌后进行分离培养。支原体生长缓慢,阳性率低,对临床治疗意义不大。

■ 四、防治原则

肺炎支原体无细胞壁,对青霉素、头孢菌素类抗生素不敏感,常用红霉素、多西环素、螺旋霉素等抗生素治疗。

| 第三节 |

真 菌

真菌是一类具有典型细胞核和完整细胞器的真核细胞型微生物。真菌的种类繁多,绝大多数对人体无害,甚至有用于食品工业和抗生素生产的真菌。近年来,由于抗生素使用不当引起的菌群失调和激素、化疗等的应用导致的免疫力低下,使得真菌的感染率明显上升。

一、生物学性状

(一) 形态与结构

真菌比细菌大数倍至数百倍,结构更复杂。真菌外有一层坚硬的细胞壁,不含肽聚糖,主要由蛋白质和多糖等构成,故青霉素类抗生素对真菌无作用。真菌具有分化程度较高的细胞核,胞质内有完整的细胞器。它可分为单细胞真菌和多细胞真菌两大类,有些真菌可因环境条件的改变而发生两种形态的互变,称为二相菌。

1. 单细胞真菌 呈圆形或卵圆形,常见为酵母菌和类酵母菌两类。这类真菌以芽生方式繁殖。对人体致病的主要是新生隐球菌和白假丝酵母菌。

2. 多细胞真菌 大多形成菌丝和孢子,并交织成团,称丝状菌,又称霉菌。不同种类真菌的菌丝和孢子形态不同,是鉴别多细胞真菌的重要标志。

(1) 菌丝:孢子长出芽管,逐渐延长呈丝状,称为菌丝。菌丝再继续分支、延长并交织成团,形成菌丝体。深入培养基中吸取营养的为营养菌丝;露出于培养基表面的为气中菌丝;气中菌丝中能产生孢子形态各异,有鹿角状、球拍状、螺旋状、结节状、梳状等。根据菌丝形态不同可以鉴别真菌(图2-6-5)。

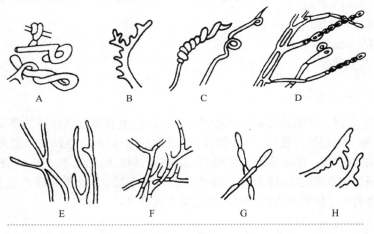

图2-6-5 真菌的各种菌丝

A. 结节状菌丝;B. 鹿角状菌丝;C. 螺旋状菌丝;D. 关节状菌丝;E. 无隔菌丝;F. 有隔菌丝;G. 球拍状菌丝;H. 破梳状菌丝

(2) 孢子:可分为有性孢子和无性孢子两类。有性孢子是由同一菌体或不同菌体两个细胞融合形成。无性孢子是由菌丝上的细胞分化或出芽形成。致病真菌大多形成无性孢子。无性孢子按形态可分为叶状孢子、分生孢子和孢子囊孢子等(图2-6-6)。

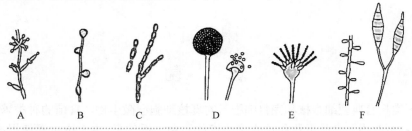

图2-6-6 真菌的无性孢子

A. 芽生孢子;B. 厚膜孢子;C. 关节孢子;D. 孢子囊孢子(毛霉);E. 小分子孢子(曲霉);F. 小分子孢子(左)和大分子孢子(右)

（二）培养特性

真菌对营养的要求不高,常用沙保培养基培养。最适 pH 为 4.0～6.0。浅部感染性真菌最适生长温度为 22～28 ℃,深部感染性真菌为 37 ℃。真菌培养均需要较高的湿度与氧。浅部真菌生长缓慢,常需 1～4 周才能长出典型的菌落;深部真菌生长较快,经 2～4 日都能长出典型的菌落。真菌的菌落有两种类型。

1. **酵母型菌落**　由单细胞真菌形成,与一般细菌菌落相似,比细菌菌落大。光滑、湿润,凸起,如酵母型菌落的新生隐球菌菌落;有些单细胞真菌的芽管延长形成假菌丝,伸入培养基内,如白假丝酵母菌,称类酵母型菌落。

2. **丝状菌落**　为多细胞真菌的菌落形式,由疏松的菌丝体构成,呈棉絮状、绒毛状或粉末状,菌落的正背两面可呈现不同的颜色,这些特征可作为鉴定真菌的参考。

二相真菌在一般培养基上形成丝状菌落,在含血液等培养基上形成酵母型菌落。

（三）变异性与抵抗力

真菌很容易发生变异,在培养基上经多次传代或培养过久,其形态、菌落性状及各种生理性状均可发生改变。真菌对热的抵抗力不强,湿热 60 ℃下 1 h,菌丝及孢子均可被杀死。对 2% 苯酚、2.5% 碘酊或 10% 甲醛溶液较敏感,但对干燥、日光、紫外线及一般消毒剂有较强的抵抗力。对常用抗生素不敏感。灰黄霉素、制霉菌素、两性霉素 B、克霉唑、酮康唑、伊曲康唑等对多种真菌有较强的抑制作用。

二、致病性与免疫性

（一）致病性

1. **致病性真菌感染**　多为外源性接触感染。它可引起皮肤表面、皮下和全身各组织器官病变。皮肤癣菌有嗜角质蛋白的特性,在感染的局部如表皮、毛发和指(趾)甲等部位可大量繁殖,引起局部炎症等病变。如浅部感染的秕糠马拉癣菌、毛癣菌、表皮癣菌和小孢子癣菌等皮肤癣菌。皮肤癣菌还有在局部生长繁殖并扩散到皮下组织、内脏器官深部感染的真菌,如申克孢子丝菌、荚膜组织胞浆菌、皮炎芽生菌等具有抗吞噬作用,感染后被吞噬细胞吞噬而不被杀死,能在细胞内繁殖,引起慢性肉芽肿或组织溃疡、坏死。

2. **机会致病性真菌感染**　主要为内源性真菌感染,此类真菌致病力不强,对正常机体无致病性,但机体免疫力低下或菌群失调、肿瘤、免疫缺陷、糖尿病、烧伤或长期应用广谱抗生素、糖皮质激素、放疗或化疗时发生感染,或应用导管治疗的过程中继发感染。白假丝酵母菌引起鹅口疮、阴道炎、甲沟炎、肺炎、脑膜炎等;新生隐球菌为外源性感染,吸入被鸽子粪便污染的空气,引起肺炎或慢性脑膜炎。

3. **超敏反应性疾病**　有些真菌对机体无致病作用,但其抗原物质可引起机体发生超敏反应。当敏感者吸入或食入某些菌的菌丝或孢子时可导致超敏反应的发生,如哮喘、过敏性鼻炎及荨麻疹等。真菌感染还可以引发迟发型超敏反应,如临床上常见的皮肤癣症。

4. **毒素中毒性疾病**　真菌毒素为真菌的代谢产物,人或动物食入其毒素后,可引起急性或慢性中毒,称为真菌中毒症。其表现因毒素不同而异,可引起肝、肾、神经系统的损害及造血功能障碍。蘑菇中毒是典型的急性真菌毒素中毒;某些真菌毒素与肿瘤有关,如黄曲霉毒素是肝癌病因中的重要因素之一。

（二）免疫性

1. **天然免疫**　人体对真菌有较强的天然免疫力,主要包括:①皮肤黏膜的屏障及分泌作用。

皮肤黏膜一旦受损,真菌即可入侵;皮脂腺分泌的不饱和脂肪酸有杀真菌作用,由于儿童的分泌量比成人少,故儿童易患头癣;成人因掌跖部缺乏皮脂腺且局部汗多潮湿,故易患手足癣。②正常菌群的拮抗作用、吞噬细胞的吞噬作用和体液中杀真菌物质的作用。人体的正常菌群对寄生部位(如口腔、肠道、阴道)的白假丝酵母菌等有拮抗作用,可防止其大量繁殖。

2. **获得性免疫**　特异性抗体可以阻止真菌转为菌丝,提高吞噬率,抑制真菌吸附于体表。但真菌免疫主要是细胞免疫。真菌抗原刺激使特异性淋巴细胞增殖,释放 IFN-γ 和 IL-2 等激活巨噬细胞、NK 细胞和 CTL 等,参与对真菌的杀伤。细胞免疫功能低下或缺陷者易患真菌感染。

■ 三、微生物学检查

1. **浅部感染**　取其皮屑、指(趾)甲屑、毛发,直接镜检或染色后镜检,根据菌丝和孢子的形态特征做出初步诊断。进一步鉴定可用沙保培养基培养后观察。

2. **深部感染**　可取痰、分泌物、脑脊液等标本,染色镜检、分离培养,并辅以凝集试验、沉淀试验、免疫标记技术等免疫学方法和 PCR 技术以鉴定真菌。

■ 四、防治原则

真菌性疾病目前尚无特异性预防方法。一般应注意:①避免与患者直接或间接的接触。②保持皮肤清洁、干燥。③保持皮肤黏膜完整性。④提高机体免疫力以防止机会致病性真菌感染。癣病以局部治疗为主,可用水杨酸、苯甲酸、十一烯酸、咪康唑、酮康唑和克霉唑软膏等外用药。若疗效不佳或深部真菌感染可用口服抗真菌药,如两性霉素 B 与氟胞嘧啶合用、制霉菌素、咪康唑等及副作用较小的新药酮康唑、氟康唑、伊曲康唑等。

(何钟磊)

下　篇

病理学基础

第一章

病理学绪论

学习导航

> 病理学在临床专业学习中起什么作用？
> 病理学研究方法在疾病诊断中有哪些应用？

学习目标

> 掌握：病理学的任务、内容及其在医学中的地位。
> 熟悉：病理学的研究方法及其在医学实践中的应用。
> 了解：学习病理学的指导思想。

一、病理学的任务与内容

病理学是研究疾病发生、发展规律的一门科学。它研究疾病发生的原因、发病机制、病理变化（形态结构、功能代谢的变化）、病变的转归以及病理变化与临床表现的内在联系。病理学的根本任务就是运用各种方法阐明疾病的本质，从而为诊断和防治疾病提供科学的理论基础。

病理学内容包括病理解剖学和病理生理学两部分，前者侧重于从形态结构的角度，后者侧重于从功能代谢的角度来阐述疾病的发生、发展规律。疾病过程中的形态结构与代谢功能相互联系，不可分割，因此这两门学科之间有着密切的联系，不能截然分开。

本教材将病理解剖学与病理生理学的教学内容进行整合，分为总论（第 1～12 章）和各论（第 13～16 章）两部分。总论讲述了疾病的普遍规律，是许多疾病所共有的病理变化；各论是在总论内容的基础上阐述各种不同疾病的特殊规律，即研究各种疾病的病因、发病机制、病理变化及其转归。总论和各论之间有共性与个性的关系，认识疾病的共同规律有利于认识疾病的特殊规律，反之亦然，两者互为补充，这样才能从本质上认识疾病。

二、病理学在医学中的地位

病理学是一门重要的基础医学课程，也是介于基础医学和临床护理之间的重要桥梁课程，起着承前启后的作用。它与前期的基础课程如正常人体结构、生理学、生物化学等密切相关,同时又是学习临床护理如外科护理技术、内科护理技术、妇产科护理技术、儿科护理技术等的基础,为正确做好临床各种疾病护理提供了理论依据。病理学的重要性还表现在对疾病的诊断方面,通过活体组织检查、脱落细胞学检查及尸体解剖等,对疾病进行诊断,称为诊断病理学。在医学诊断中,尽管有各种辅助诊断方法,但最具有权威性、最能为临床提供准确诊断的就是病理诊断,因为它更具直观性和客观性,临床工作中的医疗纠纷及法律纠纷案件也常通过病理诊断才能得出较正确的结论,所以病理诊断也是最后的宣判性诊断。因此,病理学在临床医学中占有十分重要的地位。

■ 三、病理学的研究方法

(一)活体组织检查

根据临床需要,用钳取、穿刺、局部切除、摘除等手术方法从患者病变部位取下组织进行病理检查,确立诊断,称为活体组织检查,简称活检。这是被临床广泛采用的检查方法。活检是临床上常用的检查方法,对疾病的及时确诊、指导治疗、判断疗效和预后起着重要作用,特别是对于良性和恶性肿瘤的鉴别以及某些疑难病例的确诊具有十分重要的意义。

(二)尸体解剖

尸体解剖简称尸检,即对死者的遗体进行病理解剖检验,是病理学的基本研究方法之一。其主要方法是通过肉眼和显微镜观察,系统地检查全身各脏器、组织的病理变化,结合临床病史,做全面的疾病诊断和死因分析。其目的在于:①确定诊断,查明死因,协助临床医师总结诊断治疗的经验和教训,以提高医疗质量和诊治水平。②及时发现和确诊某些传染病、地方病、流行病和新发生的疾病,为采取相关防治措施提供依据。③接受和完成医疗事故鉴定,明确责任。④积累各种疾病的人体病理材料,作为深入研究和防治这些疾病的基础,同时也为病理学教学收集各种疾病的病理标本。

(三)细胞学检查

采用刮取黏膜、浆膜表面脱落的细胞,穿刺病变部位,收集自然分泌物与体液进行形态学观察,做出细胞学诊断。其特点:①设备简单,操作简便。②患者痛苦少,价廉,易接受。③适用于较大范围的健康普查。

(四)动物实验

根据研究者的需要,运用动物实验方法,可在适宜的动物身体上复制人类某些疾病的动物模型,进行观察、研究,了解疾病的病因、发病机制、病理改变及疾病的转归和治疗疾病的药物疗效等。其优点在于不仅可以认识疾病的全貌,而且可以人工控制条件,多次重复,反复验证研究的结果,以弥补人体观察的局限和不足,并可与人体疾病进行对照研究。当然,动物和人体之间毕竟存在物种上的差异,不能把动物实验结果不加分析地直接应用于人体。

(五)组织培养与细胞培养

根据研究者的目的,将人体或动物某种组织或单细胞用适宜的培养基在体外进行培养,研究在各种病因作用下组织、细胞病变的发生和发展,称为组织培养与细胞培养。采用这种方法,既可建立组织细胞病理模型,也可观察某些干预因素对细胞分化、增殖及功能、代谢的影响,因而可在细胞水平上揭示某些疾病的发生、发展规律。如肿瘤的生长、细胞的癌变、肿瘤的诱导分化等。

由于免疫学和分子生物学等学科的飞速发展,极大地推动了病理学研究方法的改进,如免疫组织化学、免疫电镜、基因工程、原位分子杂交等技术的应用,进一步加强了形态与功能代谢变化的联合研究,促使现代病理学向着更深、更广、更高的水平发展。

■ 四、学习病理学的指导思想

在学习病理学时,要以辩证唯物主义的世界观和方法论作为指导思想,用对立统一的法则去认识疾病,辨别疾病过程中的各种矛盾关系。用运动、发展的观点看待疾病,具体病变具体分析,以掌握疾病发生、发展和转归的基本规律。为此,在学习过程中应注意以下几点。

1. 用"动态"的观点认识疾病　既要认识疾病各阶段的变化,又要掌握它们连续的动态过程;在观察病变时,既要看到它的现状,也要想到它的过去和未来。

2. 正确认识总论与各论的关系　总论是病理学的基本原则,而各论是总论原则的应用实例,两者之间有着不可分割的关系。因此,总论是学习各论的前提,学习时应注意两者的有机结合。

3. 正确认识局部与整体的关系　人体是一个完整的统一体。局部病变可累及全身,但又受整体所制约,两者之间相互影响、互为因果。因此,在认识和处理疾病时,既要注意局部,又要重视整体。

4. 正确认识形态结构、功能和代谢的关系　代谢改变是功能与形态结构改变的基础,功能改变往往又可导致形态结构改变,形态结构改变必然影响功能和代谢改变。在学习时,通过形态结构的改变去理解功能、代谢的变化,再由功能、代谢的变化去联想形态结构的改变,全面认识病变实质。

5. 重视病理与临床的联系　学习的目的在于应用,掌握疾病本质是为了更好地理解疾病的复杂表现和指导疾病的防治。因此,要学会运用病理学知识解释疾病现象,联系有关疾病防治的问题,培养防治疾病的分析能力,提高学习效果。

6. 注意理论与实践的联系　病理学是一门实践性和理论性较强的学科。学习时要注意理论联系实际:①要重视理论联系实验,病理学的实验内容包括观察大体标本和病理切片、动物实验及临床病理讨论等,通过实验来印证理论,并加深对理论的理解。②要注意理论联系临床,学会运用所学病理学知识去正确认识和理解有关疾病的临床表现,加强对临床症状与病变关系的理解,达到正确认识疾病本质,不断提高发现问题、分析问题和解决问题能力的目的,为后继课程的学习及今后从事临床工作打下坚实的基础。

(施忠琴)

第二章

疾病概论

学习导航

> 导致疾病发生的原因有哪些?
> 疾病发生和发展过程中有哪些规律可循?
> 死亡的新概念是如何来定义的?

学习目标

> **掌握**:健康、亚健康和疾病的概念;疾病发生、发展的一般规律。
> **熟悉**:病因、疾病的经过与转归;脑死亡的概念和临床意义。
> **了解**:疾病发生的基本机制。

　　随着社会的进步与科技的发展,医学模式已由单纯的生物医学模式转变为生物-心理-社会的现代医学模式,人们对健康与疾病的认识也在不断深化。健康、亚健康与疾病的概念,不仅是临床医学面对和研究的问题,同时也是医学模式的核心问题和争论焦点。

第一节

健康、亚健康与疾病

一、健康

　　世界卫生组织(WHO)提出,健康不仅是没有疾病或病痛,而且包括躯体健康、心理健康、社会适应良好和道德健康:①躯体健康,是指人体的组织结构完整和生理功能正常,是其他健康层次的基础,是自然人的健康。②心理健康,是指无论在形式或内容上心理反应都与客观环境保持一致,心理活动和行动相协调,并具有相对的稳定性。③社会适应,是指一个人在社会生活中的角色适应,包括职业、家庭、学习和娱乐中的角色和角色转换。社会适应良好是指具有较强的社会交往能力、工作能力和广博的文化科学知识,不仅能胜任个人在社会生活中的各种角色,而且能为社会做出贡献。④道德健康,基本标准是"为己利他",最高标准是"无私利人",是医护工作者必须具备的职业道德。

二、亚健康

亚健康是指健康与疾病之间的中间状态,既不是完全健康但尚无疾病的状态,也叫"第三状态"。亚健康常表现在身心情感方面的处于健康与疾病之间的健康低质量状态及其体验,包括不良的心理行为、萎靡的精神面貌、对社会的适应不良以及身体各部位的不舒适感等,经检查并无明显的器质性病变。亚健康是近年来医学界提出的新概念,还没有明确的医学指标来诊断,因此易被人们所忽视。

三、疾病

疾病是指机体在一定病因和条件的作用下,自稳调节紊乱而导致的异常生命活动过程。在这一过程中,由于功能、代谢和形态的变化,出现各种临床症状、体征、行为异常和对社会的适应力和劳动力减弱,甚至丧失。

第二节

病 因 学

病因学是研究疾病发生的原因、条件及其发生发展规律的科学。根据各种因素在疾病发生中的作用分为疾病发生的原因和条件。

一、疾病发生的原因

任何疾病都有原因。引起疾病发生的原因简称为病因。病因是指能引起疾病必不可少的、特异性的、决定疾病特征的因素。对于许多疾病人们已经找到了明确的病因,如疟疾由疟原虫引起、白喉由白喉杆菌引起,但还有许多疾病的病因不明,如肿瘤和动脉粥样硬化症等。认识和消除致病的原因,对疾病的预防、诊断和治疗具有重要意义。病因种类繁多,归纳见表3-2-1。

表3-2-1 疾病发生的原因

种类	原因举例	致病特点
生物性因素	包括病原微生物和寄生虫	①一定的入侵门户,传播途径和定位。②致病力量的强弱取决于它们的侵袭力。③要有一定的发病条件(如免疫力降低等),机体才可发生疾病
理化因素	温度、气压、机械力、电离辐射、强酸、强碱、化学毒物或生物性毒物等	由理化因素自身的强度或浓度、作用部位、持续时间等决定
营养因素	糖类、蛋白质、脂肪、维生素、碘、铁、锌等机体必需物质的缺乏或过多	营养过剩和营养不良均可引起疾病。如维生素D和Ca^{2+}缺乏可引起佝偻病,但摄入过度又可导致中毒

（续表）

种类	原因举例	致病特点
遗传性因素	遗传性因素，如血友病、色盲、唐氏综合征（先天愚型）等 遗传易感性，如糖尿病、高血压、精神分裂症等	生殖细胞基因的突变或染色体畸变等遗传物质的异常，可传给子代 个体由于遗传获得易患某种疾病的倾向
先天性因素	能够损害胎儿正常发育的有害因素。如孕妇患风疹，风疹病毒可能损害胎儿而引起先天性心脏病	非遗传物质的改变，但是能够损害正在发育的胎儿
免疫性因素	人类免疫缺陷病毒、异种血清蛋白、药物（青霉素等）、花粉、食物（虾、牛乳）等	机体免疫反应低下、缺陷；免疫反应过强或产生自身免疫反应等
精神、心理和社会因素	焦虑、孤独、情绪异常、长期强烈的精神过度紧张、人际关系不良、重大自然灾害和生活事件的打击、卫生条件等	通过一定的途径影响机体的功能、代谢和形态结构

疾病的发生可由一种病因引起，也可由多种病因同时作用或先后参与。目前还存在病因不明和新出现的疾病，有待于医学研究查明病因。

■ 二、疾病发生的条件

疾病发生的条件是指在病因作用于机体的前提下，促使疾病发生、发展的非特异性因素。感染结核杆菌的人群中，只有在营养不良、过度疲劳等因素作用下，导致机体抵抗力降低者才会发生结核病。疾病发生的条件是多方面的，有许多条件是自然因素，如气候条件、地理环境等。年龄、性别也可成为某些疾病发生的条件，如小儿和老年人易患感染性疾病。

促使某一疾病或病理过程发生的因素称为诱因，如上消化道大出血可诱发肝性脑病、情绪激动可诱发心绞痛等。诱因仍属于疾病发生条件的范畴。当某些疾病的原因、条件还不清楚时，则笼统地将诱因称为危险因素。

此外，如创伤、烧伤、中毒等，只要有原因存在便可发生，无需任何条件。同一因素对某种疾病来说是原因，而对另一种疾病则为条件。如营养不足是营养不良症的原因，而对结核病来说却是条件。

| 第三节 |

发　病　学

发病学是研究疾病发生、发展和转归机制的科学。

■ 一、疾病发展中的损伤与抗损伤反应

损伤与抗损伤反应始终贯穿于疾病的全过程，两者既是疾病发生、发展过程中的一对基本矛盾，同时也是推动疾病不断发生与发展的基本动力。双方的力量对比，影响疾病的发展方向。当抗

损伤反应占优势时,疾病向好转或痊愈方向发展;当损伤反应增强,又无适当的治疗,疾病易发生恶化;如抗损伤与损伤处于相当的水平,则疾病会慢性迁延。损伤和抗损伤反应并无严格的界限,常具有两重性,并可相互转化。外伤出血时血管收缩是抗损伤,可减少出血和维持血压。但血管长时间的收缩会加重组织的缺血、缺氧,转而引起组织器官损伤(图3-2-1)。因此,在临床工作中,只有正确区分疾病过程中的损伤和抗损伤性反应,才能进行准确的判断和治疗,促进机体的康复。

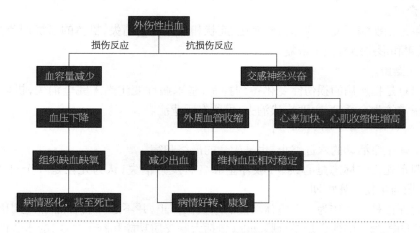

图3-2-1 损伤与抗损伤反应

二、疾病过程中的因果转化

原始致病因素作用于机体后引起某些变化,这些变化又作为新的原因引起另一些新的变化,病因和结果间相互转化的过程推动着疾病不断发展,以严重外伤导致大出血,这一改变又成为新原因致血压下降的新结果,进一步导致失血性休克引起死亡。

第四节

疾病的经过与转归

一、疾病的经过

疾病的发生是一个非常复杂的过程,不同疾病的经过是不同的,有些疾病的阶段性表现可不典型。临床上常将疾病的经过分为4期。

(一)潜伏期

潜伏期是指致病因素作用于人体至出现最初症状前的时期。不同疾病潜伏期长短不一,此期可有实验室检查阳性发现,是早期发现和诊断所患疾病的良好时机。

(二)前驱期

前驱期是指从疾病出现最初症状起,至出现典型症状前的时期。此期虽有临床症状,但程度较轻,且多数无特异性,容易被误诊。

(三)症状明显期

症状明显期是指出现该疾病典型症状表现的时期。临床上常将此期的临床表现作为诊断疾病的依据。此期诊断虽易,但病情最为严重,应积极治疗。

(四) 转归期

转归期是指疾病发生、发展过程中,所呈现的发展趋向和结局。

■ 二、疾病的转归

(一) 完全康复

完全康复是指疾病所发生的损伤性变化、症状和体征完全消失,机体的自稳调节恢复正常,机体的功能、代谢和形态结构完全恢复。

(二) 不完全康复

不完全康复是指疾病的损伤性变化得到控制,基本病理变化尚未完全消失,机体通过代偿可以维持相对正常的生命活动,主要症状消失,可留有后遗症。

(三) 死亡

死亡是个体生命活动的永远终止,也是生命的最终归宿。

传统上判定死亡的标志是心跳、呼吸停止和各种反射消失,认为死亡是一个过程,包括濒死期、临床死亡期与生物学死亡期。

目前认为死亡是机体作为一个整体功能的永久性停止,并不意味着各器官、组织同时死亡,因此提出脑死亡的概念。脑死亡是指全脑功能(包括大脑皮质功能和脑干功能)的永久性停止。判定脑死亡的主要指征如下:①持续、不可逆性深昏迷,对外界刺激完全无反应性。②自主呼吸停止,进行人工呼吸 15 min 以上、停止人工呼吸 8 min 仍无自主呼吸。③脑干神经反射消失,瞳孔反射、角膜反射、咳嗽反射、吞咽反射等消失。④瞳孔散大或固定。⑤脑电波包括诱发电位消失。⑥脑血液循环停止(经脑血管造影或颅脑多普勒超声诊断)。

脑死亡概念的重要意义在于:①有利于判定死亡时间,为可能涉及的一些法律问题提供依据。②确定终止复苏抢救时间,停止不必要的无效抢救,减少经济和人力的消耗。③为器官移植创造了良好的时机和合法的依据。

(施忠琴)

第三章

细胞和组织的适应、损伤与修复

学习导航
> 细胞和组织受到损伤后有哪些病理变化？
> 组织和细胞损伤后如何修复？

学习目标
> 掌握：萎缩、肥大、增生、化生、变性、坏死、机化、再生和肉芽组织的概念；各种变性和坏死的病变特点；肉芽组织的结构和功能。
> 熟悉：萎缩的原因与类型；化生的类型；坏死的结局。
> 了解：变性的常见原因及意义；各种细胞的再生能力及组织的再生过程；创伤愈合的过程及其影响因素。

第一节

细胞和组织的适应

适应是指细胞和由其构成的组织、器官对于内外环境中各种有害因子和刺激作用而产生的应答反应。在形态学上表现为萎缩、肥大、增生和化生。

一、萎缩

发育正常的细胞、组织或器官的体积缩小称为萎缩。萎缩是指实质细胞的适应性改变，不同于组织器官未发育或发育不全。

（一）原因和分类

萎缩可分为生理性萎缩和病理性萎缩两类。生理性萎缩是指随年龄增长而发生的萎缩，如青春期后胸腺萎缩、更年期后性腺萎缩、老年人的器官萎缩等。病理性萎缩按其原因分为以下几种类型。

1. **营养不良性萎缩**　见于长期饥饿、晚期恶性肿瘤、结核病等慢性消耗性疾病。萎缩的顺序

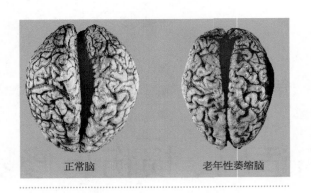

图 3-3-1 脑萎缩

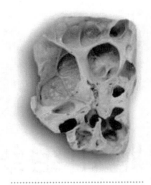

图 3-3-2 肾盂积水

是脂肪、肌肉、肝、脾、肾,最后是心和脑。局部营养不良性萎缩见于局部血管阻塞或受压,如脑动脉粥样硬化导致脑组织缺血引起脑萎缩(图 3-3-1)。

2. **失(废)用性萎缩** 指肢体、器官长期不活动,功能减退而引起的萎缩,如肢体骨折后因石膏固定、长期不活动导致局部肌肉及骨组织发生萎缩。

3. **压迫性萎缩** 指组织、器官因长期受压而发生的萎缩,如肾盂积水导致肾萎缩(图 3-3-2)。

4. **神经性萎缩** 指运动神经元或轴突损害引起效应器的萎缩,如脊髓灰质炎患者,因前角运动神经元损害导致所支配的肌肉发生萎缩。

5. **内分泌性萎缩** 指由于内分泌腺功能下降引起靶器官细胞的萎缩,如腺垂体肿瘤或缺血坏死等引起的肾上腺萎缩。

(二)病理变化

肉眼观:萎缩的组织、器官体积缩小,重量减轻,颜色变深,包膜皱缩。如大脑萎缩时,脑体积减小,脑回变窄,脑沟变深,皮质变薄,重量减轻。

镜下观:实质细胞体积缩小或数量减少。有时在胞质内可见黄褐色细颗粒状的脂褐素。间质内纤维结缔组织、脂肪组织可增生。

(三)后果

萎缩的组织、器官功能低下。如大脑萎缩时,患者记忆力和智力降低;腺体萎缩时,分泌减少。萎缩一般是可逆性病变,只要去除原因,萎缩的器官和组织多可恢复正常。

二、肥大

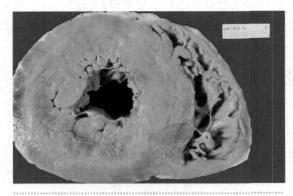

图 3-3-3 心脏肥大

细胞、组织或器官的体积增大称为肥大。肥大通常是实质细胞体积增大的结果,分生理性肥大和病理性肥大两种,前者是在生理情况下发生的,如妊娠期子宫的肥大。病理性肥大的类型有以下两种。

1. **代偿性肥大** 由于器官和组织的工作负荷增加而引起,具有功能代偿意义。如高血压晚期,心肌为克服外周血管阻力出现的左心室心肌肥大(图 3-3-3);一侧肾切除后,对侧肾肥大等。

2. **内分泌性肥大** 由于内分泌激素增多使效应器官肥大,如男性肝硬化患者出现乳腺肥大等。肥大的器官功能代偿有一定的限度,长时间负荷过重将导致器官功能失代偿,如高血压患者左心室肥大最终导致左心衰竭。

■ 三、增生

组织或器官内细胞数目增多称为增生,常导致组织或器官的体积增大。其多发生于再生能力较强的组织,如肝、肾、上皮组织等,有以下 3 种类型。

1. **代偿性增生** 伴随代偿性肥大而出现的细胞增生,如肾单位代偿性肥大时,肾小管上皮也增生,数量增多。

2. **内分泌性增生** 如缺碘引起的甲状腺增生;雌激素过多引起的子宫内膜腺体增生等。

3. **再生性增生(损伤后增生)** 多发生在炎症和修复过程,常见于慢性炎症时发生的增生,如鼻和肠的炎性息肉,创伤愈合过程中组织的修复。在创伤修复过程中,过度的纤维组织增生可形成瘢痕;某些长期不愈的慢性炎症,其上皮增生可长期持续,并转变为不典型增生。临床长期随访子宫颈或食管上皮不典型增生病例,某些患者可发展为癌。

■ 四、化生

一种分化成熟的细胞或组织转化为另一种分化成熟的细胞或组织的过程称为化生。化生只能在同类组织的范围内或在发生学上属于同一起源的组织间进行,见于再生能力较强的细胞和组织。常见的类型有以下几种。

1. **鳞状上皮化生** 如支气管假复层纤毛柱状上皮由于慢性炎症刺激可转化为复层鳞状上皮;慢性子宫颈炎时,子宫颈管的柱状上皮化生为鳞状上皮。

2. **肠上皮化生** 如慢性萎缩性胃炎,部分胃黏膜上皮转变为肠黏膜上皮。

3. **结缔组织化生** 由成纤维细胞转变为骨或软骨,如骨骼肌损伤后肌组织内形成骨组织。

化生是机体对不利环境和局部损伤因素的一种适应性反应,具有一定的保护作用。但发生化生的组织丧失原有的功能,如支气管黏膜上皮鳞状上皮化生后,丧失了纤毛,导致自净功能下降,反而削弱了抗感染能力。某些化生经久不愈还可发展为肿瘤。

| 第二节 |

细胞和组织的损伤

局部血液循环障碍导致的缺血缺氧、病原微生物的感染、毒物中毒以及各种理化因素,如高温、低温、强酸、强碱等刺激,均可导致局部组织细胞不同程度的损伤,出现代谢、功能以及形态结构的异常,如变性、坏死等。

■ 一、变性

由于细胞物质代谢障碍,在细胞质内或细胞间质中出现异常物质或原有正常物质含量显著增多的一类形态学改变,称为变性。变性的细胞、组织功能降低,而严重的细胞变性可发展为坏死。

(一)细胞水肿

细胞水肿是细胞损伤中最常见的、较轻的变性,主要见于代谢活跃、线粒体丰富的器官细胞,如心、肝、肾等器官的实质细胞。其主要由于各种缺氧、感染、中毒等因素作用于机体,引起线粒体损伤,ATP生成不足,细胞膜钠钾泵功能障碍,或因细胞膜直接被损伤,通透性增高,导致细胞内钠离子和水积聚。

肉眼观:病变器官体积增大,重量增加,包膜紧张,切面隆起,边缘外翻,颜色苍白而无光泽,似沸水烫过。

镜下观:细胞体积增大,细胞质内出现许多细小的淡红色颗粒,为肿胀的线粒体和内质网(图3-3-4)。若细胞水肿进一步发展,可使细胞肿胀更明显,细胞质透亮、淡染,严重者细胞膨大如气球,称为气球样变(图3-3-5)。

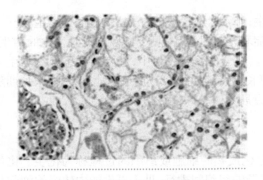
图3-3-4　肾小管上皮细胞水肿

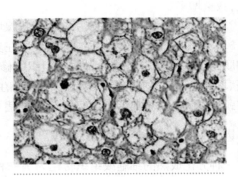
图3-3-5　肝细胞气球样变

(二)脂肪变性

细胞内脂肪的异常蓄积称为脂肪变性,主要见于代谢活跃、耗氧多的器官细胞,如肝细胞、心肌细胞、肾小管上皮细胞等。正常情况下,除脂肪细胞外的实质细胞内一般不见或仅见少量脂滴,脂肪变性时出现脂滴或明显增多(图3-3-6)。

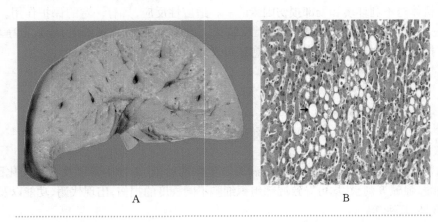

图3-3-6　肝脂肪变性

A. 肉眼观;B. 镜下观

肉眼观:肝脂肪变性时,肝体积肿大、包膜紧张、颜色淡黄、质地较软、切面油腻。

镜下观:石蜡切片中肝细胞内见大小不等的类圆形空泡(因脂肪被制片时的有机溶剂溶解)。严重脂肪变性的肝细胞其核被挤向细胞的一侧(图3-3-6)。

轻、中度肝脂肪变性在病因消除后可自行恢复;重度弥漫性肝脂肪变性称脂肪肝,导致肝大和肝功能异常;长期大量脂肪沉积最终导致肝细胞破裂,继发纤维化形成肝硬化。

(三)玻璃样变性

细胞或间质中出现均匀一致、粉染或红染、无结构半透明状的物质,故又称为透明变性。

1. 细胞内玻璃样变性　细胞质内出现大小不等、圆形的均质红染物质。如慢性肾小球肾炎,由于大量血浆蛋白滤出到肾小管腔中,被其上皮细胞吞饮后在胞质中融合成玻璃样小滴。酒精性肝病时,肝细胞内出现红染的玻璃样物质,称为马洛里小体。

2. 血管壁玻璃样变性　多见于缓进型高血压的肾、脾、脑和视网膜的细动脉(图3-3-7)。由于细动脉持续痉挛,使血管内膜通透性增大,血浆蛋白渗入管壁并凝固成均匀的半透明物质。病变使血管壁增厚,管腔狭窄,甚至闭塞,导致器官、组织缺血。

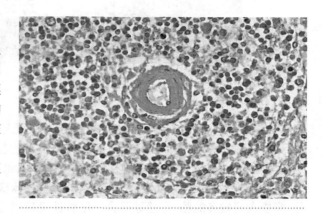

图3-3-7　脾小动脉管壁玻璃样变

3. 结缔组织玻璃样变性　常见于瘢痕组织和动脉粥样硬化的纤维斑块中,呈灰白色、半透明,质地坚韧,纤维细胞明显减少。胶原纤维融合、增粗。

■ 二、细胞死亡

各种致病因素造成组织细胞严重损伤,呈现代谢停止、功能丧失和结构破坏等不可逆性损伤时,称为细胞死亡。细胞死亡表现为坏死和凋亡两种类型。

(一)坏死

坏死是指活体内局部组织细胞的死亡。

1. 病理变化

(1)细胞核的改变:是细胞坏死的主要形态学标志。表现为:①核固缩,由于水分脱失使细胞核内染色质浓缩,嗜碱性增强,体积缩小。②核碎裂,核膜破裂,染色质崩解成小碎片,散布于胞质中。③核溶解,在 DNA 酶的作用下,染色质被分解,细胞核渐淡染,结构模糊,只能见到核的轮廓,甚至核轮廓也消失(图3-3-8)。

图3-3-8　细胞坏死时细胞核的改变

(2)细胞质的改变:胞质凝固,嗜酸性染色增强呈深红色,有时可完全溶解消失。

(3)间质的改变:胶原纤维肿胀、断裂、崩解,与基质共同被液化。

组织坏死后,失去光泽、无血管搏动、无弹性、切割后无新鲜血液流出、回缩不良、失去正常的感觉和运动功能。临床上称为失活组织,应给予及时清除。

2. 类型　根据坏死组织的特征及引起坏死的原因、条件不同,可分为以下几种类型。

(1)凝固性坏死:组织坏死后,蛋白质凝固。肉眼观:颜色灰白色或淡黄色,质地坚实而干燥,与正常组织之间有一明显的暗红色出血带。镜下观:坏死灶内的细胞结构消失,但仍可见组织轮

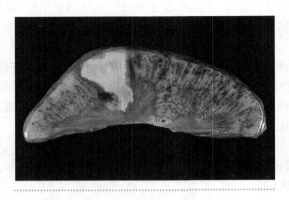

图 3-3-9   凝固性坏死

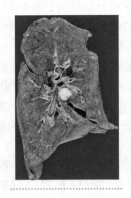

图 3-3-10   干酪样坏死

廓和细胞外形,坏死区周围可见炎症充血带,坏死灶与健康组织分界清楚(图 3-3-9)。

结核病时发生的干酪样坏死是一种特殊类型的凝固性坏死,因坏死区呈黄色,质地松软似奶酪而得名(图 3-3-10)。镜下观:坏死组织呈一片红染、无结构的颗粒状物质,看不见组织轮廓。

(2)液化性坏死:坏死组织被分解、液化呈流体状,可形成边缘不整齐的囊腔。其常发生于水分、脂质含量较多的脑、脊髓等器官。化脓性炎症时形成的脓液和急性胰腺炎出现的脂肪坏死也属于液化性坏死。

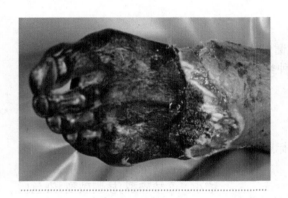

图 3-3-11   足干性坏疽

(3)坏疽:较大范围组织坏死后,伴不同程度腐败菌感染,组织出现黑褐色的特殊形态改变称为坏疽。黑褐色是因为坏死组织蛋白质分解产生的硫化氢与红细胞破坏后分解释放出的铁离子结合,产生硫化亚铁黑色沉淀。根据坏疽发生的原因、条件、特点不同,可分为以下几种类型(表 3-3-1):①干性坏疽,常发生于四肢末端,常因动脉阻塞引起。坏死灶干燥、皱缩,呈黑褐色,与健康组织分界清楚。由于坏死组织干燥,不利于腐败菌快速生长,病变局限,患者全身中毒症状较轻(图 3-3-11)。②湿性坏疽,常发生于与外界相通的内脏,如肺、肠、子宫等,也可发生于动脉阻塞及静脉回流受阻的肢体。坏死区水分丰富使局部组织肿胀、污黑或暗绿色。与健康组织分界不清。坏死组织经腐败菌分解产生吲哚和粪臭素,故引起恶臭。患者全身中毒症状较重。③气性坏疽,属于湿性坏疽的特殊类型,常由深部肌肉的开放性创伤伴厌氧菌感染引起。厌氧菌分解坏死组织产生大量气体使其肿胀,呈蜂窝状,按之有捻发感。患者出现严重的中毒性休克,甚至死亡。

表 3-3-1   3 种坏疽的鉴别

项目	干性坏疽	湿性坏疽	气性坏疽
好发部位	四肢末端	与外界相通的内脏	深部组织开放性创伤
病变基础	动脉阻塞,静脉通畅	动脉阻塞,静脉淤血	伤口深、开放性损伤

（续表）

项目	干性坏疽	湿性坏疽	气性坏疽
原因	坏死＋腐败菌感染	坏死＋腐败菌感染	坏死＋厌氧菌感染
病变特点	干燥、皱缩、灰黑色,边界清楚	湿润肿胀、污黑或暗绿色,边界不清,恶臭	肿胀、蜂窝状,污秽、暗棕色,边界不清,恶臭,按之有捻发感
中毒症状	轻	严重	严重
病变进展	慢	快	快

（4）纤维素样坏死：是发生在结缔组织或血管壁的一种病变,病变处为均质状或颗粒状无结构物质,呈强嗜酸性红染,状如纤维蛋白,染色反应与纤维蛋白相同,故旧称纤维素样变性。但病灶本质为结缔组织或血管壁的坏死。其常见于急性风湿病、新月体性肾小球肾炎等变态反应性疾病,也见于恶性高血压、胃溃疡底部的血管壁等。

3. **坏死的结局**　组织坏死后成为异物,机体必须通过局部炎症反应将其清除或隔离后,周围组织才能增生,修补其缺损。坏死组织有以下几种结局。

（1）溶解吸收：较小范围的坏死,可通过中性粒细胞及坏死组织释放的蛋白水解酶将坏死组织分解、液化,经血管、淋巴管吸收,不能吸收的碎片由巨噬细胞吞噬、消化。

（2）分离排出：较大范围的坏死,难以吸收,其周围出现炎症反应带,中性粒细胞释放蛋白水解酶将坏死灶边缘溶解,使坏死组织与健康组织分离,并通过各种途径排出。皮肤、黏膜的坏死组织脱落后,形成浅表的缺损称为糜烂;如形成较深的缺损则称为溃疡。内脏器官坏死组织经自然管道排出体外后,留下的空腔称为空洞。

（3）机化：坏死组织不能完全溶解吸收或分离排出时,由新生的肉芽组织取代的过程称为机化。

（4）包裹、钙化：坏死范围更大而不易机化时,由新生的肉芽组织将其包绕,使病变局限,称为包裹。包裹的坏死组织内有钙盐沉积称为钙化。

（二）凋亡

凋亡是活体内个别细胞程序性死亡的表现形式,是由体内外因素触发细胞内预存的死亡程序而导致的细胞主动性死亡。它多见于生理过程,如胚胎时期的器官发育、生理性退化、衰老和突变细胞的清除等。它也可见于病理过程,如肝炎病毒感染后形成的嗜酸性小体。

| 第三节 |

细胞和组织的修复

损伤造成机体部分细胞和组织丧失后,机体对损伤所形成的缺损进行修补恢复的过程称为修复。修复主要是通过细胞的再生来完成的。

■ 一、再生

组织细胞损伤后,由周围健康的细胞分裂、增生完成修补、恢复的过程称为再生。再生可分为生理性再生和病理性再生两类。前者指在生理过程中某些细胞不断老化与更新,以保持原有的结构和功能。后者指组织、细胞受损后发生的再生。病理性再生可分为完全性再生和不完全性再生。完全性再生是指受损的组织、细胞完全恢复原有的结构和功能。其常发生于损伤范围小、再生能力强的组织。

不完全再生是指缺损的组织不能完全恢复原有的结构和功能,而由肉芽组织代替,最后形成瘢痕。它常发生于损伤严重、再生能力弱或缺乏再生能力的组织。

(一)各种组织的再生能力

人体各种细胞、组织再生能力是不同的。一般而言,幼稚组织比高分化组织再生能力强;平常易受损伤的组织及生理状态下经常更新的组织再生能力强。按再生能力的强弱一般分为以下三类。

1. 不稳定细胞　这类细胞在生理状态下就不断分裂、增生,以替代衰亡或被破坏的细胞。其再生能力很强。例如,表皮细胞,呼吸道、消化道、泌尿生殖道的黏膜上皮细胞,淋巴细胞及造血细胞等。

2. 稳定细胞　这类细胞具有潜在的再生能力,即在生理状态,一般不增生,一旦受到损伤的刺激,则表现出较强的再生能力。例如,肝、胰、内分泌腺的实质细胞,肾小管上皮细胞、成纤维细胞、血管内皮细胞、骨膜细胞、结缔组织中的原始间叶细胞、骨细胞等。软骨细胞、平滑肌细胞亦属于稳定细胞,但再生能力弱。

3. 永久性细胞　这类细胞再生能力缺乏或非常微弱,一旦被破坏将永久缺失,如神经细胞、骨骼肌细胞及心肌细胞。心肌和横纹肌虽然有微弱的再生能力,但它们损伤后基本上是由纤维结缔组织来替代。中枢神经细胞、周围神经系统的神经节细胞完全没有再生能力。

(二)各种组织的再生过程

1. 上皮组织的再生　鳞状上皮缺损时,由损伤边缘的基底层细胞分裂增生,先形成单层上皮覆盖创面,再增生分化为鳞状上皮;胃肠黏膜被覆的柱状上皮缺损后,由邻近健康的腺颈部上皮细胞分裂增殖,沿基底膜逐渐覆盖缺损。腺上皮再生取决于腺体基底膜的损伤状况,若腺体基底膜未破坏,可由残存细胞分裂、增生补充,完全恢复原来腺体的结构和功能;如腺体的基底膜被完全破坏时,则难以完全再生,形成纤维性修复。

2. 血管的再生　血管再生的基础是血管内皮细胞的分裂、增生。

(1)毛细血管的再生:以生芽的方式来完成。先由内皮细胞分裂增生形成实心的幼芽,幼芽处的细胞不断增生、延长形成一条实心的细胞索,细胞索在血流的冲击下逐渐出现管腔,形成新生的毛细血管,以后彼此吻合构成毛细血管网。为适应功能的需要,有的毛细血管管壁逐渐增厚发展为小动脉、小静脉。

(2)大血管的再生:较大血管断裂后通常需要手术吻合。吻合处两端的内皮细胞分裂增生,互相连接,重新恢复为光滑的内膜。血管的肌层则由结缔组织增生连接,形成瘢痕修复。

3. 纤维组织的再生　在损伤的刺激下,病变处静止状态的纤维细胞和原始间叶细胞转变为成纤维细胞,成纤维细胞再进行分裂、增生,并形成胶原纤维,以后细胞逐渐成熟转变为纤维细胞。

4. 神经组织的再生　脑和脊髓的神经细胞破坏后不能再生,由神经胶质细胞及其纤维修复,形成胶质瘢痕。外周神经受损时,如与之相连的神经细胞依然存活,则可完全再生。

■ 二、肉芽组织和创伤愈合

(一)肉芽组织

肉芽组织是由新生的毛细血管和增生的成纤维细胞构成,并伴有炎性细胞浸润的幼稚结缔组织。

1. **形态结构**　肉眼观：呈鲜红色，颗粒状，柔软湿润，触之易出血，因无神经分布故无痛感，形似鲜嫩的肉芽。镜下观：新生的毛细血管垂直于创面，并在表面互相吻合形成弓形血管襻，即为肉眼看到的颗粒状结构。增生的成纤维细胞、炎细胞分布于新生的毛细血管之间。炎细胞主要为中性粒细胞和巨噬细胞（图 3-3-12）。

2. **功能**　肉芽组织在组织损伤修复过程中起着重要的作用：①抗感染并保护创面。②填补创口及其他组织缺损。③机化或包裹坏死组织、血栓、炎性渗出物及其他异物。

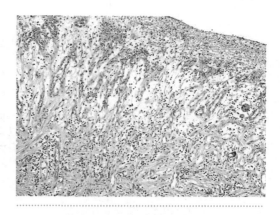

图 3-3-12　肉芽组织镜下形态

3. **结局**　随着修复的发展，肉芽组织中的毛细血管逐渐闭塞，数目减少；成纤维细胞产生胶原纤维并逐渐变为纤维细胞；炎细胞逐渐消失。最终肉芽组织变成灰白色、质地坚实、缺乏弹性的瘢痕组织。瘢痕组织可收缩、发生玻璃样变性，严重时可影响器官的结构和运动功能。

（二）创伤愈合

创伤愈合是指机体受到机械等因素损伤后形成的创口通过组织再生进行修复的过程。

1. **基本过程**　皮肤软组织的创伤愈合，一般经历 3 个阶段。

（1）伤口早期变化：伤口局部有不同程度的组织坏死和血管断裂出血，数小时内便出现炎症反应，局部红肿。伤口中的血液和渗出液中的纤维蛋白原很快凝固成纤维蛋白凝块，干燥后形成痂皮，有保护伤口的作用。

（2）伤口收缩：2～3 日后，炎症消退，创缘皮肤向中央收缩，伤口缩小。

（3）肉芽组织增生和瘢痕形成：约从第 3 日开始，伤口底部及边缘长出肉芽组织填平伤口。第 5～6 日起成纤维细胞产生胶原纤维，随着胶原纤维越来越多，出现瘢痕形成过程，在伤后 1 个月左右，瘢痕完全形成。

2. **常见类型**　根据组织损伤的程度及有无感染，可将创伤愈合分为一期愈合、二期愈合（图 3-3-13）和痂下愈合。3 类创伤愈合情况归纳见表3-3-2。

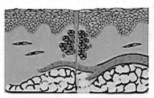

1. 组织缺损少，创缘整齐

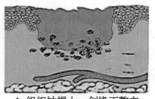

1. 组织缺损大，创缘不整齐

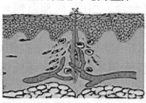

2. 创缘对合严密，炎症反应轻

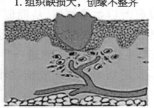

2. 伤口收缩，炎症反应重

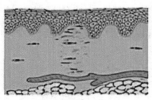

3. 愈合后瘢痕小
A

3. 愈合后瘢痕大
B

图 3-3-13　一期愈合和二期愈合模式图

A. 一期愈合；B. 二期愈合

表 3-3-2　3 类创伤愈合的鉴别

项目	一期愈合	二期愈合	痂下愈合
创口情况	创口小,创缘整齐,对合严密,无感染或异物存留	创口大,创缘不整,无法对合,有感染或异物存留	浅表皮肤创伤并有少量出血或血浆渗出
愈合特点	炎症反应轻,少量肉芽组织增生,愈合时间短,瘢痕小	炎症反应明显,只有控制感染和清除坏死组织后才有大量肉芽组织增生,愈合时间长,瘢痕大	伤口表面渗出液及坏死物干燥后形成硬痂覆盖创面,创伤在痂下愈合,以后痂皮自行脱落,不留痕迹

■ 三、影响创伤愈合的因素

创伤愈合过程的长短和愈合是否理想,除了与损伤范围、性质和组织的再生能力强弱有关外,还与下列因素有关(表 3-3-2)。

(一)全身因素

1. 年龄　儿童与青少年的组织再生能力强,愈合较成人快。老年人由于组织再生能力差、血管硬化、血供不足,愈合时间最长。

2. 营养　蛋白质、维生素、必需微量元素等缺乏均可影响创伤愈合。如严重的蛋白质缺乏,肉芽组织形成减少及胶原纤维形成不良,使组织再生缓慢。维生素 C 缺乏时,胶原纤维的形成受影响,伤口愈合延缓。

3. 药物　肾上腺皮质激素和促肾上腺皮质激素均可抑制炎症反应而不利于清除伤口感染和肉芽组织生长;抗癌药中的细胞毒药物也可延缓伤口愈合。

4. 某些疾病　糖尿病、尿毒症、肝硬化等均可影响愈合过程。

(二)局部因素

1. 局部血液供应　局部动脉血液供应良好时再生修复好,从而促进愈合。相反,局部血循环不良时(如静脉曲张、动脉粥样硬化、伤口包扎过紧等),则使伤口愈合延缓。

2. 感染和异物　伤口内有感染时,细菌产生的毒素和酶能进一步引起组织坏死,加重损伤。异物和坏死组织对局部有刺激作用,引起炎症反应妨碍修复。故施行外科清创术时应清除坏死组织和异物,促进创伤愈合。

3. 神经支配　完整的神经支配对组织再生有一定的作用。如麻风病引起的溃疡不易愈合,是因为神经受累致使局部神经性营养不良。自主神经的损伤影响局部血管的舒缩功能使局部血液供应发生变化,对再生不利。所以要对有神经损伤的伤口进行缝合处理,以保护神经,促进神经纤维再生。清创时也应注意勿伤及神经。

(施忠琴)

第四章

局部血液循环障碍

学习导航

> 为什么有些人生气或害羞的时候会脸红?
> 长时间打游戏,起身活动时为什么会突然昏迷?

学习目标

> 掌握:淤血、血栓形成、栓塞和梗死的概念;慢性肺淤血、慢性肝淤血的病理学特点;血栓形成的条件和结局;栓子的运行途径。
> 熟悉:栓塞的类型和对机体的影响;淤血的后果;梗死的类型及其病变特点。
> 了解:充血的原因;梗死的原因。

  心血管系统是一套封闭的连续的管道系统,其中的血液在血管内循环流动,将富有营养物质的动脉血输送至全身的组织、细胞,进行新陈代谢,同时又不断地将组织中富含二氧化碳和各种代谢产物的静脉血,通过各种途径代谢排出,以保证机体内环境稳定。正常的血液循环是维持机体新陈代谢及内环境稳定的重要保证。一旦血液循环发生障碍,将导致相应组织、器官的功能代谢异常、形态结构改变,并发生各种临床表现,严重者甚至导致机体死亡。

  血液循环障碍可分为全身血液循环障碍和局部血液循环障碍两种,它们既有区别又互相影响。全身血液循环障碍见于心力衰竭、休克等情况。局部血液循环障碍的表现为:①局部血管壁通透性和完整性的异常,表现为水肿和出血。②局部组织或器官血管内血液含量的异常,表现为充血、淤血或缺血。③血液性状和血管内容物的异常,表现为血栓形成、栓塞和梗死。

| 第一节 |

充 血

  器官或组织的血管内血液含量增多称为充血(图3-4-1)。依原因将其分为动脉性充血和静脉性充血两类。

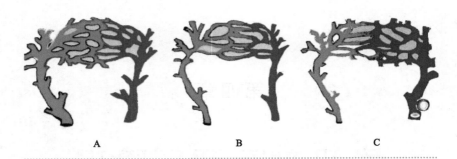

图 3-4-1　充血和淤血模式图

A. 充血；B. 正常血液循环；C. 淤血

一、动脉性充血

器官或组织因动脉输入血量的增多而发生的充血称为动脉性充血,简称充血。

(一)原因和类型

在生理或病理情况下,血管舒张神经兴奋性增高或舒血管活性物质释放,使小动脉扩张,较多的动脉血流入组织而造成充血。常见的动脉性充血有以下几种。

1. **生理性充血**　为适应器官及组织生理需要和代谢增强而发生的充血,称为生理性充血,如害羞、生气等生理状态下,交感神经兴奋性增强、心跳速度加快、心输出量增加、血管扩张,出现面红耳赤;进食后胃肠道黏膜充血,运动时面部以及骨骼肌充血等。

2. **炎症性充血**　炎症早期由于致炎因子刺激引起的轴突反射和血管活性胺等炎症介质的释放,使炎症范围内局部组织的细小动脉扩张,造成充血。

3. **减压后充血**　器官或组织长时间受压,致使受压血管张力降低,若压力突然解除时,细小动脉可发生反射性扩张引起充血,称为减压后充血。如长时间下蹲后突然站立,下肢可发生减压后充血,致使过多的血液迅速流入下肢扩张的血管内,引起短暂性脑供血不足而出现头晕眼花。

(二)病理变化

动脉性充血时器官或组织内血量增多,体积可轻度增大。在体表,可见局部颜色鲜红和温度升高;黏膜的充血还可引起腺体的分泌增加。镜下见:局部细小动脉及毛细血管扩张,充满血液。

(三)结局

动脉性充血多为暂时性血管反应,原因消除后即可恢复正常,一般对机体无重要影响。足浴、泡温泉等,使组织发生动脉性充血,血流速度加快,有利于局部组织的代谢活动和消除疲劳状态。炎症性充血时,有利于血管中液体和细胞成分的渗出,在炎症防御反应中有积极作用。但在高血压或动脉粥样硬化等疾病的基础上,由于情绪激动等原因造成脑血管扩张充血,容易引起血管破裂而发生脑出血,可导致偏瘫甚至死亡。

二、静脉性充血

器官或组织由于静脉血液回流受阻,血液淤积于毛细血管和小静脉内而发生的充血,称为静脉性充血,简称淤血。淤血可发生于局部或全身,远比动脉性充血常见。常对机体造成诸多不利影响。

(一)原因

淤血的原因可简单归纳为静脉内阻、外压和心力衰竭。

1. **静脉阻塞**　静脉内血栓形成或肿瘤细胞栓子可阻塞静脉而引起淤血。通常组织内静脉的分支多,互相连接,形成侧支循环,只有当较大的静脉阻塞,血液不能充分地通过侧支回流时,才会出现淤血。

2. **静脉受压**　静脉受压时管壁塌陷导致管腔变窄或闭塞,血液回流受阻,引起器官或组织淤血。常见的有:妊娠后期子宫压迫静脉引起下肢淤血;肠套叠或肠扭转时,肠系膜静脉受压引起局部肠段淤血;肿瘤、绑带过紧等亦会压迫静脉引起相应器官或组织淤血。

3. **心力衰竭**　在各种原因引起左心衰竭时,肺静脉压增高造成肺淤血。在右心衰竭时,导致体循环淤血。较长期的左心衰竭和肺淤血会进一步造成肺动脉高压,使右心排血阻力加大,最后发展为全心衰竭,引起全身淤血。

(二)病理变化

淤血的组织或器官肿胀,呈暗红色,局部温度降低。镜下观:组织内小静脉和毛细血管扩张,充满血液,有时伴有水肿和出血。全身淤血时,血液中还原型血红蛋白含量增多,若大于 50 g/L,皮肤和黏膜呈蓝紫色,称发绀。

(三)结局

淤血的后果取决于淤血的部位、程度和持续时间等。如果能及时解除淤血的原因,组织可恢复正常。若淤血持续存在,可引起以下后果:①水肿和出血,淤血时,由于毛细血管内流体静压升高和缺氧,导致微血管壁通透性增加,使血浆成分漏出,严重者有红细胞漏出。②实质细胞损伤,因缺氧和营养供应不足以及中间代谢产物的堆积,实质细胞发生萎缩、变性,甚至坏死。③淤血性硬化,长期淤血使组织内网状纤维胶原化和纤维组织增生,淤血的器官或组织可逐渐变硬。

(四)重要器官淤血

1. **肺淤血**　多见于左心衰竭。急性肺淤血时,肉眼观:肺体积增大,颜色暗红,切面流出泡沫状淡红色液体。镜下观:肺泡壁毛细血管和小静脉高度扩张淤血,肺泡腔内有大量红染的水肿液,患者可咳粉红色泡沫痰(图3-4-2);在慢性肺淤血时,肺泡腔内可见水肿液、红细胞和心力衰竭细胞。心力衰竭细胞是指巨噬细胞吞噬并分解红细胞,其胞质内有含铁血黄素沉积,患者可咳铁锈色的痰。长期慢性肺淤血,还会引起肺间质网状纤维胶原化和纤维结缔组织增生,使肺质地变硬,加之大量含铁血黄素的沉积,肺呈棕褐色,故称为肺褐色硬化。

2. **肝淤血**　多见于右心衰竭。肉眼观:肝脏体积增大,包膜紧张。慢性肝淤血时,切面呈红(淤血区)黄(脂肪变性区)相间的花纹,形似槟榔切面,故有槟榔肝之称(图3-4-3)。镜下观,肝小叶中央静脉及其附近肝窦扩张淤血、肝细胞萎缩甚至消失,肝小叶边缘肝细胞脂肪变性。长期慢性肝淤血可引起肝内间质网状纤维胶原化并伴有纤维结缔组织增生,最终导致淤血性肝硬化。

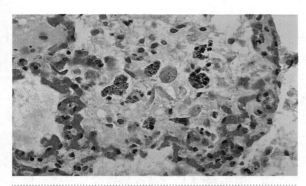

图3-4-2　急性肺淤血镜下观

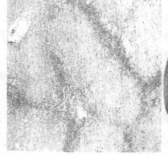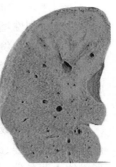

图3-4-3　槟榔肝

| 第二节 |

血 栓 形 成

在活体的心血管内,血液发生凝固或血液中某些有形成分析出、凝集形成固体质块的过程称为血栓形成。所形成的固体质块称为血栓。

在生理情况下,血液中的凝血系统和抗凝血系统处于动态平衡中,既保证了血液潜在的可凝固性,又保证了血液的流动状态。若在某些促凝血因素作用下,打破了这种动态平衡,则可触发凝血过程,导致血栓形成。

■ 一、血栓形成的条件和机制

(一)心血管内膜损伤

在正常情况下,完整光滑的内皮细胞具有抑制血小板黏附和抗凝血的作用,但在内皮细胞受损后,内皮细胞下的胶原纤维暴露,激活凝血因子Ⅻ,启动了内源性凝血系统。同时,损伤的内皮细胞又释放组织因子,激活凝血因子Ⅶ,从而启动了外源性凝血系统。内源性、外源性凝血系统被激活,最后使得凝血酶原转变成凝血酶,凝血酶又使纤维蛋白原转变成纤维蛋白。

心血管内膜损伤是血栓形成的最重要的因素,常见的病变有动脉粥样硬化、心肌梗死、风湿性或感染性心内膜炎等。此外,缺氧、休克、败血症等均可引起全身广泛的内皮细胞损伤,激活凝血系统,造成弥散性血管内凝血,在全身微循环内导致微血栓形成。

(二)血流状态的改变

血流状态的改变主要是指血流缓慢、停滞或不规则、形成涡流等。正常血流有轴流与边流之分。轴流即中流,主要是血液中有形成分如红细胞、白细胞、血小板在其中流动;边流主要是血浆流动,将血液中的有形成分与血管壁隔开,阻止血小板与内膜接触。当血流缓慢或涡流形成时,轴流消失,血小板进入边流靠近血管壁,使血小板得以与内皮细胞接触并黏集,有利于血栓形成。另外,血流缓慢使已黏集的血小板及被激活的凝血因子不易被稀释和带走,而在局部达到凝血过程所需要的浓度,从而促进血栓的形成。临床上常见于久病卧床、大手术的患者;静脉血栓的发生率高于动脉血栓;下肢静脉血栓的发生率多于上肢静脉血栓;二尖瓣狭窄时左心房内血流缓慢并出现涡流,动脉瘤内的血流也呈涡流状,均易并发血栓形成。

(三)血液凝固性增高

血液凝固性增高是指血液中血小板和凝血因子增多,或纤维蛋白溶解系统活性降低而导致血液的高凝状态。例如,严重创伤、大面积烧伤、手术后或产后大失血,由于血液浓缩,血液中纤维蛋白原、凝血酶原和凝血因子增多;血液中补充了大量幼稚的血小板,其黏性较大,容易互相黏集,因此易形成血栓;某些恶性肿瘤晚期或胎盘早期剥离患者,由于大量组织因子被释放入血也容易形成血栓。

上述血栓形成的条件,往往是同时存在,但以某一因素为主。一般而言,心血管内皮的损伤是血栓形成最重要、最常见的原因,也是动脉血栓形成的主要条件;而血流状态的改变则是静脉血栓形成的主要条件;血液凝固性增高则是两者共有的条件。例如,手术后下肢深静脉容易形成血栓,与手术后创伤、出血使血液凝固性增加、术后卧床血流速度缓慢等多种因素有关。

二、血栓形成的过程和血栓的类型

（一）血栓形成的过程

在血栓形成过程中，首先血小板黏附在心血管内膜损伤后裸露的胶原纤维表面，同时凝血系统被激活，凝血酶将纤维蛋白原转变成纤维蛋白，纤维蛋白与血小板紧紧地交织在一起，形成牢牢固定于受损心血管内膜表面的血小板血栓，即血栓的起始部，血小板血栓形成后，随后的发展、形态、组成及血栓栓子的大小取决于血栓形成的部位和局部的血流状况。血栓形成的过程如图3-4-4所示。

（二）血栓的类型

1. **白色血栓** 常位于血流较快的心腔、心瓣膜和动脉内，以及延续性血栓的头部。如患急性风湿性心内膜炎时二尖瓣闭锁缘上形成的白色赘生物即为白色血栓（图3-4-5）。肉眼观：白色血栓呈灰白色小结节状或者疣状，表面粗糙有波纹，质硬，与管壁黏着紧密，不易脱落。镜下观：白色血栓主要由血小板和少量的纤维蛋白构成，其表面有许多中性粒细胞黏附。

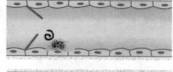

血流经静脉瓣后形成涡流，血小板黏集形成血栓的头部

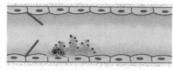

血小板形成珊瑚状小梁，周围有白细胞附着

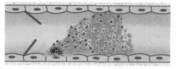

血小板小梁间纤维蛋白网中充满红细胞，形成混合血栓

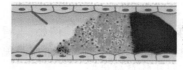

管腔阻塞，其后血液凝固，形成血栓的尾部

图3-4-4 血栓形成的过程示意图

2. **混合血栓** 多发生在血流缓慢、出现涡流的静脉内，即延续性血栓的体部。肉眼观：混合血栓为灰白色和红褐色层状交替结构，又称为层状血栓。其表面粗糙、干燥，呈圆柱状，与血管壁粘连比较紧密。镜下观：可见淡红色的分支状、珊瑚状的血小板小梁和小梁之间的纤维蛋白网及网眼中的红细胞，小梁周围可见中性粒细胞附着。

3. **红色血栓** 即静脉内延续性血栓的尾部。肉眼观：呈暗红色，新鲜的红色血栓湿润，有一定的弹性；与血管无粘连，经过一定的时间后，血栓变得干燥，易碎，无弹性，易脱落进入血流成为血栓栓子，引起血栓栓塞。镜下观：见纤维蛋白网眼中充满红细胞。

4. **透明血栓** 主要由纤维蛋白构成，见于弥散性血管内凝血（DIC）时微循环的小血管内，只能在镜下见到，故又称微血栓。

三、血栓的结局

（一）软化、溶解和吸收

较小的血栓可被血栓内激活的纤溶系统的纤维蛋白溶解酶（纤溶酶）及白细胞崩解释放的蛋白溶解酶软化，可被完全溶解、吸收而不留痕迹；较大的血栓，只能被部分溶解，在血流冲击下，整个血栓或血栓的一部分脱落进入血流，成为血栓栓子，随血流运行至他处，引起该部位血管的阻塞，即血栓栓塞。

（二）机化与再通

血栓存在时间较长时，由血管壁向血栓内长入新生的肉芽组织，逐渐取代血栓，此过程称为血

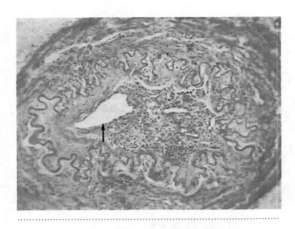

图 3 - 4 - 5　血栓机化与再通

栓机化。机化的血栓和血管壁紧密相连,不易脱落。较大的血栓完全机化需 2～4 周。经过一段时间后,机化的血栓发生收缩,使血栓内或血栓与血管壁之间出现裂隙,新生的血管内皮细胞长入并覆盖于裂隙表面而形成新的管腔,使阻塞的血管部分重新恢复血流,这一过程称为再通(图 3 - 4 - 5)。

(三) 钙化

若血栓未被溶解、吸收或机化时,可发生钙盐沉积,称为钙化。血栓钙化后成为坚硬的质块,在静脉内形成的称为静脉石,在动脉内形成的称为动脉石。

■ 四、血栓对机体的影响

(一) 有利方面

血栓对机体的有利方面主要是止血。例如,当胃溃疡或肺结核空洞壁血管破裂出血时,则在血管破裂口处形成血栓堵塞破裂口,起到止血或避免大出血的作用;炎症病灶周围的小血管内血栓形成,可以防止病原微生物蔓延扩散。

(二) 不利方面

在多数情况下,血栓形成对机体影响较大,可造成局部甚至全身性血液循环障碍,重者甚至危及生命。

1. 阻塞血管　血栓形成后阻塞动脉管腔可引起局部器官缺血、缺氧,进而引起实质细胞萎缩、变性。若完全阻塞血管腔时,侧支循环不能有效建立,可造成局部器官或组织发生缺血性坏死,如冠状动脉血栓形成引起心肌梗死。静脉血栓形成,若未能建立有效的侧支循环,则引起局部淤血、水肿、出血,甚至坏死,如肠系膜静脉血栓可引起肠的出血性梗死。

2. 血栓栓塞　血栓的整体或部分脱落成为栓子,随血流运行阻塞与血栓大小相应的血管,引起血栓栓塞。下肢深部静脉或心瓣膜上形成的血栓最容易脱落成为栓子。若栓子内含有细菌,可引起栓塞组织的败血性梗死或脓肿形成。

3. 心瓣膜变形　风湿性心内膜炎和感染性心内膜炎时,心瓣膜上反复形成的血栓发生机化可引起瓣膜纤维化和变形,从而造成瓣膜口狭窄或关闭不全。

4. 广泛性出血　休克和弥散性血管内凝血时,微循环内广泛的微血栓形成,消耗大量的凝血因子和血小板,从而造成血液的低凝状态,导致全身广泛出血。

| 第三节 |

栓　塞

在循环血液中出现不溶于血液的异常物质,随血液运行阻塞血管腔的现象,称为栓塞。阻塞血管腔的异常物质称为栓子,栓子可以是固体、液体或气体。以血栓栓子引起栓塞最常见。脂肪滴、气体、羊水和癌细胞团等也可引起栓塞。

一、栓子的运行途径

栓子的运行途径一般与血流方向一致,最终停留在口径相当的血管并阻断血流。来自不同血管系统的栓子,其运行途径不同(图3-4-6)。

1. **体静脉系统及右心栓子**　来自体静脉系统及右心的栓子,随血流进入肺动脉主干及其分支,引起肺栓塞。

2. **动脉系统及左心栓子**　来自动脉系统及左心的栓子,随动脉血流运行,阻塞于口径与其相当的动脉分支,常见于脑、脾、肾及下肢等部位。

3. **门静脉系统栓子**　来自肠系膜静脉等门静脉系统的栓子,可引起肝内门静脉分支的栓塞。

二、栓塞的类型和对机体的影响

(一)血栓栓塞

由脱落的血栓引起的栓塞,称为血栓栓塞。它是各种栓塞中最常见的,占全部栓塞的99%以上。

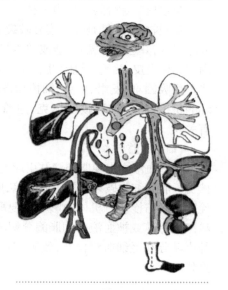

图3-4-6　栓子的运行途径示意图

1. **肺动脉血栓栓塞**　引起肺动脉血栓栓塞的血栓栓子95%来自下肢深静脉,尤其是股静脉和髂静脉,偶尔可来自盆腔静脉。肺动脉血栓栓塞对机体的影响取决于血栓栓子的大小、数目和机体的心肺功能状况。①中、小肺动脉血栓栓塞:引起肺动脉的小分支或毛细血管的血栓栓塞。因为肺有双重血液循环,故血管阻塞区内的肺组织可以通过支气管动脉得到血液供应,一般不产生严重后果。②如果血栓栓塞前有严重肺淤血时,肺循环内的压力增高,与支气管动脉之间的侧支循环难以建立,则可引起肺出血性梗死。③当大量的小血栓栓子广泛栓塞在肺动脉多数分支时,或体积较大的血栓栓子栓塞于肺动脉主干或大的分支,一般后果严重。临床上患者可突然出现呼吸困难、发绀、休克等症状,甚至发生急性呼吸循环衰竭猝死。

2. **体循环动脉栓塞**　栓子大多来自左心,常见于亚急性感染性心内膜炎时左心瓣膜上的赘生物。少数来自动脉,如动脉粥样硬化和动脉瘤内的附壁血栓。动脉栓塞多发生于脑、下肢,亦可累及肠、肾、脾等器官,因肾、脾、脑缺乏侧支循环,多造成局部梗死;上肢动脉吻合支丰富,肝脏有肝动脉和门静脉双重供血,故很少发生梗死。

(二)气体栓塞

大量空气迅速进入血流,或原已溶解于血液中的气体迅速游离出来,形成气泡引起心血管的栓塞,称为气体栓塞。

1. **空气栓塞**　发生于静脉破裂后外界空气的进入,尤其在静脉内呈负压的部位,如头颈、胸壁和肺的创伤或手术时容易发生。少量空气入血,可溶解于血液中,一般不会引起严重的后果。若迅速进入静脉的空气量超过100 ml,此时空气在右心聚集,因心脏跳动,空气和血液经搅拌,形成可压缩的血性泡沫,阻碍了静脉血的回流和向肺动脉的供血,导致循环中断而猝死。

2. **氮气栓塞**　人体从高气压环境迅速进入常压或低气压环境时,溶解于血液中的氮迅速游离形成氮气泡引起氮气栓塞。它多见于深海潜水或沉箱作业者迅速浮出水面或航空者由地面迅速升入高空时。氮气在血液中溶解缓慢,形成很多小气泡或融合成大气泡,造成气体栓塞而致组织缺血和坏死,严重时甚至可导致迅速死亡。

(三) 羊水栓塞

羊水栓塞是分娩过程中一种罕见的严重合并症,死亡率极高(70%~80%)。在分娩过程中子宫的强烈收缩,尤其是在羊膜囊破裂又逢胎儿头阻塞阴道口时,可能会将羊水压入破裂的子宫壁静脉窦内,并进入肺循环,造成羊水栓塞。羊水栓塞的证据是在显微镜下见肺小动脉和毛细血管内有角化上皮、胎毛、胎脂和胎粪等羊水成分。临床表现为在分娩过程中或分娩后产妇突然出现严重呼吸困难、发绀、休克、抽搐和昏迷,抢救不及时易迅速导致死亡。死亡与羊水栓塞引起肺循环的机械性阻塞、过敏性休克、血管反应以及羊水内凝血样物质引起的弥散性血管内凝血等有关。

(四) 脂肪栓塞

循环血液中出现脂肪滴并引起的栓塞,称为脂肪栓塞,常见于四肢长骨骨折或严重脂肪组织挫伤。脂肪细胞破裂释放出脂肪滴,脂肪滴由破裂骨髓血管窦状隙或静脉进入血液循环引起脂肪栓塞。脂肪栓塞对机体的影响主要取决于进入血管中脂肪滴数量的多少。少量脂肪滴,可被巨噬细胞吞噬或被血液中的脂酶分解清除,对机体无不良影响,但大量的脂肪滴进入肺循环,引起肺小动脉和毛细血管栓塞,致肺部血管广泛受阻并引起反射性痉挛,可引起急性右心衰竭而致猝死。

(五) 其他栓塞

肿瘤细胞侵入血管可造成远处器官的肿瘤细胞栓塞,形成转移瘤。寄生于门静脉的血吸虫及其虫卵栓塞肝内门静脉小分支。细菌、真菌团和其他异物也可导致栓塞。

| 第四节 |

梗　死

器官或组织的动脉血供应中断,又不能迅速建立起有效的侧支循环代偿时引起局部组织的缺血性坏死,称为梗死。

一、梗死的原因和条件

任何引起血管管腔阻塞,导致局部组织血液循环中止(原因)且不能建立有效侧支循环(条件)时均可引起梗死。

(一) 梗死的原因

1. 血栓形成　　是梗死最常见的原因,常见于冠状动脉和脑动脉粥样硬化合并血栓形成引起的心肌梗死和脑梗死等。

2. 动脉栓塞　　也是梗死常见的原因之一,多见于血栓栓塞,常引起肾、脾、脑和肺梗死。

3. 动脉痉挛　　在严重的冠状动脉硬化的基础上,冠状动脉若发生强烈的持续的痉挛,可致心肌梗死。

4. 血管受压闭塞　　动脉血管受到压迫,如血管外肿瘤的压迫、肠扭转或肠套叠、肠系膜动脉和静脉受压等使血管闭塞而引起局部组织的缺血性坏死。

(二) 梗死形成的条件

1. 供血血管的类型　　有双重血液循环的器官和易建立有效侧支循环的器官不易发生梗死,如肺、肝;反之,动脉吻合支少,不易建立有效侧支循环的器官容易发生梗死,如心、脑、肾、脾等。

2. **局部组织对缺氧耐受性** 局部组织细胞对缺氧耐受性强,不易梗死;反之,则容易梗死。大脑神经细胞对缺氧耐受性最弱,3～4 min 血流中断即可引起细胞死亡。心肌细胞对缺氧耐受性也较弱,也易发生梗死。骨骼肌、纤维结缔组织对缺氧耐受性最强。

二、梗死的类型和病变特点

根据梗死灶内含血量多少,可将梗死分为贫血性梗死和出血性梗死两种类型(表 3-4-1)。

表 3-4-1　贫血性梗死与出血性梗死的鉴别

项目	贫血性梗死	出血性梗死
原因	动脉血流供应中断	动脉阻塞前或同时合并有严重静脉淤血
发生部位	组织结构较致密,侧支循环不丰富的心、脑、肾、脾等	组织结构疏松,侧支丰富或有双重血液循环的肺、肠等
梗死灶特点	灰白色,梗死区与周围组织界限清楚,外周有明显的充血带	暗红色,有出血,与周围组织界限不清楚

(一)贫血性梗死

贫血性梗死多发生于组织结构较致密、侧支循环不丰富的实质器官,如脾、肾、心和脑。由于组织的致密性限制了病灶边缘侧支血管内血液进入坏死组织,梗死灶缺血呈灰白色,故称为贫血性梗死,又称为白色梗死。

肉眼观:贫血性梗死的梗死灶呈灰白色或灰黄色,与正常组织分界清楚,分界处常有暗红色的充血带及出血带。①梗死灶的形状取决于血管的分布:脾、肾等器官的梗死灶呈圆锥形,切面呈扇形或楔形,尖端朝向血管阻塞部位,底部靠近该器官的表面(图 3-4-7);而心肌梗死灶呈不规则地图形。②梗死灶的质地取决于坏死的类型:心、脾、肾等实质性器官为凝固性坏死,质地实、肿胀;脑梗死为液化性坏死,质地松软、液化形成囊状。晚期由于坏死组织机化,形成瘢痕。

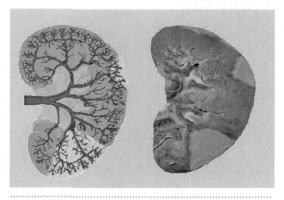

图 3-4-7　肾动脉分支栓塞及贫血性梗死

(二)出血性梗死

出血性梗死主要见于肺、肠等器官,同时在伴有严重淤血的情况下发生。因梗死灶内有大量的血液,故称为出血性梗死,又称为红色梗死。其发生条件为:①严重淤血,是出血性梗死形成的重要先决条件,器官或组织先发生严重的淤血,再出现动脉血流中断,此时无法建立起有效的侧支循环进行代偿。②有双重血液循环或血管吻合支丰富。③组织结构疏松。

肉眼观:梗死灶呈暗红色或紫红色;肺出血性梗死的梗死灶为锥体形,切面呈扇形或三角形,其尖端朝向肺门或血管堵塞处,底部靠近胸膜面;肠出血性梗死的梗死灶呈节段形(图 3-4-8),梗死灶较湿润,在梗死灶周围无明显出血带,与周围组织分界不清楚。镜下观:梗死区组织坏

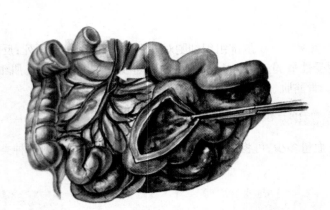

图3-4-8 肠出血性梗死

死,结构消失,并有大量的红细胞,未崩解破坏的血管则呈扩张充血状态。

三、梗死对机体的影响

梗死对机体的影响取决于梗死发生的器官、梗死灶的大小、部位及有无细菌感染等因素。肾、脾的梗死一般影响较小,仅引起局部症状,如肾梗死出现腰痛和血尿;肺梗死有胸痛和咯血;肠梗死出现剧烈腹痛、血便和腹膜炎的症状;心肌梗死程度轻则影响心功能,程度重则可导致心力衰竭,甚至死亡;脑梗死则出现相应部位的功能障碍,轻则仅有局部肌肉麻痹或者偏瘫,重则可发生昏迷,甚至死亡;下肢、肺、肠梗死等如继发腐败菌的感染可造成坏疽,后果严重,如合并化脓菌感染,也可引起脓肿。

(施忠琴)

第五章

炎症

学习导航

> 为什么炎症是机体的防御性反应？
> 炎症部位为什么有红、肿、热、痛的临床表现？

学习目标

> 掌握：炎症的基本病理变化；渗出液与漏出液的区别；炎症的病理类型及特点；炎症的临床表现。
> 熟悉：炎症的原因；炎症的临床类型；炎症的结局。
> 了解：炎症介质的作用；血管通透性增高的机制；白细胞的渗出过程及作用；炎细胞的种类及功能。

　　炎症就是平时人们所说的"发炎"，是一种常见而又重要的基本病理过程，肺炎、肝炎、肾炎、结核病、风湿病都属于炎症性疾病。因此，护士了解炎症的发生、发展和转归，对正确预防和护理炎症性疾病具有重要的意义。

第一节

概　述

一、炎症的概念

　　炎症是指具有血管系统的活体组织对损伤因子所发生的以防御反应为主的病理过程。在炎症过程中，一方面损伤因子直接或间接造成组织和细胞的变性和坏死；另一方面通过炎症充血和渗出反应，稀释、中和、杀伤和包围损伤因子，同时机体通过实质和间质细胞的再生使受损的组织得以修复和愈合。因此，可以说炎症是损伤和抗损伤的统一过程，其本质是防御反应。

二、炎症的原因

任何能够引起组织损伤的因素都可成为炎症的原因,即致炎因子。致炎因子可归纳为以下几类。

(1) 生物性因子:细菌、病毒、立克次体、螺旋体、真菌和寄生虫等为炎症最常见的原因。生物性因子引起的炎症又称感染。部分病原微生物经一定的传染途径,在相应人群中引起的同类炎症疾病称为传染病。

(2) 物理性因子:高温、低温、放射线、切割、电击伤等。

(3) 化学性因子:外源性化学性因子有强酸、强碱等;内源性化学性因子有坏死组织的分解产物,以及病理条件下体内堆积的代谢产物,如尿素、尿酸等。

(4) 坏死组织:缺血或缺氧等原因可引起组织坏死,坏死又导致炎症反应,如在新鲜梗死灶边缘会出现充血出血带和炎细胞浸润的炎症表现。

(5) 变态反应:机体免疫反应状态异常,最常见于各种类型的超敏反应,免疫过度反应可能造成组织和细胞损伤。

(6) 异物:通过各种途径进入人体的异物,如各种金属、木材碎屑、尘埃颗粒及手术缝线等,由于其抗原性不同,可引起不同程度的炎症反应。

| 第二节 |

炎症的基本病理变化

炎症的基本病理变化包括变质、渗出和增生。以局部血管为中心,在炎症过程中按一定的先后顺序发生,通常炎症早期以变质或渗出为主,后期以增生为主。但变质、渗出和增生是相互联系的,一般情况下变质是损伤过程,而渗出和增生则是抗损伤和修复过程。

一、变质

炎症局部组织发生的变性和坏死称为变质。往往发生于炎症早期或病情恶化时,变质可由致炎因子的直接损伤作用,或由局部血液循环障碍及炎症反应物的间接作用引起。变质既可发生在实质细胞,也可见于间质细胞。

(一)形态变化

实质细胞可发生细胞水肿、脂肪变性、凝固性坏死和液化性坏死等。间质细胞可发生黏液样变性、纤维素样变性和坏死等。

(二)代谢变化

1. 局部酸中毒　炎症时糖、脂肪、蛋白质分解代谢增强,但局部组织缺血、缺氧,各种物质氧化不全产生大量乳酸和酮体,出现局部酸中毒。

2. 局部渗透压增高　由于炎症区分解代谢亢进和坏死组织崩解,蛋白质等大分子物质分解为小分子物质,同时局部 H^+、K^+ 等离子浓度也升高。因此,炎症区胶体渗透压和晶体渗透压均升高。

(三)炎症介质在炎症过程中的作用

在炎症过程中除了某些致炎因子可直接损伤血管内皮外,炎症反应主要是通过一系列化学因子作用而实现的。这些参与并诱导炎症发生与发展的具有生物活性的化学物质称为炎症介质。炎症介质种类很多,有外源性(细菌及其产物)和内源性(细胞源性和血浆源性)两大类,主要来自血浆(血浆蛋白质、补体系统、凝血系统和纤溶系统等)和细胞(白细胞、肥大细胞、血小板等),常见有组胺、5-羟色胺、前列腺素、白细胞三烯、溶酶体酶、氧自由基、缓激肽、补体成分(C3a、C5a)、细胞因子(IL、TNF、INF 等)、纤维蛋白降解产物等。炎症介质的主要作用是使血管扩张、血管壁通透性增高和趋化白细胞,引起炎症局部充血、液体渗出和白细胞渗出。

二、渗出

渗出是指炎症局部组织血管内的液体成分和白细胞通过血管壁进入组织、体腔、体表和黏膜表面的过程。渗出的液体和细胞成分,称为渗出物。急性炎症反应的特征是血管变化和渗出。在局部具有重要的防御作用。渗出全过程包括血流动力学改变、血管通透性升高和白细胞渗出与吞噬作用三部分。

(一)血流动力学改变

组织发生损伤后,通过神经调节和化学介质作用立即出现细动脉短暂收缩,持续几秒钟;随后细动脉、毛细血管扩张,局部血流量增加,引起炎性充血。血管扩张的发生机制与神经轴突反射和体液内炎症介质有关。血流加快持续数分钟至数小时后,由于毛细血管壁通透性增高,液体渗出到血管外,导致血液浓缩、红细胞聚集和血液黏稠度增加,血流由快变慢,出现淤血。最后在扩张的小血管内挤满红细胞并难以流动,称为血流停滞(图3-5-1)。

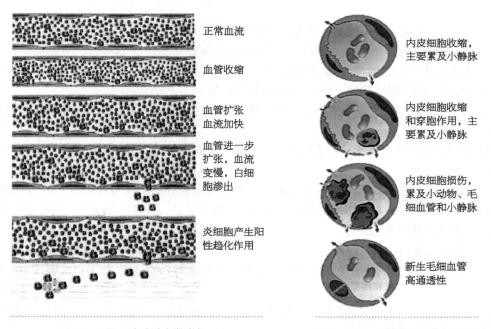

图3-5-1 血流动力学改变   图3-5-2 血管通透性升高示意图

(二)血管通透性升高

1. **血管通透性升高的机制** 微循环血管壁通透性的维持主要依赖于血管内皮细胞的完整性。在炎症过程中血管通透性升高与以下因素有关:①内皮细胞收缩和(或)穿胞作用增强,由于组胺、缓激肽、白细胞三烯等炎症介质与内皮细胞受体结合,引起内皮细胞收缩,可伴随着穿胞作用增强,使血管通透性显著增加。②内皮细胞损伤,严重烧伤或细菌感染可直接损伤内皮细胞,使之坏死脱落,血管通透性显著增加。③白细胞介导内皮细胞损伤。④新生毛细血管壁的高通透性(图3-5-2)。

2. 液体渗出　炎症时渗出的液体称为渗出液。渗出液聚集在间质内,称为炎性水肿,聚集于浆膜腔则称为浆膜腔炎性积液。引起炎性水肿的原因有:①血管扩张和血流加速,引起毛细血管流体静压升高。②组织内胶体渗透压升高。③血管壁通透性升高。炎症时渗出液与非炎症的漏出液性质不同,可用于疾病诊断,见表3-5-1。

表 3-5-1　渗出液和漏出液的鉴别

项目	渗出液	漏出液
机制	毛细血管通透性增高	毛细血管通透性正常
原因	炎症	非炎症
蛋白质含量	>3%	<2.5%
比重	>1.018	<1.015
细胞数	>500/100 ml	<500/100 ml
蛋白质定性	试验阳性	试验阴性
凝固性	能自凝	不能自凝
透明度	混浊	澄清

3. 渗出液的意义　渗出液具有重要的防御作用。

(1)稀释毒素及有害物质,以减轻对局部组织的损伤。

(2)为炎症区带来营养物质,运走代谢产物。

(3)渗出液含有抗体、补体,有利于消灭病原微生物。

(4)渗出液中的纤维素交织成网,不仅可限制病原微生物扩散,还有利于白细胞发挥表面吞噬作用。

(5)渗出液内病原微生物和毒素随淋巴液被带至局部淋巴结,可刺激机体产生体液免疫和细胞免疫。

但是,渗出液也会对机体产生不利的影响。渗出液过多可引起压迫和阻塞,如严重的喉头水肿可引起窒息,大量心包积液可压迫心脏。渗出的纤维素过多,若不能完全吸收,则发生机化,如肺肉质变、胸膜粘连和肠管粘连等。

(三)白细胞渗出与吞噬作用

1. 白细胞渗出　白细胞由血管内通过血管壁游出到血管外的过程,称为白细胞渗出。进入炎症区的白细胞称为炎细胞。炎细胞在炎症区聚集的现象,称为炎细胞浸润,它是炎症最重要的特征。

白细胞渗出是复杂的连续过程(图3-5-3),包括:①白细胞边集,炎症时,由于血流变慢或停滞,白细胞由轴流到达血管的边缘部,称为白细胞边集。②附壁,在内皮细胞表面滚动的

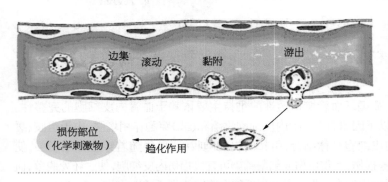

图 3-5-3　白细胞的渗出过程

白细胞,黏附于内皮细胞,称为白细胞附壁。③游出,黏附的白细胞在内皮细胞连接处伸出伪足,以阿米巴样运动的形式从内皮细胞缝隙中游出。在炎症的不同阶段,游出的白细胞也不同,在急性炎症和炎症的早期,首先是中性粒细胞游出,48 h后单核细胞游出。化脓菌感染以中性粒细胞渗出为主,病毒感染以淋巴细胞渗出为主,过敏以嗜酸性粒细胞渗出为主,血管壁受损严重时可有红细胞漏出。④趋化作用,白细胞游出血管后,沿浓度梯度向着化学刺激物定向移动。能吸引白细胞定向移动的化学刺激物,称为趋化因子。最常见的外源性趋化因子如可溶性细菌产物。内源性趋化因子如白三烯和细胞因子等。

　　2. **白细胞在局部的作用**　许多趋化因子对白细胞不仅具有趋化作用,还起激活作用。白细胞的激活也可由病原微生物、坏死细胞产物、抗原抗体复合物等引起。激活的白细胞在局部发挥吞噬作用和免疫作用,也可对组织产生损伤作用。

　　(1) 吞噬作用:是指白细胞游出并到达炎症灶,吞噬病原微生物和组织崩解碎片的过程。吞噬细胞主要有中性粒细胞和巨噬细胞。

　　吞噬过程可分为3个阶段(图3-5-4):①识别和附着,在血清中存在一些能增强吞噬细胞吞噬功能的蛋白质,称为调理素,主要是 IgG 和 C3b。调理素可以被白细胞的特异性免疫球蛋白受体识别并附着。此外,吞噬细胞也可以通过细胞表面非特异受体吞噬病原微生物和坏死细胞,称为非调理素化吞噬。②吞入,吞噬细胞附着于调理素化的颗粒状物体后便伸出伪足,随着伪足的延伸和相互融合,形成由吞噬细胞细胞膜包围吞噬物的泡状小体,称为吞噬体。吞噬体与初级溶酶体融合,形成吞噬溶酶体。③杀灭与降解,进入吞噬溶酶体的细菌可被依赖或非依赖氧的途径杀灭和降解,如过氧化氢(H_2O_2)、次氯酸(HClO)等。

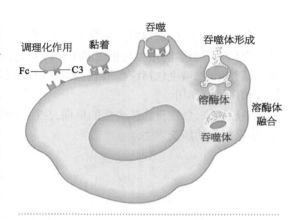

图3-5-4　白细胞的吞噬过程

　　(2) 免疫作用:发挥免疫作用的细胞主要为单核细胞、淋巴细胞和浆细胞。抗原进入机体后,巨噬细胞将其吞噬和处理,再把抗原呈递给 T 细胞和 B 细胞,免疫活化的淋巴细胞分别产生淋巴因子和抗体,发挥杀伤病原微生物的作用。

　　(3) 损伤作用:白细胞在趋化、激活和吞噬过程中不仅向吞噬溶酶体内释放产物,而且还将溶酶体酶、活性氧自由基、前列腺素和白细胞三烯等产物释放到间质中,这些产物可引起内皮细胞和组织损伤,加重原始致炎因子的损伤作用。

　　3. **炎细胞的种类和功能**　炎症局部的炎细胞浸润主要来自血液的白细胞,如中性粒细胞、单核细胞、嗜酸性粒细胞及淋巴细胞,还可来自组织内增生的细胞,如巨噬细胞等。

　　(1) 中性粒细胞:具有活跃的运动能力与较强的吞噬能力,能吞噬细菌、组织坏死碎片等,常见于急性化脓性炎症及炎症早期。中性粒细胞完成吞噬作用后会很快死亡,死亡崩解后释放出各种蛋白水解酶,可溶解坏死组织及纤维素等渗出物。

　　(2) 单核细胞及巨噬细胞:炎症区的巨噬细胞大多数来自血液的单核细胞,也有一部分来自组织内,具有强大的吞噬能力,常出现在急性炎症的后期、慢性炎症、非化脓性炎症(如结核病、伤寒)、病毒性感染等。巨噬细胞在不同情况下,可演化为不同的形态特征。吞噬结核杆菌可演化为上皮样细胞；吞噬脂类物质形成泡沫细胞；吞噬伤寒杆菌、细胞碎片和红细胞演化为伤寒细胞；当遇到体积太大或难以吞噬的物质，它可通过细胞相互融合的方式，形成多核巨细胞（可达几十个甚至上百个核），如结核结节中的朗格汉斯巨细胞和异物肉芽肿内的异物巨细胞。

（3）嗜酸性粒细胞：其运动能力弱，仅可吞噬抗原抗体复合物。嗜酸性粒细胞常见于寄生虫病和某些变态反应性疾病，如哮喘、过敏性鼻炎、药物过敏等。

（4）淋巴细胞和浆细胞：淋巴细胞运动能力弱，无明显趋化性，也无吞噬能力。T细胞受抗原刺激产生淋巴因子发挥细胞免疫作用。B细胞受抗原刺激转化为浆细胞，产生、释放各种免疫球蛋白，起体液免疫作用。淋巴细胞和浆细胞常见于慢性炎症。

（5）嗜碱性粒细胞和肥大细胞：血液中的嗜碱性粒细胞，进入血管周围与结缔组织，形成肥大细胞。细胞质内含有嗜碱颗粒，当受到炎症刺激时，细胞脱颗粒，释放组胺、5-羟色胺和肝素，引起炎症反应，多见于变态反应性炎症。

■　三、增生

在致炎因子、组织崩解产物等刺激下，炎症区组织的实质细胞和间质细胞增殖，称为增生。实质细胞和间质细胞的增生与相应的生长因子的作用有关。实质细胞增生，如慢性肝炎时肝细胞的增生；间质细胞增生包括巨噬细胞、血管内皮细胞和成纤维细胞的增生。炎性增生具有限制炎症扩散和修复的作用。

一般说来，急性炎症或炎症的早期，往往渗出性和变质性病变较显著，而慢性炎症或炎症的后期，则以增生性病变为主。

| 第三节 |

炎 症 的 类 型

■　一、按临床分类

根据炎症发生、发展的经过和持续的时间，临床上大致将炎症分为4个类型，以急性炎症和慢性炎症最常见，见表3-5-2。

表3-5-2　各型炎症的临床类型及特点

临床类型	病程	病理变化	常见疾病
超急性炎症	数小时至数日	以变质为主	器官移植引起排异反应、重型肝炎、暴发性脑膜炎等
急性炎症	几日至1个月	以变质和渗出为主，增生较轻	急性支气管炎、急性阑尾炎等
亚急性炎症	1个月至数月	介于急性炎症和慢性炎症之间	亚急性细菌性心内膜炎、亚急性肝炎等
慢性炎症	6个月至数年	以增生为主，变质和渗出较轻	慢性肝炎、风湿病等

二、按病理变化分类

(一) 变质性炎

此类炎症的病理变化以变质为主,渗出和增生轻微,主要发生在肝、肾、脑、心等实质器官,常由重症感染、中毒和变态反应等引起,相应器官有明显功能障碍,如病毒性肝炎、流行性乙型脑炎等。

(二) 渗出性炎

此类炎症的病变以渗出为主,伴有不同程度的变质和增生,多为急性炎症。根据渗出物的成分不同,分为浆液性炎、纤维素性炎、化脓性炎和出血性炎。

1. 浆液性炎 以浆液渗出为主要特征,渗出物主要是血浆成分,也可由浆膜间皮细胞分泌,含有 3%~5% 的蛋白质,以白蛋白为主,混有少量中性粒细胞和纤维素等,常发生于黏膜、浆膜和疏松结缔组织等处。如皮肤 Ⅱ 度烧伤形成水疱,心包炎导致心包腔积液及毒蛇咬伤引起局部水肿等。浆液性炎一般较轻,易于吸收消退,但渗出物过多会影响脏器的功能,甚至产生严重后果,如过敏引起喉头浆液性炎可导致窒息等。少数烈性传染病(如霍乱),可危及生命(图3-5-5)。

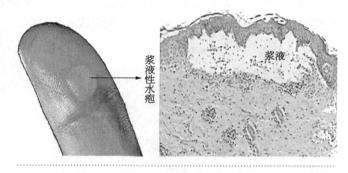

图3-5-5 白细胞的吞噬过程

2. 纤维素性炎 以纤维蛋白原渗出为主,继而形成纤维素(纤维蛋白),是由细菌毒素或各种内、外源性毒素导致血管壁严重损伤、通透性明显增高的结果。纤维素性炎常发生于黏膜、浆膜和肺。发生于黏膜者,渗出的纤维素、坏死组织和白细胞共同在黏膜表面形成假(伪)膜,故又称为假(伪)膜性炎,如白喉(图3-5-6)、细菌性痢疾;发生于浆膜的纤维素性炎可引起体腔粘连,如心包膜的纤维素性炎,由于心脏跳动在心脏表面形成许多绒毛状物,称为"绒毛心"(图3-5-7)。发生于肺的纤维素性炎常见于大叶性肺炎,肺泡腔内大量纤维素渗出。

3. 化脓性炎 以中性粒细胞渗出为主,伴有不同程度的组织坏死和脓液形成为其特点,多由

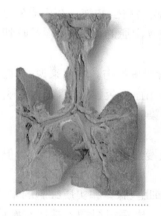

图3-5-6 白喉的大体形态

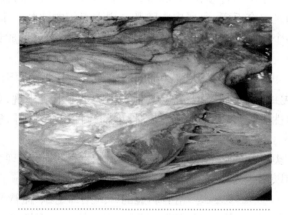

图3-5-7 绒毛心

化脓菌(如葡萄球菌、链球菌、大肠埃希菌等)感染所致。变性、坏死的中性粒细胞称为脓细胞。中性粒细胞死亡崩解释放的酶溶解坏死组织,使之液化称为化脓。脓液中含脓细胞、细菌、坏死组织碎片和少量浆液。葡萄球菌感染,脓液浓稠呈黄色;链球菌感染脓液稀薄。根据化脓性炎症原因和部位的不同,可分以下几类。

(1)表面化脓和积脓:发生在黏膜、浆膜、脑膜等部位的化脓性炎症。如化脓性支气管炎、化脓性尿道炎,中性粒细胞向黏膜表面渗出,可通过支气管、尿道等自然管道排出体外。当化脓性炎发生在浆膜、胆囊、输卵管时,脓液则在腔内积存,称为积脓。

(2)蜂窝织炎:疏松结缔组织的弥漫性化脓性炎症,常发生在皮肤、肌肉和阑尾(图3-5-8)。蜂窝织炎主要由溶血性链球菌感染引起,其能产生大量透明质酸酶和链激酶,降解结缔组织基质中的透明质酸和溶解纤维素,故细菌易通过结缔组织间隙和淋巴管扩散,表现为组织内大量中性粒细胞弥漫性浸润,严重者可侵入血液出现脓毒败血症。

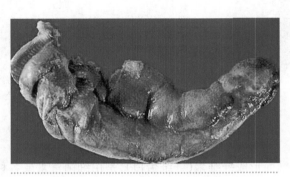

图3-5-8　蜂窝织炎性阑尾炎

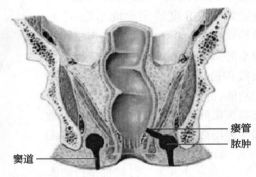

瘘管
脓肿
窦道

图3-5-9　肛周脓肿引起窦道和瘘管

(3)脓肿:局限性化脓性炎症,其主要特征是组织溶解坏死,形成充满脓液的腔。脓肿可发生于皮下和内脏,常由金黄色葡萄球菌感染引起,其产生的细菌毒素引起局部组织坏死,继而大量浸润的中性粒细胞崩解释放出蛋白溶解酶,使坏死组织液化形成含有脓液的腔。同时金黄色葡萄球菌能产生血浆凝固酶,使纤维蛋白原转变成纤维素,因而炎症较为局限。小脓肿可吸收、消散,较大的脓肿由于脓液过多,吸收困难,常需切开或穿刺排脓,甚至可形成溃疡、窦道和瘘管(图3-5-9)。

疖是单个毛囊、所属皮脂腺及其周围组织的脓肿。疖中心部分液化,脓液可在毛囊处破出。痈是由多个疖的融合而成的。在皮下及筋膜组织中可形成许多相互沟通的脓肿,必须及时切开引流排脓。

4.出血性炎　以大量红细胞渗出为主。其主要原因是血管严重损伤。严格来说,出血性炎不是一种独立的炎症类型,常与其他类型的炎症混合出现,如浆液出血性炎、纤维素出血性炎和化脓性出血性炎等,常见于钩端螺旋体病、流行性出血热和鼠疫等传染病。

(三)增生性炎

此类炎症的病变以增生为主,多见于慢性炎症,表现为一般慢性炎症和肉芽肿性炎,但少数急性炎症以增生为主,如伤寒、急性肾小球肾炎。

1.一般慢性炎症　常有明显的纤维结缔组织、血管及上皮细胞、腺体和实质细胞的增生,并有淋巴细胞、浆细胞和单核细胞浸润的病变特点。慢性炎症时由于肉芽组织增生常伴有瘢痕形成,无特殊的形态表现。慢性扁桃体炎、慢性淋巴结炎时扁桃体和淋巴结肿大,慢性胆囊炎时胆囊壁增厚,慢性输卵管炎时输卵管腔狭窄导致不孕症等。有的一般慢性炎症可形成局部肿块,表现为炎性息肉或炎性假瘤。

（1）炎性息肉：致炎因子长期刺激,局部黏膜上皮和腺体及肉芽组织增生而形成向黏膜表面突出的带蒂肿块,如子宫颈息肉、鼻息肉、结肠息肉等(图3-5-10)。

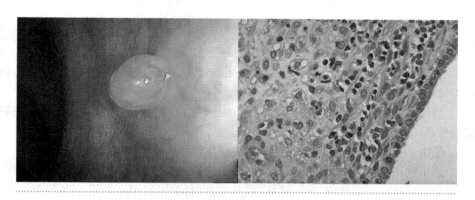

图3-5-10　炎性息肉

（2）炎性假瘤：局部组织的炎性增生而形成的一个界限清楚的肿瘤样肿块,常发生于眼眶和肺,其本质是炎性增生,临床上应注意与肿瘤区别。

2. 肉芽肿性炎　肉芽肿是由巨噬细胞及其演化细胞构成的,呈局限性浸润、增生,形成界限清楚的结节性病灶,病灶较小,直径一般为0.5~2 mm。以肉芽肿形成为基本特征的炎症称为肉芽肿性炎。肉芽肿的主要细胞成分是上皮样细胞和多核巨细胞。

慢性肉芽肿性炎的常见原因有:①病原微生物感染,如结核杆菌、麻风杆菌、梅毒螺旋体、寄生虫等。②外源性或内源性异物,如手术缝线、粉尘、滑石粉和尿酸盐及脂类物质等。③原因不明,如结节病。根据致病因子不同可分为感染性肉芽肿和异物性肉芽肿。

（1）感染性肉芽肿：由病原微生物如结核杆菌、伤寒杆菌、麻风杆菌、梅毒螺旋体和寄生虫等引起,形成具有特殊结构的巨噬细胞结节。例如,结核性肉芽肿(结核结节)中央为干酪样坏死,周围为放射状排列上皮样细胞,朗汉斯巨细胞掺杂于其中,外围可见淋巴细胞和成纤维细胞(图3-5-11);伤寒肉芽肿(伤寒小结)由以巨噬细胞演化成的伤寒细胞组成;风湿性肉芽肿中心为纤维素样坏死,周围可见大量的风湿细胞,外围由少量纤维细胞、淋巴细胞构成。

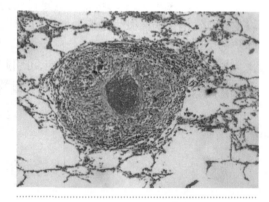

图3-5-11　结核性肉芽肿(结核结节)

（2）异物性肉芽肿：由手术缝线、粉尘、滑石粉等异物引起,病变以异物为中心,围以数量不等的巨噬细胞、异物巨细胞、成纤维细胞和淋巴细胞等,形成结节状病灶。

肉芽肿性炎多为慢性炎症,急性炎症很少,如伤寒。但与一般慢性炎症不同,因其引起的原因不同,增生的细胞形态及其排列形式各有其相对的特殊性。根据这些相对特殊的形态特点,有助于做出病因学诊断。如见到典型的结核性肉芽肿的形态结构,则可诊断为结核病。

第四节

炎症的局部表现和全身反应

■ 一、炎症的局部临床表现

1. **红**　炎症早期由于充血,血液内氧合血红蛋白增多,局部呈鲜红色,以后因淤血,血液内脱氧血红蛋白增多,局部呈暗红色。

2. **肿**　急性炎症由于局部充血、液体和细胞渗出,导致局部明显肿胀。慢性炎症主要由组织增生引起肿胀。

3. **热**　是由于充血,局部组织分解代谢增强,产热增多所致。

4. **痛**　渗出物压迫神经末梢和炎症介质的作用使局部感到疼痛。

5. **功能障碍**　由于实质细胞变性、坏死,以及炎症时渗出物的压迫、阻塞及局部疼痛等作用,引起局部脏器的功能障碍。如肝炎时肝细胞变性、坏死引起肝功能障碍,关节炎时的疼痛可限制关节活动等。

■ 二、炎症的全身反应

1. **发热**　各种致炎因子均可引起发热,但以病原微生物多见(详见本篇第九章)。

2. **血中白细胞的变化**　炎症时,外周血白细胞计数常为增多,特别是细菌感染引起的炎症尤为明显,白细胞计数可达 15 000～20 000 个/mm³,若高达 40 000～100 000 个/mm³ 则称为类白血病反应。相对不成熟的杆状核中性粒细胞增多,称为核左移。一般情况下,细菌感染引起中性粒细胞增加;寄生虫感染和过敏反应引起嗜酸性粒细胞增加;一些病毒感染选择性地引起淋巴细胞增多;患者抵抗力极差及严重感染时,血中白细胞计数可无明显增多,甚至减少,表明预后较差。

3. **单核巨噬细胞系统增生**　主要表现为淋巴结、肝、脾大。单核巨噬细胞系统内的巨噬细胞增生,吞噬、消化病原微生物能力增强,T 淋巴细胞释放淋巴因子和 B 淋巴细胞形成抗体增加,是机体防御反应的表现。

另外,严重的感染,特别是败血症,可引起全身血管扩张、血浆外渗,有效循环血量减少和心功能下降而发生休克,甚至引起弥散性血管内凝血(DIC)。

第五节

炎症的过程与结局

■ 一、痊愈

在炎症过程中病因被消除,若少量的炎区坏死组织及渗出物被溶解吸收,通过周围健康细胞的完全性再生,可以完全恢复原来的组织结构和功能,称为完全痊愈。若坏死灶较大和(或)渗出物较多,则通过不完全性再生,局部留有瘢痕,不能完全恢复其正常的组织结构和功能,称为不完全痊愈。

■ 二、迁延不愈或转为慢性

致炎因子不能在短时间内清除,持续损伤组织可造成炎症迁延不愈,由急性炎症转为慢性炎症,病情可时轻时重,如急性病毒性肝炎转变为慢性迁延性肝炎。

■ 三、蔓延扩散

在患者机体抵抗力差、病原微生物数量多、毒力强的情况下,炎症沿组织间隙或脉管系统向周围组织或全身组织、器官扩散。

1. 局部蔓延　炎症局部的病原微生物经组织间隙或自然管道向周围组织和器官蔓延扩散。如肺结核经支气管扩散,引起肺和其他部位的新病灶;幼儿上呼吸道感染可蔓延引起支气管肺炎等。炎症局部蔓延可形成糜烂、溃疡、瘘管和窦道。

2. 淋巴道扩散　病原微生物侵入淋巴管,引起淋巴管炎和局部淋巴结炎。如足部感染灶和肿大的腹股沟淋巴结之间出现红线,即淋巴管炎;肺结核扩散引起肺门淋巴结结核等。

3. 血道扩散　病原微生物及其毒素可直接或通过淋巴管侵入血循环,可引起菌血症、毒血症、败血症(甚至脓毒败血症),严重者可危及生命。

(1)菌血症:细菌由局部病灶入血,血液中可查到细菌,但无全身中毒症状的表现,称为菌血症。

(2)毒血症:细菌不入血,细菌毒素及代谢产物被吸收入血,称为毒血症。临床上可出现高热、寒战等全身中毒症状,常有实质器官的变性、坏死,严重者可发生中毒性休克。

(3)败血症:细菌侵入血液后,大量繁殖并产生毒素,引起全身中毒症状和病理变化,称为败血症。临床表现除有高热、寒战等全身中毒症状外,还有皮肤、黏膜多发性出血斑点,脾和淋巴结肿大等。血中可培养出病原菌。

(4)脓毒败血症:由化脓菌引起败血症可进一步发展为脓毒败血症。除败血症的表现外,可在全身多个脏器中出现多发性细菌栓塞性脓肿或称转移性脓肿。

(李玉华)

第六章

肿瘤

学习导航

> 哪些疾病有癌变的倾向？
> 恶性肿瘤容易转移，预后差，这是什么原因？
> 人们"谈癌色变"，肿瘤能预防吗？

学习目标

> 掌握：肿瘤的异型性；肿瘤生长与其扩散方式；良性肿瘤与恶性肿瘤的区别；肿瘤命名的原则；癌与肉瘤的区别；肿瘤、癌前病变、上皮内瘤变、原位癌的概念。
> 熟悉：肿瘤的组织结构及形态特征；肿瘤对机体的影响；肿瘤的分级与分期；肿瘤的防治原则。
> 了解：肿瘤的代谢特点；肿瘤的分类方法；常见肿瘤及肿瘤病因与发病机制。

　　肿瘤是一种常见病、多发病，尤其恶性肿瘤是危害人类健康最严重的疾病。肿瘤的病因学、发病学及其防治，一直是全世界医学科学研究的重要课题。

肿瘤的概念

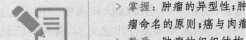

　　肿瘤是机体在各种致瘤因素作用下，局部组织的某一个细胞生长调控发生严重紊乱，导致异常增殖而形成的新生物，常表现为局部肿块。但白血病并不一定形成局部肿块，而且临床上表现为"肿块"者也不一定是肿瘤。

　　肿瘤细胞的单克隆性异常增生，指肿瘤是由发生了肿瘤性转化的单个细胞反复分裂繁殖产生的子代细胞组成的。与正常组织在生理状态下的增生，以及在炎症、修复等病理状态下的增生有本质不同，见表3-6-1。

表3-6-1 肿瘤性增生和非肿瘤性增生的区别

项目	肿瘤性增生	非肿瘤性增生
性质	单克隆性增生	多克隆性增生
分化程度	肿瘤细胞失去了分化、成熟的能力 形态、代谢和功能均有异常	增生的细胞或组织分化、成熟 具有正常的形态、代谢和功能
对机体影响	与机体不协调,对机体有害	符合机体的生理需求
增生形式	失控性增生,具有相对的自主性	增生原因消除后就不再继续

| 第二节 |

肿瘤的特征

一、肿瘤的大体形态

1. 形状 肿瘤的形状与其发生部位、组织来源、生长方式和肿瘤的良性或恶性有密切关系。肿瘤形状多种多样,有乳头状、菜花状、蕈状、绒毛状、结节状、分叶状、息肉状、浸润性包块状、弥漫性肥厚状、溃疡状和囊状等(图3-6-1)。

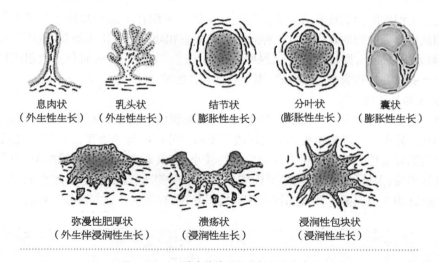

息肉状　　　　乳头状　　　　结节状　　　　分叶状　　　　囊状
（外生性生长）（外生性生长）（膨胀性生长）（膨胀性生长）（膨胀性生长）

弥漫性肥厚状　　　　溃疡状　　　　浸润性包块状
（外生伴浸润性生长）（浸润性生长）（浸润性生长）

图3-6-1 肿瘤的外形和生长方式模式图

2. 大小 肿瘤大小差别很大,小至需在显微镜下才能发现,如原位癌、甲状腺微小癌等;大者可重达数千克乃至数十千克。生长于体表或体腔内的肿瘤,有足够的生长空间,可长得很大;生长于密闭狭小腔道的肿瘤,生长受限,则一般较小。良性肿瘤虽生长缓慢,但生长时间较长时,可长得很大。恶性肿瘤生长迅速,可很快引起转移和患者死亡,一般不会长得很大。

3. 颜色 良性肿瘤的颜色一般接近其来源的正常组织,如血管瘤呈红色,脂肪瘤呈黄色。恶性肿瘤的切面一般呈灰白色或灰红色,但可因肿瘤组织的含血量、是否含有色素,以及肿瘤有无继发变性、坏死、出血等呈现不同的颜色。

4. **硬度** 与肿瘤的类型、肿瘤的实质和间质比例以及有无变性、坏死等有关。如骨瘤质地硬，脂肪瘤质地软；实质多于间质的肿瘤一般较软，反之则较硬；瘤组织发生坏死时变软，有钙质沉积或骨质形成则变硬。

5. **数目** 肿瘤一般是单发，数目通常为一个原发性肿瘤，少数也有例外，如多发性的子宫平滑肌瘤、神经纤维瘤等。

6. **肿瘤的包膜** 通常良性肿瘤有完整的包膜，与周围组织界限清楚；而恶性肿瘤一般无包膜，与周围组织界限不清。

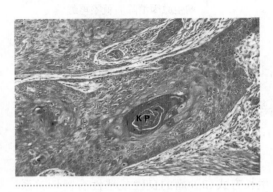

图 3-6-2　肿瘤的实质和间质

二、肿瘤的组织结构

肿瘤的组织结构分为实质和间质两部分（图 3-6-2），它是肿瘤组织病理学诊断的基础。肿瘤细胞构成肿瘤的实质，是肿瘤的主要成分。其是判断肿瘤的性质、分类的主要依据。肿瘤间质主要由结缔组织和血管组成，起着支持和营养肿瘤实质的作用。肿瘤细胞可刺激血管生成，间质血管的多少对肿瘤的生长速度起着决定性作用。此外，肿瘤间质内还常可见淋巴细胞浸润，是机体对肿瘤组织的免疫反应。一般来说，肿瘤间质中有丰富淋巴细胞的患者预后较好。

（一）肿瘤的分化

分化是指组织细胞由幼稚发育到成熟的过程。肿瘤组织在形态和功能上表现出与其来源正常组织的相似程度为肿瘤的分化程度。肿瘤的组织形态和功能接近正常组织，说明其分化程度高或分化好；如果相似性小，则说明其分化程度低或分化差。如果一个肿瘤与正常组织缺乏相似之处，由未分化细胞构成，称为未分化肿瘤，属于高度恶性肿瘤。

（二）肿瘤的异型性

肿瘤组织无论在细胞形态和组织结构上，都与其起源的正常组织有不同程度的差异，这种差异称为异型性。异型性是肿瘤组织细胞出现成熟障碍和分化障碍的表现，表现为细胞形态的异型性和组织结构的异型性。良性肿瘤的细胞异型性较小，与其起源的正常组织相似，可有不同程度的组织结构异型性；恶性肿瘤的细胞异型性和结构异型性都比较明显，与其起源的正常组织不相似，分化程度低（图 3-6-3）。明显的异型性称为间变，具有间变特征的肿瘤，称为间变性肿瘤，多

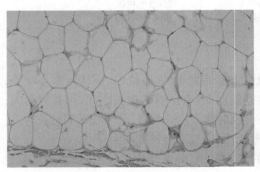
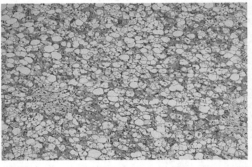

图 3-6-3　良性肿瘤和恶性肿瘤的异型性比较

为高度恶性肿瘤。

1. **肿瘤的结构异型性** 是指肿瘤组织在空间排列方式上与相应正常组织的差异,主要表现在肿瘤细胞的层次和排列的不规则,与间质的关系紊乱。良恶性肿瘤均可出现结构异型性。

2. **肿瘤的细胞异型性** 良性肿瘤的细胞异型性小,而恶性肿瘤的细胞异型性大,表现为以下特点:①肿瘤细胞的多形性(图3-6-4),肿瘤细胞的形态及大小不一。恶性肿瘤细胞一般较正常细胞大,可出现多核瘤巨细胞,但少数分化差的肿瘤细胞可较正常细胞小,呈圆形,大小比较一致,如肺小细胞癌。②肿瘤细胞核的多形性,肿瘤细胞核大小、形状及染色不一,并可出现巨核、双核、多核或奇异核。肿瘤细胞核体积增大(核肥大),核质比例较正常增大。由于核内DNA增多,细胞核染色深,染色质呈粗颗粒状,分布不均匀,常堆积在核膜下,使核膜显得增厚,核仁肥大,数目也常增多(可达3～5个)。核分裂象多见。恶性肿瘤可出现不对称性、多极性及顿挫性等病理性核分裂象。③肿瘤细胞质的改变,细胞质内由于核蛋白体(核糖体)增多,呈嗜碱性;有些肿瘤细胞可产生异常分泌物或代谢产物,如激素、黏液、糖原、脂质、角蛋白和色素等。

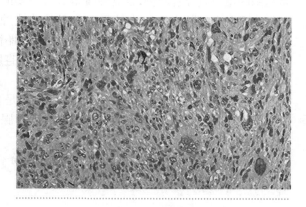

图3-6-4 肿瘤细胞多形性

上述肿瘤细胞的形态的变化,特别是细胞核的多形性和病理核分裂象,是恶性肿瘤的重要形态特征,对于区别良性肿瘤和恶性肿瘤有重要意义。

三、肿瘤的生长

(一)肿瘤的生长方式

肿瘤的生长主要有膨胀性生长、浸润性生长、外生性生长3种方式。

1. **膨胀性生长** 是大多数良性肿瘤的生长方式。肿瘤细胞生长缓慢,挤压周围组织,吹气球样生长。因此,肿瘤常有完整的包膜,与周围组织界限清楚,触诊时肿瘤可以推动,手术易完全摘除,术后不易复发。

2. **浸润性生长** 是大多数恶性肿瘤的生长方式。肿瘤细胞侵入周围组织间隙、淋巴管或血管内,似树根长入泥土一样,侵袭和破坏周围组织。因此,肿瘤常无包膜,与周围组织界限不清,触诊时肿瘤固定不活动。手术切除时,切除范围应大于肉眼见到的肿瘤范围,尽量避免残留的恶性肿瘤细胞造成术后复发。

3. **外生性生长** 发生在体表、体腔表面及自然管道表面的肿瘤,常在表面生长,形成乳头状、息肉状、蕈状、菜花状肿物。良性、恶性肿瘤均可呈外生性生长,良性肿瘤主要向外突出生长,不向内浸润;恶性肿瘤基底部往往呈浸润性生长,向外突出部分,由于生长迅速,血液供应不足,易发生坏死、脱落而形成边缘隆起的恶性溃疡。

(二)肿瘤的生长速度

通常良性肿瘤生长速度比较慢,病程可持续几年甚至几十年,如突然生长速度加快,应考虑有恶变的可能。恶性肿瘤生长速度较快,当血管形成及营养供应相对不足时,易发生坏死、出血。

四、肿瘤的代谢

肿瘤组织比正常组织代谢旺盛,尤以恶性肿瘤更为明显。

1. 核酸代谢 肿瘤组织合成 DNA 和 RNA 的聚合酶活性均较正常组织高,故核酸合成代谢旺盛,导致 DNA 和 RNA 的含量在恶性肿瘤细胞内均明显增高。

2. 蛋白质代谢 肿瘤组织的蛋白质合成及分解代谢都增强,合成代谢更旺盛,甚至可夺取正常组织的蛋白质分解产物,合成肿瘤本身所需要的蛋白质,使机体处于严重消耗的恶病质。肿瘤组织还可以合成肿瘤蛋白,作为肿瘤特异抗原或肿瘤相关抗原,引起机体的免疫反应。有的肿瘤蛋白与胚胎组织有共同的抗原性,也称为肿瘤胚胎性抗原。例如,肝细胞癌甲种胎儿蛋白(AFP)升高,内胚层组织发生的一些恶性肿瘤(如结肠瘤、直肠癌等)可产生癌胚抗原(CEA)等,检查这些抗原可帮助诊断相应的肿瘤。

3. 酶系统 肿瘤组织酶与正常组织比较只是含量或活性的改变,并非是质的改变。例如,前列腺癌的癌组织中酸性磷酸酶明显增加,在前列腺癌伴有广泛骨转移时,患者血清中的酸性磷酸酶也明显增加有助于临床诊断。

4. 糖代谢 肿瘤组织即使在氧供应充分的条件下也主要以无氧糖酵解方式获取能量。

五、肿瘤的扩散

具有局部浸润和远处转移的能力是恶性肿瘤最重要的生物学特性。以浸润性方式生长的恶性肿瘤,不仅在原发部位生长,还可向周围直接蔓延和转移。

(一)直接蔓延

直接蔓延是指肿瘤细胞沿着组织间隙、血管、淋巴管或神经束膜浸润,破坏邻近的正常器官或组织的现象称为直接蔓延。如肝癌晚期肿瘤细胞可蔓延至横结肠。

(二)转移

转移是指恶性肿瘤细胞从原发部位侵入淋巴管、血管或体腔,迁徙他处继续生长,形成与原发瘤同样类型的肿瘤,这个过程称为转移。转移所形成的肿瘤称为转移瘤或继发瘤。良性肿瘤不转移,一般恶性肿瘤才可能转移。常见的转移途径有以下 3 种。

1. 淋巴道转移 肿瘤细胞侵入淋巴管后,随淋巴液运行首先到达局部淋巴结,从淋巴结的边缘窦向深部侵入,占据整个淋巴结,再依次累及远端淋巴结,最后可经胸导管进入血液,继发血道转移(图 3-6-5)。例如,乳腺外上象限发生的癌常首先转移至同侧腋窝淋巴结,形成淋巴结的转移性乳腺癌。肿瘤转移的淋巴结增大,变硬,切面呈灰白色。严重时,肿瘤细胞侵出淋巴结被膜而使多个淋巴结互相融合成团块。

2. 血道转移 肿瘤细胞侵入血管后,可随血流到达远处器官继续生长,形成转移瘤。血道转移的途径:①侵入门静脉系统的瘤细胞可转移到肝,如胃癌、肠癌已发生肝转移。②侵入体循环静脉的瘤细胞可转移到肺,如肝癌可引起肺转移。③侵入肺静脉的瘤细胞可转移至全身各

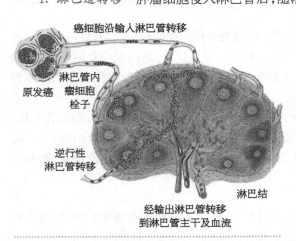

癌细胞沿输入淋巴管转移

淋巴管内瘤细胞栓子

原发癌

逆行性淋巴管转移

淋巴结

经输出淋巴管转移到淋巴管主干及血流

图 3-6-5 癌的淋巴道转移模式图

器官,以肾、脑、骨等处多见。④侵入胸、腰、骨盆静脉的瘤细胞,可以经吻合支到达脊椎静脉丛,如前列腺癌可经此途径转移至脊椎进而转移到脑。一般说来,血道转移最常见的转移部位是肺,其次是肝和骨。因此,在临床上判断有无血道转移时,做肺和肝的影像学检查很有必要。转移瘤多发生于脏器边缘,多散在分布,界限清楚。生长快速血液供应跟不上时,瘤结节中央出血、坏死而下陷,形成"癌脐"。

3. **种植性转移**　体腔内器官的恶性肿瘤蔓延至器官表面时,瘤细胞脱落似播种一样种植在体腔或其他器官的表面,形成多发的转移瘤,称为种植性转移。如胃癌侵犯浆膜后,可种植于大网膜、腹膜及腹腔内器官表面及卵巢等处。浆膜腔的种植转移常伴有血性浆液性积液,体腔积液中可含有不等量的肿瘤细胞。因此,临床上抽取体腔积液做细胞学检查,是诊断恶性肿瘤的重要方法之一。另外,医护人员在肿瘤手术、检查时要规范操作,防止医源性种植性转移。

■ 六、肿瘤的复发

肿瘤的复发是指恶性肿瘤经手术切除或放疗、化疗等治疗后,获得一段消退期或缓解期后,又重新出现同样类型的肿瘤。引起复发的原因主要为手术未完全切除、切口种植、隐性转移灶及肿瘤细胞的多克隆灶等。

■ 七、肿瘤的分级与分期

(一)肿瘤的分级

恶性肿瘤的"分级"是依据恶性肿瘤的分化程度、异型性及核分裂象的数目等对恶性肿瘤进行分级的。常采用三级分级法:Ⅰ级为高分化,属于低度恶性;Ⅱ级为中等分化,属于中度恶性;Ⅲ级为低分化,属于高度恶性。肿瘤的分级是判断肿瘤恶性程度的重要指标。

(二)肿瘤的分期

国际上广泛采用 TNM 分期法。T 是指原发肿瘤,随着肿瘤增大依次用 $T_1 \sim T_4$ 表示;N 是指局部淋巴结转移情况,淋巴结无转移用 N_0 来表示,随着受累程度和范围的增加,依次用 $N_1 \sim N_3$ 表示;M 是指血道转移,无转移者用 M_0 表示,有血道转移者用 M_1 表示。

| 第三节 |

肿瘤对机体的影响

肿瘤因其性质的不同,对机体的影响也不同。早期或很小的肿瘤常无明显的临床表现,甚至在死亡后进行尸体解剖时才被发现。

良性肿瘤对机体影响相对较小,主要表现为压迫和阻塞症状,如突入肠腔的良性肿瘤可引起肠梗阻;颅腔内的良性肿瘤可压迫脑组织或阻塞脑室系统引起颅内高压,出现相应的神经系统症状。此外,内分泌腺的良性肿瘤常引起某种激素分泌过多而产生全身影响,如垂体前叶的嗜酸性细胞腺瘤,可分泌大量的生长激素,引起巨人症或肢端肥大症。

恶性肿瘤浸润破坏周围组织、器官并可发生转移,因而可出现压迫、阻塞、继发出血、坏死、顽固性疼痛和贫血、发热、体重下降、夜汗、感染和恶病质等全身症状。恶病质是指大多数恶性肿瘤患者在晚期出现进行性的消瘦、贫血、乏力、食欲低下及全身衰竭等综合性的临床表现。

肿瘤的产物(如异位激素)、异常免疫反应(如交叉免疫反应)或其他不明原因,可引起内分泌、神经、消化、造血、骨关节、肾脏及皮肤等系统发生病变,出现相应的临床表现。这些表现不是由原发肿瘤或转移灶直接引起,故称为副肿瘤综合征或肿瘤相关综合征。如异位内分泌综合征:一些非内分泌肿瘤能产生和分泌激素或激素类物质,引起内分泌紊乱而出现相应临床症状;血液的高凝状态引起静脉血栓形成。

| 第四节 |

良性肿瘤和恶性肿瘤的区别

良性肿瘤和恶性肿瘤的生物学特点有明显区别,对机体的影响差别也较大。良性肿瘤一般对机体的危害小,易于治疗,预后好;恶性肿瘤对机体的危害较大,治疗措施复杂,预后较差(表3-6-2)。区别良性肿瘤与恶性肿瘤,对于肿瘤的诊断和治疗具有重要的意义。

表 3 - 6 - 2 良性肿瘤与恶性肿瘤的区别

项目	良性肿瘤	恶性肿瘤
分化程度	分化好,异型性小,与原有组织的形态相似	分化差,异型性大,与原有组织的形态差别大
核分裂象	无或少,不见病理性核分裂象	多见,并可见病理性核分裂象
生长速度	缓慢	较快
生长方式	膨胀性和外生性生长,常有包膜形成,与周围组织一般界限清楚	通常可推动浸润性和外生性生长,无包膜,一般与周围组织界限不清楚,通常不能推动
继发性改变	少见	常发生出血、坏死、溃疡等
转移	不转移	可有转移
复发	不复发或很少复发	易复发
对机体的影响	较小,主要为局部压迫或阻塞作用	较大,除局部压迫、阻塞作用外,还可破坏原发处和转移处的组织,引起坏死、出血、合并感染,甚至恶病质

必须指出,良性肿瘤与恶性肿瘤之间并无绝对界限,有些肿瘤可以介于两者之间,称为交界性肿瘤,如卵巢交界性浆液性乳头状囊腺瘤和黏液性囊腺瘤等。肿瘤的良性、恶性也不是一成不变的,有些良性肿瘤如不及时治疗,可转变为恶性肿瘤,称为恶性变,如结肠息肉样腺瘤,可恶变为腺癌。恶性肿瘤的恶性程度也不同,有的较早发生转移(如鼻咽癌),有的转移较晚(如子宫体腺癌),有的几乎不发生转移(如皮肤基底细胞癌)。

| 第五节 |

肿瘤的命名和分类

■ 一、肿瘤的命名

人体任何组织都可以发生肿瘤,一般根据其组织来源及生物学行为命名。

（一）肿瘤的一般命名原则

1. 良性肿瘤命名　良性肿瘤在其来源组织名称后加一个"瘤"字。如来源于脂肪组织的良性肿瘤称为脂肪瘤；来源于腺体和纤维组织的良性肿瘤称为纤维腺瘤。有时结合肿瘤的形态特点命名，如腺瘤呈乳头状生长，称为乳头状腺瘤。

2. 恶性肿瘤命名

（1）癌：上皮组织的恶性肿瘤统称为癌。命名时在其来源组织名称后加一个"癌"字。如来源于腺上皮组织的恶性肿瘤称为腺癌。有些癌具有一种以上的上皮分化，如肺内同时具有腺癌和鳞状细胞成分的"腺鳞癌"。未分化癌是指形态或免疫表型可以确定为癌，但缺乏特定上皮分化特征的癌。

（2）肉瘤：间叶组织的恶性肿瘤统称为肉瘤。命名时在间叶组织名称之后加"肉瘤"二字。间叶组织包括纤维组织、脂肪组织、肌肉、脉管、骨、软骨组织等，如骨肉瘤、纤维肉瘤等。未分化肉瘤是指形态或免疫表型可以确定为肉瘤，但缺乏特定间叶组织分化特征的肉瘤。

（3）癌肉瘤：一个肿瘤中既有癌的成分又有肉瘤的成分，则称为癌肉瘤。

所有的恶性肿瘤在习惯上统称为"癌症"，包括癌、肉瘤，但两者的生物学特性、临床表现及病理变化均不相同。区别癌与肉瘤（表3-6-3），对临床诊断和治疗有着重要的作用。

表3-6-3　癌与肉瘤的区别

项目	癌	肉瘤
组织来源	上皮组织	间叶组织
发病率与年龄	较常见，发生率约为肉瘤的9倍，多发生于40岁以上成人	较少见，多发生于青少年
大体特点	切面质地较脆，灰白色，干燥，呈粗颗粒状，常伴有坏死	切面质地较软，灰红色，湿润，细腻似鱼肉状，常伴有出血
组织学特点	癌细胞呈实性条索、团块状结构（癌巢），实质与间质界限清楚，纤维组织常有增生	肉瘤细胞弥漫分布，实质与间质界限不清，间质中有丰富的血管，纤维组织较少
网状纤维染色	癌巢被网状纤维包绕，癌细胞间无网状纤维	肉瘤细胞间有网状纤维
转移	多经淋巴道转移	多经血道转移
免疫组化	细胞角蛋白常为阳性	波纹蛋白常为阳性

（二）肿瘤命名的特殊情况

1. 以"母细胞瘤"命名　来源于幼稚组织或细胞的肿瘤，称为"母细胞瘤"。大多数是恶性肿瘤，如视网膜母细胞瘤、神经母细胞瘤、肾母细胞瘤等；少数是良性肿瘤，如骨母细胞瘤。

2. 肿瘤名称前加"恶性"二字　有些恶性肿瘤成分复杂或习惯沿袭，称为"恶性××瘤"，如恶性畸胎瘤、恶性脑膜瘤等。

3. 以"瘤"或"病"命名的恶性肿瘤　无性细胞瘤（卵巢）、精原细胞瘤（睾丸）、白血病（造血组织的恶性肿瘤）等。

4. 以人名命名的恶性肿瘤　有的肿瘤以起初描述或研究该肿瘤的学者名字命名，如霍奇金

(Hodgkin)淋巴瘤,尤因(Ewing)瘤(骨组织内未分化细胞发生的恶性肿瘤)。

5. 以肿瘤细胞形态命名 燕麦细胞癌、透明细胞肉瘤等。

6. 以"瘤病"命名的良性肿瘤 多用于多发性良性肿瘤,如神经纤维瘤病,或在局部广泛弥漫生长的良性肿瘤,如脂肪瘤病和血管瘤病。

■ 二、肿瘤的分类

肿瘤的分类是以其组织起源或分化方向为依据的,分为五大类,每一大类又分为良性和恶性两组,表3-6-4。

表3-6-4 肿瘤分类表

组织来源	良性肿瘤	恶性肿瘤	好发部位
上皮组织			
基底细胞		基底细胞癌	头面部皮肤
鳞状上皮	乳头状瘤	鳞状细胞癌	乳头状瘤见于皮肤、鼻、喉等;鳞状细胞癌见于皮肤、子宫颈、食管、肺、鼻窦和阴茎等
腺上皮	腺瘤	腺癌	腺瘤多见于乳腺、甲状腺、胃、肠等;腺癌见于胃、肠、乳腺、甲状腺等
	囊腺瘤	囊腺癌	卵巢
	多形性腺瘤	恶性多形性腺瘤	涎腺
移行上皮(变移上皮)	乳头状瘤	移行细胞癌	膀胱、肾盂
间叶组织			
纤维组织	纤维瘤	纤维肉瘤	四肢
	纤维组织细胞瘤	恶性纤维组织细胞瘤	四肢
脂肪组织	脂肪瘤	脂肪肉瘤	脂肪瘤多见于背、肩、颈等皮下组织;脂肪肉瘤多见于下肢和腹膜后深部软组织
平滑肌组织	平滑肌瘤	平滑肌肉瘤	子宫、胃肠
横纹肌组织	横纹肌瘤	横纹肌肉瘤	横纹肌肉瘤多见于头颈部、生殖泌尿道及四肢
血管组织	血管瘤	血管肉瘤	皮肤和皮下组织
淋巴管组织	淋巴管瘤	淋巴管肉瘤	舌、唇等
骨组织	骨瘤	骨肉瘤	骨瘤多见于颅骨、长骨;骨肉瘤多见于长骨上、下端,以膝关节上、下端尤为多见
软骨组织	软骨瘤	软骨肉瘤	软骨瘤多见于手足短骨;软骨肉瘤多见于盆骨、肋骨、股骨、肱骨及肩胛骨等
滑膜组织	滑膜瘤	滑膜肉瘤	膝、踝、腕、肩和肘等关节附近
间皮	间皮瘤	恶性间皮瘤	胸膜、腹膜
淋巴造血组织			
造血组织		白血病	淋巴造血组织
淋巴组织		淋巴瘤	颈部、纵隔、肠系膜和腹膜后淋巴结

（续表）

组织来源	良性肿瘤	恶性肿瘤	好发部位
神经组织			
神经鞘膜组织	神经纤维瘤	神经纤维肉瘤	全身皮肤、四肢、腹膜后神经
神经鞘组织	神经鞘瘤	恶性神经鞘瘤	头、颈、四肢等处神经
胶质细胞	胶质细胞瘤	恶性胶质细胞瘤	大脑
原始神经细胞		髓母细胞瘤	小脑
脑膜组织	脑膜瘤	恶性脑膜瘤	脑膜
交感神经节	节细胞神经瘤	神经母细胞瘤	前者多见于纵隔和腹膜后；后者多见于肾下腺髓质
其他			
黑色素细胞	黑色素痣	黑色素瘤	皮肤
胎盘组织	葡萄胎	绒毛膜上皮癌、恶性葡萄胎	子宫
性索	支持细胞、间质细胞瘤	恶性支持细胞、间质细胞瘤	卵巢、睾丸
生殖细胞		无性细胞瘤	卵巢
		精原细胞瘤	睾丸
		胚胎性癌	卵巢、睾丸
性腺或胚胎剩件中的全能细胞	畸胎瘤	恶性畸胎瘤	卵巢、睾丸、纵隔和骶尾部

第六节

癌前疾病、异型增生和原位癌

一、癌前疾病

癌前疾病也称癌前病变，是指某些具有恶变潜在可能性的良性病变或疾病，长期存在有可能转变为癌。早期发现及时治疗癌前疾病，对降低恶性肿瘤的发病率有着重要的意义。

1. **乳腺纤维囊性病**　多见于 40 岁左右的妇女，其发生与内分泌紊乱有关。病变主要为乳腺小叶导管囊性扩张、小叶和上皮细胞增生。尤其伴有导管内乳头状增生者较易发生癌变。

2. **子宫颈糜烂**　子宫颈鳞状上皮破坏，由宫颈管柱状上皮取代，病变处呈粉红色，似上皮黏膜缺损，称为子宫颈糜烂。少数病例可转变为鳞状细胞癌。

3. **黏膜白斑**　黏膜上皮局部过度增生、角化和异型，呈白色斑块。病变位置位于口腔、外阴和阴茎等处，长期不愈，可能转变为鳞状细胞癌。

4. **结肠多发性息肉状腺瘤**　又称家族性腺瘤性息肉病，属于常染色体显性遗传病，易发生癌变。

5. **慢性萎缩性胃炎与胃溃疡**　胃黏膜的肠上皮化生或非典型增生，与胃癌的发生有一定的关系。

6. **皮肤慢性溃疡** 长期慢性刺激,表皮(鳞状上皮)增生和非典型增生,可进一步发展为癌。

7. **慢性溃疡性结肠炎** 是一种肠道慢性炎症性疾病,反复发生溃疡和黏膜增生,可发展为结肠腺癌。

8. **肝硬化** 慢性乙型肝炎导致的肝硬化,可发生癌变。

二、非典型增生

非典型增生是指上皮细胞出现异常增生,增生的细胞呈现一定程度的异型性,但在诊断上还不能确立为癌。根据异型性大小和累及的范围,分为三级。轻度非典型增生异型性较小,累及上皮全层下 1/3;中度非典型增生异型性中等,累及上皮全层下 2/3;重度非典型增生异型性较大,累及全层上皮的 2/3 以上。

三、原位癌

原位癌是指癌变细胞仅局限于上皮全层,尚未突破基底膜向下浸润的非浸润性癌。原位癌是一种早期癌,及时发现、诊断并治疗,可防止其继续发展为浸润性癌,可以提高肿瘤的治愈率。

上皮内瘤变和原位癌的比较见图 3-6-6。

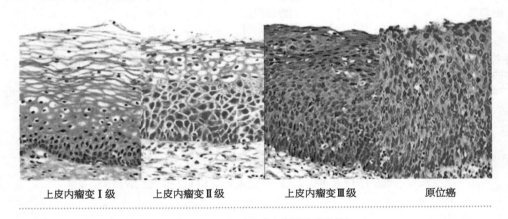

| 上皮内瘤变Ⅰ级 | 上皮内瘤变Ⅱ级 | 上皮内瘤变Ⅲ级 | 原位癌 |

图 3-6-6 上皮内瘤变和原位癌比较

第七节

肿瘤病因及发病学

肿瘤的病因十分复杂,包括外界致癌因素和影响肿瘤发生、发展的内在因素。

一、外界致癌因素

(一)环境致瘤因素

1. **化学致癌因素** 是引起癌症的主要原因。多数化学致癌物需在体内(主要是肝)代谢活化后才致癌,称为间接致癌物;少数化学致癌物(如烷化剂和酰化剂)不需在体内代谢转化即可致癌,称为直接致癌物。常见的化学致癌物有以下几类。

（1）多环芳烃化合物：致癌性强的有 3,4-苯并芘、1,2,5,6-双苯并蒽等。该类化合物主要存在于煤烟、烟草燃烧的烟雾、内燃机排放的废气中,这与近年来肺癌发生率增高有关。此外,熏、烤的肉类食品中也含有多环芳烃类化合物,这与某些地区胃癌的发生有关。

（2）芳香胺类化合物：如乙奈胺、联苯胺、4-氨基联苯等化工原料,与橡胶、印染等行业人员的膀胱癌发生率较高有关。

（3）亚硝胺类化合物：这类致癌物具有致癌谱广、致癌性强的特点,可在许多实验动物中诱发各种不同器官的肿瘤,可能引起人胃肠道癌或其他肿瘤。亚硝酸盐普遍存在于水、腐败的蔬菜、变质的食品、肉类食品的防腐剂和着色剂,进入机体经胃酸作用后,转变为具有致癌性的亚硝胺类物质。我国河南省林州市是食管癌的高发区,与食物中的亚硝胺含量高有关。

（4）真菌毒素：黄曲霉素广泛存在于霉变的花生、玉米和谷物等食物中,黄曲霉素有多种,其中以黄曲霉素 B_1 的致癌性最强,乙型肝炎病毒（HBV）感染和黄曲霉素 B_1 的协同作用可能是我国肝癌高发地区的重要致肝癌因素。

（二）物理致癌因素

一些物理因素也可导致肿瘤,如电离辐射,包括 X 射线、γ 射线、亚原子微粒的辐射等。长期接触这些射线易致白血病、皮肤癌等。紫外线长期照射,可以引起皮肤鳞状细胞癌、基底细胞癌和黑色素瘤。

（三）生物致癌因素

目前发现与人类肿瘤发生密切相关的 DNA 肿瘤病毒有：①人乳头状瘤病毒（HPV）,与生殖器肿瘤的发生有关；②EB 病毒（人类疱疹病毒）,与鼻咽癌、淋巴瘤的发生有关；③乙型肝炎病毒（HBV）,与肝癌的发生有关；④幽门螺杆菌,与胃黏膜相关淋巴组织淋巴瘤、胃癌的发生有关。

二、内在致癌因素

（一）遗传因素

大量流行病学和临床资料显示,5%～10%的人体肿瘤的发生与遗传因素有关。

1. 常染色体显性遗传的肿瘤　肾母细胞瘤、视网膜母细胞瘤等。

2. 常染色体隐性遗传的肿瘤　着色性干皮病易致皮肤癌,Bloom 综合征（先天性毛细血管扩张性红斑及生长发育障碍）易发生白血病和其他恶性肿瘤。

3. 多因素遗传　乳腺癌、胃肠道癌等,有家族聚集倾向。

（二）免疫因素

机体的抗肿瘤免疫反应主要是细胞免疫,参与杀伤肿瘤细胞。机体免疫能力低下时易患肿瘤,如免疫缺陷病和接受免疫抑制治疗的患者中恶性肿瘤发生率均明显增加。

（三）种族因素

有些肿瘤在不同种族和地区的发病率有明显差别,如鼻咽癌常发生于我国广东；欧美国家乳腺癌发病率较高；而日本胃癌的年死亡率比美国高 7 倍。这说明种族与肿瘤的发生有一定的相关性。

（四）性别和年龄因素

女性乳腺癌、胆囊癌、甲状腺癌、膀胱癌等的发生率高于男性,而肺癌、食管癌、胃癌、肝癌、结肠癌、鼻咽癌等则以男性多见。大部分癌多发生于老年人。但神经母细胞瘤、肾母细胞瘤、髓母细胞瘤等好发于儿童；骨肉瘤、横纹肌肉瘤好发于青年人。

（五）内分泌因素

在疾病或某种原因引起内分泌失调的情况下,由于激素不平衡,能使某些激素持续作用于敏感组织,可能导致细胞的增殖与癌变。如乳腺癌、子宫平滑肌瘤与机体中雌激素水平增高有关。

（六）心理、社会因素

有资料表明,精神创伤、情绪抑制、精神紧张等心理因素与肿瘤的发生、发展及预后有一定的关系。心理、社会因素可以通过神经-内分泌-免疫系统的功能紊乱而影响组织的代谢和生长过程,削弱机体的抗肿瘤的免疫防御功能,从而为肿瘤的发生、发展提供有利条件。

■ 三、肿瘤的发病学概要

随着分子生物学的迅速发展,特别是对癌基因和肿瘤抑制基因的研究,人们初步了解了某些肿瘤的病因及其发病机制,并认为肿瘤的发生与基因发生异常有关,是肿瘤细胞单克隆增生的结果,是一个长时期的、多因素作用、分阶段的衍变过程。

（一）癌基因激活

癌基因是指存在于病毒或细胞基因组内的一类在一定条件下能使正常细胞转变为恶性细胞的核苷酸序列,对细胞的增殖、分化起正调控作用,在正常情况下以非激活形式存在,故又称为原癌基因。原癌基因在多种因素的作用下被激活转变为癌基因。

（二）肿瘤抑制基因的失活

肿瘤抑制基因是指存在于细胞基因组内的一类能够抑制肿瘤发生的核苷酸序列,又称抗癌基因。肿瘤抑制基因的产物能抑制细胞的增长。若肿瘤抑制基因失活,正常细胞可转变为肿瘤细胞。

（三）凋亡调节基因和 DNA 修复调节基因的改变

肿瘤的发生不仅与癌基因激活和肿瘤抑制基因失活有关,而且与凋亡调节基因和 DNA 修复调节基因的改变也有关。

综上所述,目前认为恶性肿瘤发生的基本模式如下：致癌因素引起基因损伤,激活癌基因和(或)灭活肿瘤抑制基因,可能还累及凋亡调节基因和(或)DNA 修复基因,使细胞呈多克隆性增生,在促进因子的作用下,基因进一步损伤,发展为单克隆性增生,通过演进和异质化,形成具有不同生物学特性的亚克隆,获得无限制生长的能力,并可浸润和发生转移。

| 第八节 |

肿瘤的病理学检查与防治原则

■ 肿瘤的病理学检查

肿瘤的病理学检查是极其重要的肿瘤诊断方法之一。病理学检查可以确定肿瘤的诊断、组织来源以及性质和范围等,为临床治疗提供重要的依据。

是否为肿瘤和肿瘤的良恶性鉴别主要靠光镜观察,电镜可确定肿瘤细胞的分化程度,在鉴别肿瘤的类型和组织发生上可起重要作用。新仪器和技术应用到病理学科后,出现了超微结构病理、分子病理学、免疫病理学、遗传病理学。

世界卫生组织认为 40％的癌症是可以预防的,癌症的预防一般包括三级预防。

1. **一级预防** 　包括：①病因预防,消除和避免致癌因素,改善生活习惯(如戒烟),注意保护环境(避免大气、水源、土壤和农作物等污染),减少和避免与职业性致癌物的接触。②积极开展健康教育,建立科学的生活和饮食习惯,如减少霉变食品的摄入、不吸烟等。③增强机体抗肿瘤的能力,如加强锻炼、合理饮食、保持良好的心理和精神状态等。

2. 二级预防 对肿瘤采取"三早"原则进行发病学预防,即早期发现、早期诊断、早期治疗。广泛开展防癌普查,积极治疗癌前病变,发现不明原因的肿块、进行性消瘦、咯血、血尿、便血、阴道不规则出血等症状应及时就诊。

3. 三级预防 以延长生存及提高生活质量为目的而进行积极的综合性、特异性治疗,通过治疗,提高治愈率、生存率和生存质量,减轻痛苦,延长寿命等。

(李玉华)

第七章

水、电解质代谢紊乱

学习导航

> 为什么呕吐患者经葡萄糖补液后突然出现休克?
> 脱水严重的患儿,体温升高的机制是什么?

学习目标

> 掌握:各种类型脱水的特点及其对机体的影响;高钾血症和低钾血症的概念及其对机体的影响。
> 熟悉:引起各种类型脱水的主要原因;钾代谢紊乱的主要原因。
> 了解:各种类型脱水的防治病理和生理基础;高钾血症和低钾血症的防治病理和生理基础。

| 第一节 |

水、钠代谢紊乱

水、钠代谢紊乱常同时或先后发生,关系密切,故临床上常将两者同时考虑。

■ 脱水

脱水是指各种原因引起的体液容量明显减少。脱水按细胞外液的渗透压不同,可分为高渗性脱水、低渗性脱水和等渗性脱水三种类型。

(一)高渗性脱水

高渗性脱水以失水多于失钠,血清钠浓度大于 150 mmol/L,血浆渗透压大于 310 mmol/L,细胞外液和细胞内液量均减少(图 3-7-1)为主要特征。

1. 原因和机制

(1)饮水不足:①水源断绝,如沙漠中迷路等。②不能饮水,昏迷或频繁呕吐的患者等。③渴感障碍,下丘脑口渴中枢损害及某些脑血管意外的患者等。

（2）失水过多：①经皮肤、呼吸道失水，高热、大汗和甲状腺功能亢进时可通过皮肤丢失大量低渗液体。②经胃肠道失水，呕吐、腹泻及消化道引流等可引起等渗或含钠量低的消化液丢失。③经肾失水，如中枢性尿崩症患者 ADH 合成、分泌不足，使肾远曲小管和集合管对水重吸收减少而排出大量低渗尿。此外，还有反复应用甘露醇、山梨醇、尿素、高渗糖等各种原因引起的渗透性利尿。

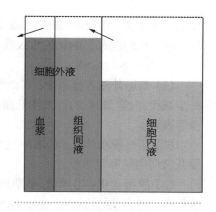

图 3-7-1　高渗性脱水体液变动示意图

2. 对机体的影响

（1）细胞内液向细胞外转移：由于细胞外液高渗，细胞内液向渗透压低的细胞外转移，使细胞内液明显减少，而致细胞脱水。

（2）口渴：因失水多于失钠，细胞外液渗透压增高，刺激渴觉中枢而产生渴感。

（3）尿量减少：细胞外液渗透压增高刺激下丘脑感受器，引起 ADH 分泌增多，使肾小管对水重吸收增多，从而引起尿少和尿比重增高。

（4）中枢神经系统功能紊乱：细胞外液高渗使脑细胞脱水，引起中枢神经系统功能障碍，如出现幻觉、嗜睡、抽搐，甚至昏迷。脑细胞严重脱水而引起脑体积显著缩小时，颅骨和脑皮质之间的血管张力增大，导致静脉破裂而出现局部脑出血和蛛网膜下腔出血。

（5）脱水热：脱水严重的患者，尤其是患儿，由于皮肤蒸发的水分减少，散热受到影响，因而体温升高，这种因脱水导致机体散热障碍引起的体温升高称为脱水热。

3. 防治与护理原则

（1）消除病因，积极防治原发疾病。

（2）高渗性脱水患者，失水多于失钠，故补液应以 5％葡萄糖溶液为主，但毕竟也有钠的丢失，因此也要适当补充一定量的含钠溶液；注意观察患者的生命体征、尿量、皮肤及黏膜情况。

（3）记录患者体液出入量，根据医嘱严格掌握输液速度，以免输液量过多、过快发生肺水肿，或滴速过慢而达不到目的。

（二）低渗性脱水

低渗性脱水以失钠多于失水，血清钠浓度小于 130 mmol/L，血浆渗透压小于 280 mmol/L，伴细胞外液量减少（图 3-7-2）为主要特征。

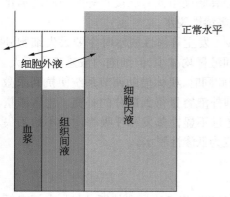

图 3-7-2　低渗性脱水体液变动示意图

1. 原因和机制

（1）丧失大量消化液而只补充水分是最常见的原因。大多因呕吐、腹泻，部分因胃肠吸引术导致大量含钠消化液丢失。

（2）大量出汗后只补充水分可伴有明显的钠丢失，若仅补水则可致细胞外液低渗。

（3）大面积烧伤后，大量体液由烧伤创面丢失而只补水时，可发生低渗性脱水。

（4）肾性失钠：见于以下情况。①长期连续使用排钠性利尿剂（如氢氯噻嗪、呋塞米等）。②急性肾衰竭多尿期，使肾小管上皮细胞对钠、水重吸收减少。③肾上腺皮质功能不全,由于醛固酮分泌减少,肾小管对钠重吸收减少。④慢性间质性肾疾病,髓质结构破坏,髓襻功能受损,影响钠的重吸收。

2. 对机体的影响

(1) 细胞外液容量减少:水由细胞外液向渗透压相对较高的细胞内转移,使细胞外液容量进一步减少,血容量减少,而发生低血容量性休克,患者易出现脉搏细速、静脉塌陷、血压下降、尿量减少等表现。

(2) 明显脱水体征:低渗性脱水时,组织间液减少最明显,表现为皮肤弹性减退、眼窝凹陷和婴儿囟门内陷等脱水征。

(3) 尿量变化:①尿量,早期尿量一般不减少;严重脱水时,血容量不足,ADH 分泌增多,肾重吸收水分增多,尿量减少。②尿钠,经肾失钠所引起的低渗性脱水,使尿钠含量增多(>20 mmol/L);由肾外原因引起者,因细胞外液减少、肾血流量不足而激活肾素-血管紧张素-醛固酮系统,肾小管上皮细胞对钠重吸收增加,尿钠含量减少(<10 mmol/L)。

3. 防治与护理原则

(1) 防治原发病,去除病因。

(2) 低渗性脱水患者,原则上应补等渗或高渗盐水以恢复细胞外液容量和渗透压。注意观察并记录患者的体液出入量、体重增减、生命体征、尿量、皮肤及黏膜等情况,评估患者的液体平衡状态。

(3) 补液过程中,护士须全面细致地观察病情,及时处理异常情况,为制订和调整补液方案提供依据。

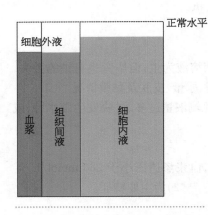

图 3-7-3　等渗性脱水体液变动示意图

(三) 等渗性脱水

等渗性脱水的特点是水与钠按其在正常血浆中的含量等比例丢失,血清钠浓度仍维持在 130~150 mmol/L,血浆渗透压保持在 280~310 mmol/L,细胞外液量减少(图 3-7-3)。在临床上,等渗性脱水是最常见的类型。

1. 原因和机制　任何等渗体液大量丢失所造成的脱水,在短期内均属于等渗性脱水。其见于:①麻痹性肠梗阻时,大量体液潴留于肠腔内。②大量抽放胸腔、腹腔积液,大面积烧伤,大量呕吐、腹泻或胃肠减压以后。③新生儿消化道先天畸形(如幽门狭窄),胎粪肠梗阻或胃肠瘘管等所引起的消化液丢失等也可以引起等渗性脱水。

2. 对机体的影响　发生等渗性脱水时主要丢失细胞外液,血浆容量及组织间液量均减少,但细胞内液量变化不大。细胞外液的大量丢失造成细胞外液容量减少,血液浓缩;与此同时,机体借助调节系统使抗利尿激素和醛固酮分泌增强,通过肾脏对钠和水的重吸收,使细胞外液容量得到部分的补充。患者尿量减少,尿内 Na$^+$ 减少。如等渗性脱水不进行处理,患者可通过不显性蒸发和呼吸等途径不断丢失水分,而转为高渗性脱水。如果补充过多的低渗溶液则转变为低渗性脱水。

3. 防治与护理原则

(1) 控制病因,配合治疗,积极处理原发病。

(2) 临床上常静脉输入生理盐水和葡萄糖混合液。严密观察患者的生命体征、尿量、血清电解质、皮肤及黏膜等情况。

（3）准确记录24 h出入液量，供临床医师参考，及时调整补液方案；按要求控制输液速度，保证输液通畅。

以上3种类型脱水的比较见表3-7-1。

表3-7-1　3种类型脱水的比较

项目	高渗性脱水	低渗性脱水	等渗性脱水
特征	失水大于失钠	失钠大于失水	水、钠成比例丢失
主要失水部位	细胞内液	细胞外液	细胞外液
血钠浓度	>150 mmol/L	<130 mmol/L	130~150 mmol/L
血浆渗透压	>310 mmol/L	<280 mmol/L	280~310 mmol/L
主要临床表现	口渴、脱水热、尿少、尿相对密度高、中枢神经系统功能紊乱	眼眶凹陷、皮肤弹性降低、血压下降	严重时血压下降（可兼有高、低渗性脱水的表现）
补液原则	补水为主，适当补钠	补钠为主，适量补水	水钠同补
补液种类	1/4~1/3张含钠液	轻者补生理盐水即可补2/3~等张含钠液	1/2~2/3张含钠液

第二节

钾代谢紊乱

一、低钾血症

血清钾浓度低于3.5 mmol/L称为低钾血症。

（一）原因和机制

1. 钾摄入不足　见于长期不能进食（如消化道梗阻、昏迷及手术后长期禁食）及长期输液未补钾者。

2. 钾丢失过多

（1）经消化道丢失：是低钾血症最常见的原因，主要见于频繁呕吐、腹泻、胃肠减压等。

（2）经肾脏丢失：①使用某些利尿剂。②醛固酮分泌过多。③远端肾小管性酸中毒。

（3）经皮肤丢失：大量出汗时也能丢失较多的钾，若未及时补充可引发低钾血症。

3. 细胞外钾向细胞内转移　①碱中毒：碱中毒时，可促使K^+进入细胞内，导致细胞外钾降低。②过量胰岛素：临床上应用胰岛素治疗糖尿病时，大量的血钾进入细胞内，引起血钾浓度下降。③甲状腺功能亢进症：甲状腺素能过度激活Na^+-K^+-ATP酶，引起细胞摄K^+过多而引发低钾血症。④低钾性周期性麻痹：是一种少见的常染色体显性遗传病，发作时K^+突然移入细胞内使血钾浓度降低。

（二）对机体的影响

1. 对神经、肌肉组织的影响　低钾血症时，细胞外液K^+浓度降低，细胞内液K^+浓度变化不明显,使细胞内外 K^+ 浓度差增大,从而导致静息电位增大,静息电位与阈电位间的距离增大,肌细胞处于超极化阻滞状态,兴奋性降低。临床上表现为肌肉无力,以下肢肌肉最为明显,严重时可出现肌肉麻痹。

2. 对心脏的影响　低钾血症可引起各种心律失常。低钾血症可影响心肌的电生理特征,使心肌兴奋性增高、自律性升高、传导性降低、收缩性先高后低。

3. 对肾脏的影响　见于慢性低钾血症。肾对尿浓缩功能发生障碍,出现多尿、夜尿和低比重尿等。其机制是肾脏长期缺钾使集合管和远曲小管上皮细胞损害,对 ADH 反应性降低,造成病变的肾小管重吸收钠、水减少。

4. 对骨骼肌的影响　钾对骨骼肌的血流量有调节作用。严重缺钾时,肌肉运动时不能释放足够的钾,以致发生缺血、缺氧性肌痉挛、坏死和横纹肌溶解。

5. 对中枢神经系统的影响　由于缺钾使中枢神经细胞糖代谢障碍,ATP 生成减少,使中枢神经系统兴奋性降低。患者表现为精神萎靡、表情淡漠、全身倦怠,重者可出现嗜睡、昏迷。

6. 对酸碱平衡的影响　低钾血症可引起代谢性碱中毒。其发生机制是:①细胞内外 K^+、H^+ 交换,血钾降低,细胞内 K^+ 移到细胞外,而细胞外 H^+ 移到细胞内,使细胞外 H^+ 浓度降低,发生碱中毒。②肾小管上皮细胞排 H^+ 增加,低钾血症时,肾小管上皮细胞内 K^+ 浓度降低,H^+ 浓度增高,以致肾小管 K^+ - Na^+ 交换减弱,H^+ - Na^+ 交换增强,结果血浆 H^+ 浓度下降,形成碱中毒。此时,尿液随排出的 H^+ 浓度增加而呈酸性,称为反常性酸性尿。

(三) 防治与护理原则

1. 密切观察　观察患者的生命体征、心电图、神经肌肉表现、血钾浓度、尿量等,避免医源性高血钾。

2. 饮食护理　适当给予患者高热量、高维生素、富含钾的水果及蔬菜等易消化的饮食。

3. 及时补钾　口服补钾盐最安全,不能口服者经静脉滴注,为防止高钾血症,静脉补钾必须遵守"补钾不宜过量、浓度不宜过高、滴速不宜过快、见尿补钾"的原则。严禁静脉推注。

■ 二、高钾血症

血清钾浓度高于 5.5 mmol/L 称为高钾血症。

(一) 原因和机制

1. 钾摄入过多　静脉输入钾过快、浓度过高,或输入大量库存血时,可引起高钾血症。

2. 钾排出减少　是引起高钾血症的最主要原因。常见于:①肾衰竭,急性肾衰竭少尿期或慢性肾衰竭晚期,因肾小球滤过率减少或肾小管排钾功能障碍,钾在体内潴留。②长期应用保钾利尿剂,安体舒通(螺内酯)和氨苯蝶啶具有抑制肾小管对醛固酮反应的作用,故长期大量应用可引起高钾血症。

3. 细胞内钾转运到细胞外　①酸中毒:细胞外液 H^+ 浓度升高,H^+ 进入细胞内被缓冲,而细胞内 K^+ 转到细胞外以维持电荷平衡,所以酸中毒常伴发高钾血症。②大量溶血与严重组织损伤:输入异型血造成大量溶血;大面积烧伤或挤压综合征使组织细胞大量破坏,细胞内 K^+ 移出细胞外而引起高钾血症。③缺氧:组织缺氧使细胞 ATP 生成减少,出现膜钠泵功能障碍,于是细胞 Na^+ - K^+ 交换减弱,细胞外 K^+ 增多。

(二) 对机体的影响

1. 对神经、肌肉的影响　①急性轻度高钾血症:神经肌肉兴奋性升高,主要表现为感觉异常,轻度肌肉震颤、疼痛等症状。②急性重度高钾血症:神经肌肉兴奋性降低,引起四肢软弱无力,甚至弛缓性麻痹。

2. 对心脏的影响　高钾血症可引起各种心律失常,对心肌电生理特性的影响是兴奋性先高后低、传导性降低、自律性降低、收缩性降低。

3. 对酸碱平衡的影响　高钾血症可引起代谢性酸中毒。其发生机制是:①高钾血症时,细胞外液 K^+ 移到细胞内,而细胞内液 H^+ 移到细胞外,引起细胞外液酸中毒。②高血钾使肾小管上皮细胞内 K^+ 浓度增高, H^+ 浓度降低,造成肾小管 $H^+ - Na^+$ 交换减弱,而 $K^+ - Na^+$ 交换增强,尿排 K^+ 增加,排 H^+ 减少,尿液呈碱性,称为反常性碱性尿。

(三) 防治与护理原则

(1) 积极治疗原发病,去除引起高钾血症的原因。

(2) 密切观察患者的生命体征、心电图、神经肌肉表现、血钾浓度及尿量等。

(3) 遵医嘱停用一切含钾的药物或溶液,如钾制剂(静脉、口服)、保钾利尿剂、库存血及含钾食物;心律失常时用钙盐拮抗对心肌的毒性作用。

(4) 降低血钾:①葡萄糖和胰岛素同时静脉内注射可促使钾离子进入细胞内。②可口服阳离子交换树脂经肠道排钾,或经腹膜透析和血液透析(人工肾)排钾。

(唐静怡)

第八章

水肿

学习导航

> 为什么妊娠后期,准妈妈们双脚肿胀,都穿不下自己的鞋了?
> 眼睑水肿和肾脏疾病有关系吗?

学习目标

> 掌握水肿的概念和发生机制。
> 熟悉水肿的病理特点及对机体的影响。

　　过多的液体在组织间隙或体腔中积聚,称为水肿。水肿不是一个独立的疾病,而是一个多种疾病都可能发生的病理过程。临床上,过多体液在体腔中积聚又称为积水或积液,如胸腔积液、腹腔积液、心包积液等。

　　水肿的分类:①按水肿波及的范围可以分为全身性水肿和局部水肿。②按发病原因可以分为肾性水肿、肝性水肿、心性水肿、营养不良性水肿、淋巴性水肿、炎性水肿等。③按发生水肿的组织器官可分为皮下水肿、脑水肿、肺水肿等。

第一节

水肿的发病原因和机制

　　正常人体液容量和组织间液容量是相对恒定的,这种恒定依赖于机体对血管内外液体交换平衡以及体内外液体交换平衡的完善调节,这两种平衡一旦失衡,即可引起水肿的发生。

■ 一、血管内外液体交换失平衡——组织液生成多于回流

　　正常情况下组织液和血浆之间不断进行液体交换,使组织液的生成和回流保持着动态平衡,

影响这种平衡的因素有：①促使血管内液体向外流出的力量是平均的有效流体静压,在毛细血管动脉端血压平均为 30 mmHg,静脉端血压平均为 12 mmHg,组织间隙的流体静压为 10 mmHg,因此在毛细血管动脉端有效流体静压约为 20 mmHg,而在静脉端约为 2 mmHg。②促使液体回流至毛细血管内的力量为有效胶体渗透压,正常人血浆胶体渗透压为 25 mmHg,组织间液的胶体渗透压为 15 mmHg,两者之差即为有效胶体渗透压,约为 10 mmHg。有效流体静压减去有效胶体渗透压的差值,是有效滤过压,在毛细血管动脉端有效滤过压约为 10 mmHg,组织液生成,静脉端约为 −8 mmHg。故正常组织液在动脉端的生成略大于静脉端的回流,剩余部分形成淋巴液,这部分液体经淋巴回流重新回到体循环,从而保持组织液生成与回流的动态平衡和组织间液胶体渗透压的稳定(图 3−8−1)。

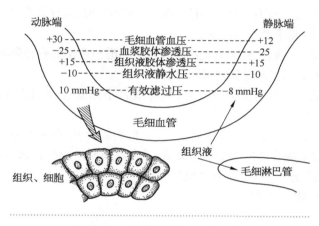

图 3−8−1　组织液生成和回流示意图

(一) 毛细血管流体静压增高

毛细血管流体静压增高可使有效流体静压增高,导致组织液生成增多,当超过淋巴回流代偿能力时,可引起水肿。凡能造成静脉回流受阻的原因均可导致毛细血管流体静压增高。常见原因有：①右心衰竭,使体循环静脉回流受阻压力增高,是心性水肿的重要原因;②左心衰竭,使肺静脉回流受阻而压力增高,是肺水肿的重要原因;③静脉栓塞或肿瘤压迫,可使局部静脉压增高,形成局部水肿。此外,动脉充血也可引起毛细血管流体静压增高,成为炎性水肿发生的重要原因之一。

(二) 血浆胶体渗透压降低

血浆胶体渗透压主要取决于血浆白蛋白的含量。当血浆胶体渗透压下降时,组织液回流减少超过了淋巴回流的代偿能力即可引起水肿。血浆白蛋白减少的原因为：①营养不良导致蛋白质摄入不足。②肝功能不全,使白蛋白合成减少。③肾脏疾病所致大量蛋白尿。④严重烧伤所致大量血浆渗出,使白蛋白过多丢失。⑤钠、水潴留或输入大量非胶体溶液,稀释血浆蛋白。⑥慢性消耗性疾病如恶性肿瘤、慢性感染等使蛋白质分解加强。

(三) 微血管壁通透性增高

缺氧、酸中毒和各种炎症包括感染、过敏、烧伤、冻伤、化学腐蚀以及昆虫咬伤等直接损伤微血管壁或通过组胺、激肽类等炎性介质的作用而使微血管壁的通透性增高。血浆蛋白从毛细血管和微静脉壁漏出,使组织间液胶体渗透压增高,血浆胶体渗透压有所降低,导致溶质及水分渗出。此类水肿液中蛋白含量较高,可达 30～60 g/L,称为渗出液。

(四)淋巴回流受阻

在淋巴管受压(肿瘤压迫)、淋巴管堵塞(丝虫成虫/癌栓)或广泛的淋巴管手术清除等情况下,使组织液通过淋巴管回流发生障碍,组织间隙中含蛋白质的水肿液积聚,产生淋巴性水肿。

■ 二、体内外液体交换失平衡——钠、水潴留

体内外液体交换的平衡主要依赖于肾脏,肾脏通过肾小球滤过与肾小管重吸收之间的平衡(即球-管平衡)来维持体内钠、水的平衡和细胞外液容量的恒定。球-管平衡失调时,体内钠、水潴留,可导致全身性水肿。

(一)肾小球滤过率(GFR)下降

当肾小球滤过钠水减少和不伴有肾小管重吸收相应减少时,会导致机体的钠、水潴留。

1. GFR 下降　主要见于肾小球病变。

(1)急性肾小球肾炎:炎性渗出物,毛细血管内皮细胞和系膜细胞肿胀增生,毛细血管狭窄或闭塞,肾小球内血流量减少,肾小球滤过率下降。

(2)慢性肾小球肾炎:肾单位大量破坏,均导致肾小球滤过面积明显减少,肾小球滤过率下降。

2. 有效循环血量减少　见于充血性心力衰竭、肾病综合征、肝硬化腹水时,肾血流量减少,GFR 降低;有效循环血量减少还可继发引起交感-肾上腺髓质系统和肾素-血管紧张素系统兴奋,使肾血管收缩,肾血流量进一步减少,GFR 更为下降。

(二)肾小管重吸收钠、水增多

1. 近曲小管重吸收钠、水增多

(1)心房利钠因子(ANF)减少:有效循环血量降低,使心房牵张感受器所受刺激减弱,ANF 分泌、释放减少,近曲小管钠、水的重吸收增加。

(2)肾小球滤过分数增加:充血性心力衰竭或肾病综合征时肾血流量随有效循环血量的减少而下降,交感神经兴奋,出球小动脉收缩比入球小动脉收缩明显,使肾小球滤过率相对增高,导致肾小球滤过分数(FF)增加(FF=肾小球滤过率/肾血浆流量)。通过肾小球流入肾小管周围毛细血管的血液,血浆胶体渗透压相应增高,同时血流量减少,流体静压降低,致使近曲小管重吸收钠、水增加。

2. 远曲小管和集合管重吸收钠、水增加　当有效循环血量下降时,肾血流量减少,肾血管灌注压下降,刺激入球小动脉的牵张感受器以及肾小球滤过率降低使流经致密斑的钠量减少,均可使近球细胞肾素分泌增加,肾素-血管紧张素-醛固酮系统被激活,醛固酮分泌增加;肝硬化等情况下,肝细胞对醛固酮和 ADH 的灭活减少;增多的醛固酮可促使肾小管对钠的重吸收增多,引起血浆晶体渗透压增高,刺激下丘脑渗透压感受器,进而使 ADH 的分泌与释放增加,最终导致远曲小管和集合管重吸收钠、水增加。

3. 肾血流重分布　在正常情况下约有 90% 的肾血流流经靠近肾表面的皮质肾单位,这些肾单位的髓襻短,不进入髓质高渗区,对钠、水重吸收功能较弱;而近髓肾单位的髓襻较长,进入髓质高渗区,对钠、水重吸收功能较强。在有效循环血量减少时,交感神经兴奋,肾素分泌增多,皮质肾单位血管收缩,皮质肾单位血流量明显减少,而髓质肾单位血流量明显增加,促使髓质肾单位的髓襻对钠、水重吸收增加。

| 第二节 |

水肿的表现特征

1. **水肿液的特点** 水肿液可分为两类，即渗出液和漏出液（详见炎症部分）。

2. **水肿组织的特点** 当皮下组织有过多的液体积聚时，皮肤肿胀、弹性差、皱纹变浅，用手指按压时可能有凹陷，称为凹陷性水肿，又称为显性水肿。患者在出现凹陷之前已有组织液的增多，并可达原体重的 10%，称为隐性水肿。动态监测体重的变化是观察水肿消长的最简单和最有价值的指标。

3. **全身性水肿的分布特点** 不同原因引起的全身性水肿有不同的特点。心性水肿因为重力作用，使肢体低垂部毛细血管流体静压更高，因此水肿首先出现在下垂部位。肾性水肿由于眼睑和面部组织疏松，皮肤薄而伸展度大，易于容纳水肿液，因此先出现眼睑或颜面部水肿。肝性水肿是由于肝内广泛的结缔组织增生与收缩，以及再生肝细胞结节的压迫，门静脉高压导致腹水形成。

| 第三节 |

水肿对机体的影响

炎性水肿具有稀释毒素、运送抗体等抗损伤作用。水肿的发生使大量液体转移至组织间隙，可避免血容量的明显增加引起急性心力衰竭等危险。但是水肿也会导致细胞营养障碍，急性脑水肿还会引起颅内压升高可发生脑疝致死；心包腔积液影响心泵功能，严重时导致心脏停搏；咽部水肿尤其是累及声门时，严重者可导致窒息死亡。

（何钟磊）

第九章

发热

学习导航

> 体温升高都可称为发热吗?
> 为什么高热时,患儿容易发生抽搐并会导致智力发育障碍?

学习目标

> 掌握发热的概念和发生机制。
> 熟悉发热的功能及代谢变化。

　　人体的体温升高分为生理性和病理性体温升高。剧烈运动、月经前期、妊娠、应激等生理情况下出现的体温升高,称为生理性体温升高。病理性体温升高又分为过热和发热。过热是指非调节性的体温升高,体温调定点不发生改变,见于:①体温调节功能失调,如颅脑损伤。②散热障碍,如中暑、先天性汗腺缺乏症等。③产热器官功能异常,如甲状腺功能亢进症等。它又可称为被动性体温升高。在致热原作用下,体温调节中枢的调定点上移而引起的调节性体温升高,当体温上升超过正常值 0.5℃时,称为发热。发热不是独立的疾病,是许多疾病都可出现的病理过程,对病情判断、疗效评价和预后评估有着重要的参考意义。

| 第一节 |

发热的病因和发病机制

■ 一、发热的原因

(一) 发热激活物

　　能激活体内产内生致热原细胞,并使其产生和释放内生致热原的物质称为发热激活物。它包括外源性发热激活物和体内产生的发热激活物。

1. **外源性发热激活物**　　是指来自体外的各种病原体,包括细菌、病毒、真菌、螺旋体、疟原虫等。如革兰阴性菌的内毒素和葡萄球菌释放的可溶性外毒素。

2. **体内产生的发热激活物**

(1) 抗原抗体复合物:对产致热原细胞有激活作用。不同抗原成分可通过抗体或细胞介导产生内生致热原而致热。

(2) 类固醇:体内某些类固醇产物具有致热性。体外实验证明,将本胆烷醇酮与人的白细胞共同培养数小时后,可使白细胞激活并产生、释放内生致热原。

(3) 致炎物:尿酸盐结晶和硅酸盐结晶等不仅可引起炎症反应,其本身也具有激活产内生致热原细胞的作用。

(4) 组织坏死:急性心肌梗死、大手术后、大面积组织挫伤、核辐射等均可引起发热。

(二) 内生致热原

发热激活物激活产内生致热原细胞,如单核-巨噬细胞、淋巴细胞、成纤维细胞、内皮细胞、中性粒细胞、肥大细胞、星形胶质细胞及某些肿瘤细胞,产生和释放内生致热原(EP)。主要有白细胞介素-1、肿瘤坏死因子、干扰素、白细胞介素-6、巨噬细胞炎症蛋白-1等。

二、发热时的体温调节机制

发热时的体温调节过程主要涉及 3 个基本环节。第一个环节是致热信息传递,发热激活物作用于产 EP 细胞,使其产生和释放 EP,并通过下丘脑终板血管器、血脑屏障到达脑内体温调节中枢。第二个环节是体温中枢的调节,EP 启动正、负调节介质合成与释放,并作用于体温调节中枢相应的神经元,使体温调定点上移。第三个环节是效应器官作用,由于调定点升高,正常体温成为冷刺激,体温调节中枢发出信号,使效应器产热增加、散热减少,体温随之升高,直至达到新的调定点水平(图 3-9-1)。

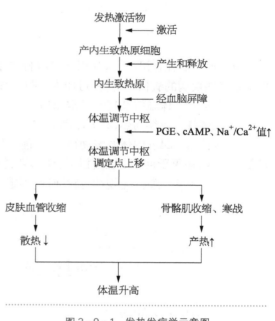

图 3-9-1　发热发病学示意图

第二节

发 热 的 时 相

一、体温上升期

调定点上移,体温低于调定点水平,热代谢特点为散热减少,产热增加,产热大于散热。皮肤血管收缩和血流减少使皮肤温度降低、皮肤苍白,皮温下降刺激冷感受器,信息传入中枢后产生畏寒感觉。同时出现寒战,骨骼肌不随意的节律性收缩,产热率可比正常增加 4~5 倍。交感神经冲动引起皮肤立毛肌收缩,导致患者皮肤呈"鸡皮疙瘩"状。

二、高温持续期

当体温升高到调定点新水平时,热代谢特点为产热与散热在较高的水平上保持相对平衡,又称高峰期或稽留期。患者皮肤血管较为扩张、血流量增加,皮肤温度高于正常。同时体温的升高加强了皮肤、黏膜和呼吸的水分蒸发,因而患者有干燥酷热感。

三、体温下降期

发热激活物、EP及发热介质的消除,调定点恢复至正常水平,这时体温高于调定点,热代谢特点为散热增强、产热减少,体温开始下降,也称退热期。交感神经的兴奋性降低,皮肤血管扩张。皮肤温度感受器传来的热信息刺激发汗中枢,汗腺分泌增加,大量出汗。

| 第三节 |

发 热 的 热 型

将体温绘制在体温单上,互相连接就构成了体温曲线,各种体温曲线的形状称为热型。热型可反映某些疾病的病情变化,并可作为诊断、疗效评价、预后估计的重要参考。

1. **稽留热**　体温持续高于正常,24 h波动≤1 ℃,多见于大叶性肺炎、伤寒等。
2. **弛张热**　持续高热,24 h波动>1 ℃,多见于化脓性炎症、败血症、风湿热等。
3. **间歇热**　24 h内体温波动很大,可能突然骤升,又迅速下降至正常或略低于正常,每日或隔日复发一次,多见于疟疾、化脓性局灶性感染、急性肾盂肾炎等。
4. **不规则热**　发热无规律,持续时间不定,多见于流行性感冒、恶性肿瘤引起发热等。

| 第四节 |

发热时机体代谢与功能的改变

一、物质代谢的改变

体温每升高1 ℃,基础代谢率提高13%,所以发热患者的物质消耗明显增多。持久发热会消耗患者机体自身的物质,导致B族维生素、维生素C的缺乏和体重下降。

1. **糖代谢增强**　肝、肌糖原大量分解和糖原异生作用加强,引起血糖升高。同时,由于氧的供应相对不足,无氧酵解加强,乳酸生成增多,患者可出现肌肉酸痛。
2. **脂肪代谢增强**　机体动员脂肪储备之外。还由于交感-肾上腺髓质系统兴奋性增高,脂解激素分泌增加,促进脂肪加速分解。
3. **蛋白质代谢增强**　体内蛋白质分解加强,甚至可产生负氮平衡。
4. **水、盐及维生素代谢**　体温上升期,尿量减少,体内水、钠、Cl^-潴留;高温持续期皮肤和呼吸道水分蒸发的增加,易引起高渗性脱水;体温下降期易出现水、电解质丢失。同时各种维生素的消耗也增多。

■ 二、生理功能的改变

1. **中枢神经系统**　发热使神经系统兴奋性增高,可出现烦躁、谵妄、幻觉、头痛。小儿中枢神经系统尚未发育成熟,易引起全身或局部肌肉抽搐,称为高热惊厥。有些高热患者神经系统可处于抑制状态,出现淡漠、嗜睡等。

2. **循环系统**　发热时心率加快,体温每上升 1 ℃,心率约增加 18 次/分,在一定限度内心率增加可增加心输出量。心肌劳损或心脏有潜在病灶的患者容易诱发心力衰竭。在体温上升期间,心率加快和外周血管的收缩,可使血压轻度升高。体温骤退时患者可因大汗而导致失液性休克。

3. **呼吸系统**　发热时升高的血温刺激呼吸中枢,对 CO_2 的敏感性增强,酸性产物增多,使呼吸加深加快。但持续性体温升高可因大脑皮质和呼吸中枢抑制,呼吸变浅慢或不规则。

4. **消化系统**　发热时消化液分泌减少,各种消化酶活性降低,产生食欲减退、口腔黏膜干燥、腹胀、便秘等临床表现。

5. **泌尿系统**　体温上升期,患者尿量减少,尿比重增高。高热持续期,肾小管上皮细胞变性(细胞水肿),导致蛋白尿和管型尿。体温下降期,尿量、尿比重可恢复正常。

6. **免疫系统**　一定程度的发热可以使免疫系统整体功能增强,表现为吞噬细胞的吞噬活性增强,中性粒细胞的趋化活性增强,T 细胞、B 细胞易于激活,IFN 增多、活性增强。

| 第五节 |

发热的防治原则

1. **治疗原发病**　应首先确定发热病因,针对病因进行治疗。

2. **一般性发热的处理**　对于体温＜40 ℃的发热且不伴有其他严重疾病者,可不急于解热。除了发热可作为防御功能外,热型和热程的变化可反映病情,作为诊断、治疗的参考。因此,对于一般发热的病例,以支持治疗为主。

3. **必须及时解热的患者**

(1)高热患者:尤其是达到 41 ℃以上者,中枢神经细胞和心脏可能受到较大的影响。

(2)心脏病患者:发热时容易诱发心力衰竭。

(3)妊娠期妇女:①妊娠早期的妇女如患发热或人工过热有致畸胎的危险。②妊娠中、晚期,循环血量增多,心脏负担加重,有诱发心力衰竭的可能性。

4. **解热措施**

(1)药物解热:①化学药物,如水杨酸盐类。②类固醇解热药,以糖皮质激素为代表。

(2)物理降温:如用冰帽或冰带冷敷头部,四肢大血管处用乙醇擦浴以促进散热等。

(何钟磊)

第十章

酸碱平衡失调

学习导航

> 为什么糖尿病酮症酸中毒的患者呼气时有烂苹果味?
> 慢性阻塞性肺气肿为什么会出现精神错乱症状?

学习目标

> 掌握：酸碱平衡常用检测指标变化的意义；各种单纯型酸碱平衡失调的概念、代偿调节及其对机体的影响。
> 熟悉：各种酸碱平衡失调的原因；酸碱平衡失调的判断方法。
> 了解：混合型酸碱平衡失调的分类、原因与特点；各种酸碱平衡失调的防治原则。

机体的代谢活动必须在适宜酸碱度的体液内环境中进行。体液的酸碱度是相对恒定的,血浆和组织间液的酸碱度以 pH 表示,正常值为 7.35～7.45。这一相对恒定的酸碱度主要依靠体液的缓冲和肺、肾的精细调节来实现。机体维持体液酸碱度相对恒定的过程称为酸碱平衡。有许多原因可引起酸碱超负荷、严重不足或调节机制障碍,导致体液内环境酸碱稳态破坏,出现酸中毒或碱中毒时称为酸碱平衡失调。

第一节

酸碱平衡及其调节

一、酸与碱的概念及其来源

在生物化学反应中,凡能释放 H^+ 的化学物质称为酸,如 HCl、H_2SO_4、H_2CO_3 和 NH_4^+ 等;凡能接受 H^+ 的化学物质称为碱,如 OH^-、HCO_3^-、NH_3 等。

体内的酸性物质可分为:①挥发酸,糖、脂肪和蛋白质氧化分解的产物 CO_2 与 H_2O 生成

H_2CO_3,在肺转变成 CO_2 排出体外,故称为挥发酸。②固定酸,主要来源于蛋白质的分解,只能通过肾由尿排出体外。如硫酸、磷酸、尿酸,部分来源于糖、脂肪代谢过程中产生的丙酮酸、乳酸、β-羟丁酸和乙酰乙酸等。体内碱性物质主要来源于食物中含有的有机酸盐,如枸橼酸盐、苹果酸盐等,其次来源于机体在代谢过程中所产生的碱性物质,如 HCO_3^-、氨基酸脱氨基所产生的氨等。在普通膳食情况下,正常人体内酸性物质生成量远超碱性物质的生成量。

■ 二、机体对酸碱平衡的调节

(一)血液缓冲系统的调节

血液缓冲系统的组成:①血浆缓冲对,$NaHCO_3/H_2CO_3$、Na_2HPO_4/NaH_2PO_4、$NaPr/HPr$。②红细胞中的缓冲对,$KHCO_3/H_2CO_3$、K_2HPO_4/KH_2PO_4、KPr/HPr、$KHbO_2/HHbO_2$。血液缓冲系统的作用是通过接受 H^+ 或释放 H^+,将强酸或强碱变成弱酸或弱碱,减轻 pH 变动的程度。血液缓冲系统的调节特点为调节迅速,但维持短暂。

(二)肺的调节作用

肺通过改变呼吸运动的频率和幅度来调节肺泡通气量进而调节 CO_2 的排出量。$PaCO_2$ 升高,刺激外周化学感受器,兴奋呼吸中枢,使呼吸加深加快,使 CO_2 由肺排出增多,使血浆中 $[HCO_3^-]/[H_2CO_3]$ 的值维持在正常范围,以保持血液 pH 稳定。这种调节的特点是作用快,数分钟即可启动,效能最大。

(三)肾的调节作用

肾主要通过排固定酸、重吸收 $NaHCO_3$ 的作用来调节血浆 HCO_3^- 的含量,维持血浆中 pH 的相对稳定。主要机制:①肾小管上皮细胞生成和排泌 H^+ 或 NH_3,重吸收 $NaHCO_3$ 回流入血。②肾小管上皮细胞排泌的 H^+ 与肾小管滤液中的 Na_2HPO_4 结合,形成的 NaH_2PO_4 随尿液排出体外。③肾小管上皮细胞排泌的 H^+ 与其排泌的 NH_3 结合形成 NH_4^+,随尿液排出体外。肾的调节特点是作用强大而持久,但发挥作用较慢。

(四)组织细胞对酸碱平衡的调节

机体组织细胞主要通过细胞内、外离子交换对酸碱平衡进行调节,红细胞、肌细胞和骨组织细胞均能发挥这种作用,如 H^+-K^+ 交换、H^+-Na^+ 交换。酸中毒时,细胞外液 H^+ 可弥散入细胞内,细胞内 K^+ 则移出细胞外,使细胞外液 H^+ 浓度降低,但常导致血清 K^+ 浓度升高;碱中毒时则相反。组织细胞的缓冲能力较强,但易导致血钾变化。$Cl^--HCO_3^-$ 的交换也很重要。Cl^- 自由交换阴离子,当 HCO_3^- 浓度升高时,机体通过加强 $Cl^--HCO_3^-$ 交换促使 HCO_3^- 排出。

| 第二节 |

酸碱平衡的常用检测指标及其意义

■ 一、pH

pH 为 H^+ 浓度的负对数值。正常人动脉血 pH 为 7.35~7.45,平均为 7.4,相当于 $[H^+]$ 为 35~45 mmol/L。pH<7.35 为失代偿性酸中毒,pH>7.45 为失代偿性碱中毒。若 pH 为 7.35~7.45,则有 3 种可能性:①酸碱平衡正常。②代偿性酸碱平衡失调,机体通过代偿调节,使 pH 至正常范围。③混合型酸碱平衡失调。

二、动脉血 CO_2 分压

动脉血 CO_2 分压（$PaCO_2$）是指物理溶解于动脉血浆中的 CO_2 分子所产生的张力，正常值为 $4.39 \sim 6.25$ kPa（$33 \sim 46$ mmHg），平均值为 5.32 kPa（40 mmHg）。通常血浆 H_2CO_3 浓度与 $PaCO_2$ 成正比，与肺泡通气量成反比。通气过度，$PaCO_2$ 降低；反之，通气不足，$PaCO_2$ 升高。故 $PaCO_2$ 是反映呼吸性酸碱平衡失调的重要指标。$PaCO_2 > 46$ mmHg 时，表示 CO_2 潴留，见于呼吸性酸中毒或代偿后的代谢性碱中毒；$PaCO_2 < 33$ mmHg 时，表示 CO_2 呼出过多，见于呼吸性碱中毒或代偿后的代谢性酸中毒。

三、标准碳酸氢盐和实际碳酸氢盐

标准碳酸氢盐（SB）是指全血在标准条件（温度 38 ℃、血氧饱和度 100%、用 $PaCO_2$ 为 5.32 kPa 的气体平衡）下所测得的血浆 HCO_3^- 的含量。实际碳酸氢盐（AB）是指隔绝空气的血液标本，在实际体温、血氧饱和度、$PaCO_2$ 条件下所测得的血浆 HCO_3^- 的含量。SB 已消除了呼吸因素的影响，因此是判断代谢性因素引起酸碱平衡失调的重要指标，而 AB 受呼吸和代谢双重因素的影响，在判断酸碱平衡失调时，可与 SB 结合在一起分析。正常人 AB＝SB，均为 $22 \sim 27$ mmol/L，平均值为 24 mmol/L。临床上，AB 与 SB 均增高，表明有代谢性碱中毒；AB 与 SB 均降低，表明有代谢性酸中毒。若 AB＞SB，表明有 CO_2 潴留；若 AB＜SB，表明 CO_2 呼出过多。

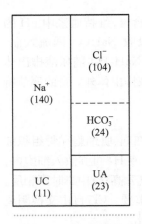

图 3-10-1　血浆阴离子间隙示意图（单位 mmol/L）

四、阴离子间隙

阴离子间隙（AG）是指血浆中未测定阴离子（UA）与未测定阳离子（UC）含量的差值，即 AG＝UA－UC（图 3-10-1）。Na^+ 占血浆阳离子总量的 90%，代表可测定阳离子。HCO_3^- 和 Cl^- 占血浆阴离子总量的 85%，代表可测定阴离子。血浆未测定阳离子（UC）包括 K^+、Ca^{2+} 和 Mg^{2+}；血浆未测定阴离子（UA）包括 Pr^-、HPO_4^{2-}、SO_4^{2-} 和有机酸根阴离子。正常时血浆中阳离子与阴离子总量相等，均为 151 mmol/L，从而维持电荷平衡，即 $[Na^+]+UC=[HCO_3^-]+[Cl^-]+UA$。从图 3-10-1 可知阴离子间隙为：$AG=UA-UC=[Na^+]-[HCO_3^-]-[Cl^-]=(140-24-104)$ mmol/L $=12$ mmol/L。AG 正常范围为 $10 \sim 14$ mmol/L，是反映血浆中固定酸根含量的指标，AG 增大，提示有代谢性酸中毒。AG 的测定对区分不同类型的代谢性酸中毒和诊断混合型酸碱平衡失调有重要意义。

｜ 第三节 ｜

单纯型酸碱平衡失调

一、代谢性酸中毒

代谢性酸中毒是以血浆 HCO_3^- 原发性减少为特征的酸碱平衡失调。根据 AG 的变化情况，又可分为 AG 增大型（血氯正常型）代谢性酸中毒和 AG 正常型（高血氯型）代谢性酸中毒两类。

（一）原因和机制

1. **AG 增大型代谢性酸中毒** 其特点是血浆固定酸增多，Cl⁻ 含量正常。常见原因如下。

（1）固定酸生成过多：①乳酸酸中毒，休克、心力衰竭、低氧血症、严重贫血、肺水肿等，均可导致组织细胞缺血、缺氧，产生大量乳酸，造成乳酸酸中毒。②酮症酸中毒，常见于糖尿病、严重饥饿、乙醇中毒等。因脂肪分解加强，酮体产生过多引发酮症酸中毒。

（2）肾排泄固定酸减少：急性和慢性肾衰竭晚期时，肾小球滤过率降低至正常值的 20％～25％甚至更低，酸性代谢产物不能充分由尿液排出，致血中固定酸增加。

（3）固定酸摄入过多：过量服用阿司匹林等水杨酸类药物，使血浆中有机酸根阴离子增加。

2. **AG 正常型代谢性酸中毒** 其特点是 AG 正常，血浆 HCO_3^- 含量减少，血 Cl⁻ 含量增高。常见原因如下。

（1）消化道丢失 HCO_3^-：多见于严重腹泻、小肠与胆道瘘管、肠吸引术等引起大量碱性消化液丢失，血氯代偿性增高。

（2）肾小管性酸中毒：主要是由于肾小管受损，肾小管泌 H⁺ 障碍或重吸收 HCO_3^- 障碍，致使血浆中 HCO_3^- 浓度降低，氯化物浓度升高而引起。

（3）含氯的成酸性药物摄入过多：如大量服用氯化铵、稀盐酸时，可因 HCl 消耗血浆中的 HCO_3^- 而引起。

（二）机体的代偿调节

1. **血液缓冲系统的调节作用** 血液中 H⁺ 浓度增加可立即被缓冲，血浆 HCO_3^- 消耗性减少，生成 H_2CO_3 由肺排出。

2. **肺的调节作用** H⁺ 浓度增加刺激颈动脉体和主动脉体化学感受器，反射性地引起呼吸中枢兴奋，使呼吸加深、加快，CO_2 排出增多，$PaCO_2$ 继发性降低。

3. **肾的调节作用** 酸中毒时，肾小管上皮细胞中碳酸酐酶和谷氨酰胺酶活性增高，肾小管排泌 H⁺、排泌 NH_4^+ 和重吸收 HCO_3^- 增多。肾的代偿作用较慢，需数小时后启动，3～5 日达到高峰。

4. **细胞内外离子交换** 酸中毒 2～4 h 后，细胞外液 H⁺ 进入细胞内，被细胞内液缓冲系统所缓冲。与此同时，细胞内 K⁺ 则移出细胞外，使血清钾升高，并发高钾血症。

（三）对机体的影响

1. **心血管系统** 主要表现为：①心肌收缩力降低，减少心肌 Ca^{2+} 内流、减少肌质网 Ca^{2+} 释放和竞争性抑制 Ca^{2+} 与肌钙蛋白结合，使心肌收缩力减弱。②心律失常，酸中毒使血钾升高。高血钾可引起心律失常，严重时可发生心脏传导阻滞或心室纤颤。③血管对儿茶酚胺的敏感性降低，导致外周阻力血管扩张，血压降低。

2. **中枢神经系统** 代谢性酸中毒时中枢神经系统功能抑制，常表现为反应迟钝、嗜睡等，严重者可出现昏迷。可能与 ATP 生成减少，脑组织能量供应不足以及脑内谷氨酸脱羧酶活性增高，抑制性神经递质 γ-氨基丁酸生成增多有关。

（四）防治与护理原则

代谢性酸中毒由于 HCO_3^- 的明显下降，pH、AB、SB 均下降，经呼吸代偿调节后，PCO_2 也下降。轻症代谢性酸中毒患者可口服碳酸氢钠片，重症代谢性酸中毒患者可给予一定量的碱性药物对症治疗。对于 AG 正常型代谢性酸中毒患者，应给予碳酸氢钠溶液。

■ 二、呼吸性酸中毒

呼吸性酸中毒是指以血浆 H_2CO_3 浓度原发性升高为特征的酸碱平衡失调。

（一）原因和机制

呼吸性酸中毒主要见于通气功能障碍所致的 CO_2 排出受阻。如呼吸中枢抑制、呼吸肌麻痹、呼吸道阻塞、胸廓病变、肺部疾病或呼吸机使用不当等。较为少见的是 CO_2 吸入过多，常发生在通气不良的环境中。如矿井塌陷等意外事故，因空气中 CO_2 增多，使机体吸入过多的 CO_2。

（二）机体的代偿调节

呼吸性酸中毒由于起源于肺通气功能障碍，故肺常不能发挥有效代偿调节。血浆中非碳酸氢盐缓冲系统缓冲能力有限，只能靠细胞和肾的调节。

1. 细胞内、外离子交换和细胞内缓冲　是急性呼吸性酸中毒的主要代偿方式，H^+ 与细胞内 K^+ 交换，进入细胞内 H^+ 可被血红蛋白缓冲。CO_2 在体内潴留，进入红细胞内，在碳酸酐酶的作用下，$CO_2 + H_2O \longrightarrow H_2CO_3 \longrightarrow H^+ + HCO_3^-$，$H^+$ 被 Hb 缓冲，HCO_3^- 进入血浆与 Cl^- 交换，使血中 HCO_3^- 升高。

2. 肾的调节作用　是慢性呼吸性酸中毒的主要代偿方式。肾小管排泌 H^+、排泌 NH_4^+ 和重吸收 HCO_3^- 明显增多。酸性物质随尿液排出体外，血浆 $[HCO_3^-]$ 继发性增高。

（三）对机体的影响

呼吸性酸中毒对中枢神经系统的危害更为突出，高碳酸血症对中枢神经系统的影响，可出现多种精神神经系统功能异常。早期表现为头痛、视觉模糊、疲乏无力、不安、焦虑等，晚期可见精神错乱、震颤、谵妄或嗜睡、昏迷等，即"CO_2 麻醉"，临床上称其为肺性脑病。

（四）防治与护理原则

呼吸性酸中毒经机体代偿后 HCO_3^- 也升高，故 AB、SB 均增高，AB＞SB。改善肺泡通气功能是防治呼吸性酸中毒的关键性措施。应针对病因处理，保持呼吸道畅通。呼吸性酸中毒时应慎用碱性药物，尤其是在通气尚未改善前要严加控制，以免加重高碳酸血症和并发代谢性碱中毒。

三、代谢性碱中毒

代谢性碱中毒是指以血浆 HCO_3^- 原发性增多为特征的酸碱平衡失调。

（一）原因和机制

1. 经消化道或肾脏丢失 H^+　见于频繁呕吐、胃液引流、盐皮质激素过多等。

2. 低氯性碱中毒　长期应用某些利尿剂（依他尼酸、呋塞米）能抑制肾小管髓襻升支对 Cl^- 的主动重吸收，促进远曲小管和集合管重吸收 HCO_3^- 增多，引起低氯性碱中毒。

3. 缺钾　缺 K^+ 时，细胞内 K^+ 外移，细胞外 H^+ 移入细胞内，同时因肾小管上皮细胞缺钾，H^+ 排出增多，HCO_3^- 重吸收增多，造成低钾性碱中毒。

4. 碱性物质摄入过多　常为医源性，见于口服或输入过量 $NaHCO_3$、摄入大量含枸橼酸钠的库存血液等，尤其是在肾的排泄能力减退时，可引起代谢性碱中毒。

（二）机体的代偿调节

代谢性碱中毒时，通过体液的缓冲及细胞内外离子交换调节，细胞内外 $H^+ - K^+$ 交换，细胞外 H^+ 代偿性增加，可出现低钾血症。由于 H^+ 浓度降低，可反射性地引起呼吸中枢抑制，呼吸变浅变慢，肺通气量减少，呼出 CO_2 减少，可继发引起血浆内 CO_2 含量升高。$PaCO_2$ 或 H_2CO_3 可代偿性增加。肾调节作用发挥较晚，通过肾小管泌 H^+、NH_3 减少，重吸收 HCO_3^- 也减少，使血浆内 HCO_3^- 有所下降。

（三）对机体的影响

1. 中枢神经系统兴奋　严重代谢性碱中毒患者常有烦躁不安、精神错乱、谵妄等兴奋的表现，与脑组织缺氧、γ-氨基丁酸生成减少有关。

2. 神经肌肉应激性增高　急性代谢性碱中毒,血清游离钙浓度降低,造成神经肌肉应激性增高,表现为面部和肢体肌肉抽动、腱反射亢进、手足搐搦等症状。

3. 血红蛋白氧解离曲线左移　氧解离曲线左移,血红蛋白(Hb)与 O_2 的亲和力增强,使流经组织的 HbO_2 不易释放氧,引发组织缺氧。

4. 低钾血症　碱中毒时,H^+ 排出细胞,K^+ 进入细胞,可直接降低血 K^+ 浓度。同时,肾小管上皮细胞排泌 K^+ 增多,以致低钾血症。

(四)防治与护理原则

代谢性碱中毒时由于 HCO_3^- 明显升高,pH 升高,故 AB、SB 均升高,$PaCO_2$ 正常或继发性升高。治疗以积极去除代谢性碱中毒的病因为主。轻症患者只要输入生理盐水或葡萄糖盐水,可提高血氯,并促进 HCO_3^- 的排出,达到治疗目的。对于严重的患者,可给予少量含氯酸性药物。补钾纠正低钾血症等为本型碱中毒治疗的重要措施。

四、呼吸性碱中毒

呼吸性碱中毒是指以血浆 H_2CO_3 浓度原发性减少为特征的酸碱平衡失调。

(一)原因和机制

凡引起肺通气过度,CO_2 排出过多的原因都可导致呼吸性碱中毒,如癔症、脑外伤、高热、甲状腺功能亢进、水杨酸类药物、低张性缺氧、人工呼吸机使用不当等。

(二)机体的代偿调节

呼吸性碱中毒时,主要通过迅速发生的细胞内缓冲和缓慢进行的肾排酸减少来代偿调节。

(三)对机体的影响

呼吸性碱中毒对机体的损伤作用与代谢性碱中毒相似,但急性呼吸性碱中毒引起的中枢神经系统功能障碍往往更明显,这除与碱中毒对脑细胞的损伤有关外,还与脑血流量减少有关。$PaCO_2$ 降低可使脑血管收缩痉挛,脑血流量减少。

(四)防治与护理原则

呼吸性碱中毒时血浆内 H_2CO_3 降低,pH 升高,$PaCO_2$ 降低,AB、SB 均下降,AB<SB。主要原则为积极治疗原发病和去除引起通气过度的原因。

各种单纯型酸碱平衡失调的鉴别见表 3-10-1。

表 3-10-1　各种单纯型酸碱平衡失调的鉴别

项目	代谢性酸中毒	呼吸性酸中毒	代谢性碱中毒	呼吸性碱中毒
原因	固定酸过多 碱丢失	CO_2 潴留	胃液丢失 碱摄入过多 低氯或低钾	通气过度
原发性变化	HCO_3^- ↓	H_2CO_3 ↑	HCO_3^- ↑	H_2CO_3 ↓
各项指标变化	pH ↓ HCO_3^- ↓ $PaCO_2$ ↓	pH ↓ HCO_3^- ↑ $PaCO_2$ ↑	pH ↑ HCO_3^- ↑ $PaCO_2$ ↑	pH ↑ HCO_3^- ↓ $PaCO_2$ ↓

（续表）

项目	代谢性酸中毒	呼吸性酸中毒	代谢性碱中毒	呼吸性碱中毒
对机体的影响	呼吸加强 心肌收缩性降低,外周血管扩张,心律失常 中枢神经系统功能抑制	CO_2麻醉,肺性脑病 心肌收缩性降低,心律失常	神经肌肉兴奋性增高 中枢神经系统兴奋症状 低钾血症 组织缺氧	神经肌肉兴奋性增高,手足搐搦 中枢神经系统兴奋症状 低钾血症

第四节

混合型酸碱平衡失调

同一患者有两种或两种以上单纯型酸碱平衡失调同时并存,称为混合型酸碱平衡失调。

1. **二重性酸碱平衡失调**　①呼吸性酸中毒合并代谢性酸中毒,见于心搏及呼吸骤停、慢性阻塞性肺疾病等。②呼吸性碱中毒合并代谢性碱中毒,见于严重创伤并呕吐或利尿剂使用不当等。③呼吸性酸中毒合并代谢性碱中毒,见于慢性阻塞性肺病、长期限制 NaCl 摄入或应用碱性药物等。④代谢性酸中毒合并呼吸性碱中毒,见于糖尿病或感染性休克等患者伴有发热时。⑤代谢性酸中毒合并代谢性碱中毒,见于急性胃肠炎剧烈的"上吐下泻"等。

2. **三重性酸碱平衡失调**　①呼吸性酸中毒合并代谢性酸中毒及代谢性碱中毒。②呼吸性碱中毒合并代谢性酸中毒及代谢性碱中毒。

在临床上以呼吸性酸中毒合并代谢性酸中毒和呼吸性酸中毒合并代谢性碱中毒较为常见。但是,在同一患者体内不可能同时发生 CO_2 过多又过少,故呼吸性酸中毒和呼吸性碱中毒不会同时发生。混合型酸碱平衡失调较为复杂,只有在了解原发病的基础上结合血气分析结果,才能做出正确结论。

（唐静怡）

第十一章

缺氧

氧是维持正常生命活动不可缺少的物质。但健康成人需氧量约为 0.25 L/min，而体内氧储量仅为 1.5 L。一旦呼吸、心跳停止，患者在数分钟内就可能死于缺氧。当组织细胞氧的供应不足或组织细胞利用氧的能力障碍时，机体的功能、代谢和形态结构发生异常变化，这一病理过程称为缺氧。缺氧是许多疾病中常见的病理过程，心、脑缺氧是死亡的重要原因。

第一节

常用的血氧指标及其意义

判断机体缺氧类型和程度需要测定血氧指标。常用的血氧指标主要有以下几个。

1. 血氧分压（PO_2）　为物理状态溶解于血液中的氧所产生的张力。动脉血氧分压（PaO_2）约为 13.3 kPa(100 mmHg)，主要取决于吸入气体的氧分压和肺的呼吸功能。静脉血氧分压（PvO_2）正常约为 5.33 kPa(40 mmHg)，反映内呼吸状况。

2. 血氧容量（$CO_2 max$）　指 1 L 血液中血红蛋白所能结合的最大氧量。正常值约为 200 ml/L。

血氧容量取决于血红蛋白的量和质,反映血液携带氧的能力。它取决于血液中血红蛋白的质(与氧结合的能力)和量。血氧容量的大小反映血液携氧能力。

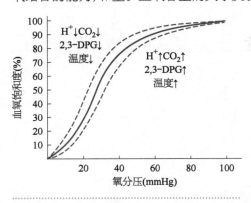

图3-11-1　氧合血红蛋白解离曲线及其影响因素

P₅₀是在一定体温和血液 pH 条件下,SO_2 为 50% 时的血氧分压。正常为 26~27 mmHg,为反映 Hb 与氧亲和力的指标。当红细胞内 2,3-二磷酸甘油酸(2, 3-DPG)增多、酸中毒、CO_2 增多及血液温度增高时,Hb 与氧的亲和力降低,氧解离曲线右移,P_{50} 增加;反之则左移

3. 血氧含量(CO_2)　指 1 L 血液中实际含有的氧量,包括物理溶解和血红蛋白结合的氧量。正常动脉血氧含量(CaO_2)约为 190 ml/L,主要取决于血氧分压和血红蛋白的质和量。静脉血氧含量(CvO_2)约为 140 ml/L,反映内呼吸状况。

4. 动-静脉血氧含量差　即动脉血氧含量与静脉血氧含量的差值,正常值约为 50 ml/L。它反映组织对氧的消耗量。

5. 血红蛋白氧饱和度(SO_2)　简称血氧饱和度,是指血液中氧合血红蛋白占总血红蛋白的百分比。血氧饱和度=(血氧含量-溶解的氧量)/血氧容量×100%。正常动脉血氧饱和度(SaO_2)约为 95%,静脉血氧饱和度(SvO_2)约为 70%。血氧饱和度的高低主要取决于动脉血氧分压。

6. 氧离曲线　血氧分压与血氧饱和度之间的关系呈 S 形曲线,称为氧离曲线(图3-11-1)。

第二节

缺氧的类型

外界氧被吸入肺泡、弥散入血液,与血红蛋白结合,由血液循环输送到全身,最后被组织细胞摄取利用。其中任何一个环节发生障碍都能引起缺氧(图3-11-2)。一般将缺氧分为 4 种类型。

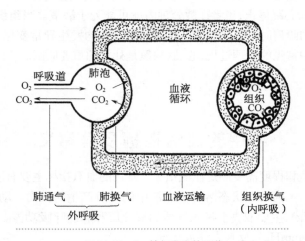

图3-11-2　缺氧发生的环节

一、低张性缺氧

低张性缺氧是以动脉血氧分压降低、血氧含量减少为基本特征的缺氧,又称乏氧性缺氧。

(一)原因和机制

1. 吸入气氧分压过低　多发生于海拔 3 000 m 以上高原、高山或高空,或通风不良的矿井、坑道内,吸入气中氧分压低,进入肺泡进行气体交换的氧减少,以致入血氧量减少而引起的组织供氧不足而造成的缺氧,这种情况又称为大气性缺氧。

2. 外呼吸功能障碍　由肺通气或换气功能障碍而导致动脉血氧分压下降,常见于各种呼吸系统疾病或某些肺外疾病,如慢性阻塞性肺疾病、肺炎、呼吸中枢抑制、呼吸肌麻痹及肺动脉病变等。由外呼吸功能障碍而引起的缺氧,又称呼吸性缺氧。

3. 静脉血分流入动脉(静脉血掺杂)　多见于先天性心脏病患者,如室间隔缺损或房间隔缺损,伴有肺动脉狭窄或肺动脉高压时,血液出现右向左分流,静脉血直接掺入左心动脉血中,导致动脉血氧分压降低。

(二)血氧变化特点

无论是吸入气氧分压低还是外呼吸功能障碍,均使血液中溶解的氧量减少,动脉血氧分压降低,与血红蛋白结合的氧量减少,造成动脉血氧含量减少,血氧饱和度降低。因血红蛋白无明显变化,故血氧容量一般是正常的,但慢性缺氧患者可因红细胞和血红蛋白代偿性增多使氧容量增加。低张性缺氧时,等量血液中向组织弥散的氧量减少,故动-静脉血氧含量差一般是减少的。如慢性缺氧使组织利用氧的能力代偿性增强,则动-静脉血氧含量差也可维持正常。当毛细血管内脱氧血红蛋白大于 50 g/L 时,暗红色的脱氧 Hb 可使皮肤和黏膜呈青紫色,称为发绀。

二、血液性缺氧

血液性缺氧是由于血红蛋白数量减少或结构发生改变,致血液携带氧的功能下降所引起的缺氧。

(一)原因和机制

1. 血红蛋白含量降低　各种原因引起的严重贫血,使血红蛋白数量降低,血液携带氧减少,供给组织的氧不足,又称为贫血性缺氧。严重贫血者面色苍白。

2. 血红蛋白性质改变

(1)一氧化碳中毒:由于 CO 与 Hb 的亲和力为 O_2 与 Hb 亲和力的 218 倍,当吸入气中有较高浓度的 CO 时,血液中的 Hb 就会与 CO 结合形成碳氧血红蛋白(HbCO),使 Hb 与氧结合的量大为减少,导致机体缺氧;CO 还能抑制红细胞内糖酵解,使其 2,3 - DPG 生成减少,氧离曲线左移,HbO_2 释放氧减少从而加重组织缺氧。CO 中毒的患者 HbCO 增多,皮肤和黏膜呈樱桃红色。临床上需要进行血液碳氧血红蛋白浓度的测定来确诊 CO 中毒。

(2)高铁血红蛋白血症:血红蛋白中的二价铁,在氧化剂(亚硝酸盐、过氯酸盐等)的作用下,可氧化成三价铁,形成高铁血红蛋白。高铁血红蛋白丧失携带氧的能力,使组织供氧障碍。此外,若大量食用不新鲜的蔬菜或新腌制的咸菜,经肠道细菌作用,硝酸盐还原成亚硝酸盐,血红蛋白氧化成高铁血红蛋白,使血液携氧障碍,导致组织的供氧不足,这种经肠道引起的高铁红蛋白血症,又可称为肠源性发绀。患者皮肤与黏膜呈咖啡色或青石板色。

(二)血氧变化特点

血液性缺氧时,血红蛋白数量减少或结构改变,血氧容量及氧含量降低。由于动脉血氧含量降低,血液流经毛细血管时,氧向组织弥散速度减慢,导致组织缺氧和动-静脉血氧差低于正常。

■ 三、循环性缺氧

循环性缺氧是指单位时间内组织血流量减少使组织供氧量减少而引起的缺氧,又称低血流性缺氧或低动力性缺氧。

(一)原因和机制

1. 组织缺血　由于动脉压降低或动脉阻塞造成的组织毛细血管血液灌流量减少,导致组织缺血缺氧,又称缺血性缺氧。如心力衰竭、休克患者因心输出量减少可造成全身组织供血不足,出现全身性循环障碍;动脉血栓形成、动脉炎或动脉粥样硬化造成的动脉狭窄或阻塞,都可引起所支配的组织器官供血不足,引起缺血、缺氧。

2. 组织淤血　静脉压升高可使毛细血管血液回流受阻,造成组织淤血缺氧,称为淤血性缺氧。如右心衰竭可造成腔静脉回流受阻,全身广泛的毛细血管床淤血;而静脉栓塞可引起静脉回流受阻,造成局部组织淤血性缺氧。

(二)血氧变化特点

循环性缺氧时,由于缺血和淤血,血流缓慢,血液流经毛细血管时间延长,组织从单位容积血液内摄取的氧增多,造成静脉血氧含量下降,故动-静脉血氧含量差增大。由于静脉血的氧含量和氧分压较低,毛细血管内脱氧血红蛋白可大于 50 g/L,患者皮肤和黏膜出现发绀。缺血性缺氧时微血管收缩,皮肤黏膜可呈苍白。

■ 四、组织性缺氧

组织性缺氧是指在组织供氧正常的情况下,组织细胞利用氧的能力减弱所引起的缺氧,又称氧利用障碍性缺氧。

(一)原因和机制

1. 组织中毒　有些毒物如氰化物、砷化物、硫化氢、甲醇等都可引起线粒体呼吸链损伤,致组织利用氧障碍,其中最为典型的是氰化物。氰化物易与细胞内的氧化型细胞色素氧化酶的三价铁结合,形成氰化高铁细胞色素氧化酶,使呼吸链生物氧化中断,组织细胞利用氧障碍而引起缺氧。

2. 线粒体损伤　线粒体是进行生物氧化的主要场所,大剂量放射线照射、细菌毒素、氧自由基、钙超载等可损伤线粒体呼吸功能或线粒体结构,使细胞生物氧化障碍而缺氧。

3. 呼吸酶合成减少　许多维生素如维生素 B_2、尼克酰胺、泛酸等,均是呼吸链中脱氢酶的辅酶组成成分,当这些维生素严重缺乏时,可明显妨碍呼吸酶的生成,抑制呼吸链,引起组织用氧障碍而缺氧。

(二)血氧变化特点

组织性缺氧时内呼吸障碍使组织不能充分利用氧,动-静脉血氧含量差小于正常。动脉血氧分压、血氧容量、血氧含量和血氧饱和度一般均正常。由于毛细血管中氧合血红蛋白相对增多,使皮肤与黏膜呈鲜红色。

临床所见缺氧常为混合性缺氧。例如失血性休克患者,因血液循环障碍有循环性缺氧,又可因大量失血引起血液性缺氧,若发生急性呼吸窘迫综合征,还可出现低张性缺氧。

4 种缺氧类型的鉴别见表 3-11-1。

表 3-11-1 4种缺氧类型的鉴别

缺氧环节	外呼吸	血液携带氧	气体运输	内呼吸
类型	低氧性缺氧	血液性缺氧	循环性缺氧	组织性缺氧
原因	大气氧分压过低 肺功能障碍 静脉血掺杂	Hb 数量↓(贫血) 形成 HbCO 形成高铁血红蛋白	全身性缺氧 局部血液循环障碍	组织中毒
发病机制	入血氧量↓	Hb 结合氧量↓	组织血液灌流↓ 血流缓慢	组织生物 氧化障碍
动脉血氧分压	↓	N	N	N
动脉血氧饱和度	↓	N	N	N
血氧容量	N	↓	N	N
动脉血氧含量	↓	↓	N	N
动-静脉氧差	↓ 或 N	↓	↑	↓
皮肤黏膜颜色	发绀	贫血:苍白 CO 中毒:樱桃红色 高铁血红蛋白血症: 咖啡色	缺血:苍白 淤血:发绀	玫瑰红
防治原则	氧疗效果最好	CO 中毒:高压氧 高铁血红蛋白血症: 还原剂	改善血液循环	解毒治疗

注:↓下降;↑上升;N正常。

第三节

缺氧时机体的功能和代谢变化

缺氧发生的速度、程度、持续时间、范围和各器官组织对缺氧耐受程度决定了缺氧时机体的功能和代谢变化,包括机体对缺氧的代偿性反应和由缺氧引起的代谢与功能障碍。各种类型的缺氧所引起的变化,既有相似之处,又各具特点,以下主要以低张性缺氧为例来说明缺氧对机体的影响。

一、呼吸系统的变化

PaO_2 降低(低于 60 mmHg)可刺激颈动脉体和主动脉体的外周化学感受器。反射性地引起呼吸加深加快。其代偿意义表现为:①使肺泡通气量增加,肺泡气氧分压升高。②胸廓运动的增强使胸内负压增大,使回心血量增加,增加心输出量和肺血流量,有利于氧的摄取和运输。动脉血氧分压过低时(动脉血氧分压低于 30 mmHg),可直接抑制呼吸中枢,患者出现呼吸减慢、节律异常等中枢性呼吸衰竭现象。

■　二、循环系统的变化

低张性缺氧引起的代偿性心血管反应：①缺氧时，交感-肾上腺髓质系统兴奋性增强，引起心率增加、心肌收缩力增强、心脏每分钟输出量增加。严重缺氧时，可使心肌收缩力减弱，每搏心排血量减少，甚至可出现心律失常和心力衰竭。②缺氧时，交感-肾上腺髓质系统兴奋性增强，血液重新分布，皮肤、某些内脏血管收缩，血流量减少；而脑和冠状动脉血管舒张，血流量增多，从而保证了心、脑的血液供应。③肺血管对缺氧的直接反应与体循环的血管相反，肺泡内气体氧分压下降引起肺小动脉收缩，使肺泡的血流量减少，有利于维持肺泡通气/血流量的适当比例。长期的肺小动脉收缩，可引起肺动脉高压，增加右心负荷而引起右心衰竭。④长期慢性缺氧可使毛细血管增生，毛细血管的密度增加，使血氧到细胞的弥散距离缩短，增加对细胞的供氧量。

■　三、血液系统

急性缺氧时，由于交感神经兴奋，脾、肝等储血器官收缩，储存的血液进入体循环，使血液中红细胞迅速增多，增加氧的摄取和输送能力。慢性缺氧主要是由骨髓造血增强、红细胞增多所致。当低氧血流经肾脏近球小体时，能刺激近球细胞，生成并释放促红细胞生成素，使骨髓生成红细胞增多，血液携带氧能力增强，提高动脉血氧含量，具有代偿意义。但红细胞过多，血液黏度增加，血流阻力增大，血流缓慢，影响气体的运输，并有可能导致血栓形成。此外，缺氧导致红细胞内糖酵解增强，其中间代谢产物2,3-二磷酸甘油酸(2,3-DPG)增加，氧离曲线右移，血红蛋白与氧亲和力降低，有利于血红蛋白释放氧，供组织利用。

■　四、中枢神经系统的变化

脑对缺氧十分敏感，缺氧直接损害中枢神经系统功能。急性缺氧可引起头痛、情绪激动、思维力、记忆力、判断力降低或丧失以及运动不协调等。慢性缺氧者则有易疲劳、注意力不集中、嗜睡及精神抑郁等症状。严重缺氧可导致烦躁不安、惊厥、昏迷，甚至死亡。

■　五、组织细胞的适应

在供氧不足的情况下，组织细胞可通过增强利用氧的能力和增强无氧酵解过程以获取维持生命活动所必需的能量。表现为：①肌红蛋白量增多，肌红蛋白和氧的亲和力较大，当氧分压明显下降时，肌红蛋白可释放出大量的氧供细胞利用，所以肌红蛋白的增多有增加机体氧的储存作用。②细胞内线粒体数目和膜的表面积增加，氧化还原酶活性增强，增加组织利用氧的能力。③缺氧时糖酵解增强，在一定程度上可补充机体能量的不足，但同时乳酸生成增加，可发生代谢性酸中毒，导致细胞发生损伤。

| 第四节 |

影响机体对缺氧耐受性的因素

年龄、机体的功能状态、环境温度等许多因素都可影响机体对缺氧的耐受性。新生儿对缺氧的耐受性高，而老年人对缺氧的耐受性低；机体的基础代谢增高时，如发热、中枢神经兴奋、精神过度紧张、寒冷、体力活动或甲状腺功能亢进的患者耗氧增多，故对缺氧的耐受性较低。相反，体温降低、神经系统的抑制等降低功能耗氧量,对缺氧的耐受性升高。

第五节

缺氧的护理原则

■ 一、去除引起机体缺氧的原因

积极治疗和消除引起缺氧的各种原发病,去除引起机体缺氧的原因是纠正缺氧的关键。

■ 二、氧疗

氧疗是指通过增加吸入气中氧的浓度,提高动脉血氧分压来改善机体的缺氧,称为氧疗。吸氧是对缺氧患者最基本的治疗方法。但氧疗的效果因缺氧的类型而异。吸氧可提高肺泡气氧分压,使 PaO_2 及 SaO_2 增高,血氧含量增多,对组织的供氧增加,故氧疗对低张性缺氧的效果最好。因肺通气功能障碍所致的缺氧常伴有二氧化碳的潴留,可采用低浓度(30%)和低流量($1\sim2$ L/min)持续给氧的原则,使动脉血氧分压上升至 60 mmHg 即可,以保持轻度缺氧对呼吸中枢的兴奋刺激。对 CO 中毒应用较高浓度氧(>60%)和高压氧舱治疗也有明显疗效,可使血液的氧分压升高,氧可与 CO 竞争结合血红蛋白,加速 HbCO 解离,促进 CO 的排出。对高铁血红蛋白血症的血液性缺氧,对心力衰竭、休克等循环性缺氧,吸氧可以起一定的治疗作用。

■ 三、氧中毒

氧中毒是指因吸入气中氧分压过高或长时间吸入高浓度氧,引起组织细胞损伤及器官功能障碍的病理过程。如吸入大于 0.5 个大气压(1 atm＝101.3 kPa)的高浓度氧或常压下吸氧浓度超过60%、时间超过 48 h 均可导致氧中毒。氧中毒主要影响肺与中枢神经系统。氧中毒是医源性疾病,易出现在呼吸机的使用过程中,目前尚无有效的治疗方法,故重在预防,注意控制吸氧的浓度和时间。

(何钟磊)

第十二章

休克

休克一词原意为震荡或打击。目前认为,休克是指各种强烈致病因素作用于机体引起的急性循环功能障碍,以致有效循环血量急剧减少,组织、器官微循环血液灌流量严重不足,导致重要器官功能代谢发生严重障碍的全身性病理过程。

第一节

休克的病因与分类

一、休克的病因

(一)失血与失液

1. **失血**　大量失血可引起失血性休克,见于外伤、胃溃疡出血、食管下段静脉丛曲张出血及产后大出血等。若快速失血量超过总血量的 20%,即可引起出血性休克。

2. **失液**　剧烈呕吐、腹泻、肠梗阻、大汗淋漓等均可导致失液。体液丢失引起有效循环血量的锐减,从而发生失液性休克。

（二）烧伤

大面积烧伤，因伴有血浆大量丢失，可引起有效循环血量的减少，引起烧伤性休克。

（三）创伤

严重创伤如车祸、严重挤压伤、撞伤、骨折等可导致严重的失血和失液，使有效循环血量减少，加上剧烈的疼痛从而引起创伤性休克。

（四）感染

严重感染特别是革兰阴性细菌感染常可引起感染性休克，常伴有毒血症和败血症。由于细菌内毒素在休克发生中起重要作用，故又称为内毒素休克。重度感染性休克伴有败血症，故又称败血症性休克。

（五）过敏

给过敏体质的患者注射某些药物（如青霉素）、血清制剂或疫苗时，可引起过敏性休克。

（六）心脏和大血管病变

大面积急性心肌梗死及严重的心律失常等心脏病变，以及心脏压塞、肺栓塞等妨碍血液回流和心脏射血的心外阻塞性病变，均可导致心输出量明显减少，有效循环血量和灌流量下降，引起心源性休克。

（七）神经刺激

剧烈疼痛、高位脊髓麻醉意外或损伤，可使血管舒张，外周阻力降低，回心血量减少，血压下降，引起神经源性休克。

二、休克的分类

（一）按病因分类

按病因分类，休克可分为失血性休克、失液性休克、感染性休克、过敏性休克、心源性休克、神经源性休克等。

（二）按始动环节分类

休克发生的共同基础是通过血容量减少、血管床容积增大和心输出量急剧降低这三个始动环节，使机体有效循环血量减少而引起休克。

1. 低血容量性休克　由于血容量减少而引起的休克，称为低血容量性休克，多见于失血、失液、烧伤等。大量的体液丧失使血容量急剧减少，静脉回流不足，心输出量减少，血压下降，微循环灌流量减少。

2. 血管源性休克　正常情况下，20％的毛细血管交替开放，80％的毛细血管处于关闭状态。由于过敏、感染及神经源性休克等作用，一些血管活性物质大量释放，导致外周小血管扩张，大量血液淤积于扩张的小血管内，使有效循环血量减少而引起的休克，称为血管源性休克，也称为分布异常性休克。

3. 心源性休克　由于心脏泵血功能减弱，心输出量急剧减少，导致有效循环血量减少而引起的休克，称为心源性休克，见于各种原因引起的急性心力衰竭。

| 第二节 |

休克的发生机制

虽然休克的病因和始动环节不同，但微循环障碍依然被认为是休克发生的共同环节。在多数休克的发展过程中,微循环呈规律性变化。以典型的失血性休克为例,按微循环的改变大致可分为以下 3 期。

一、微循环缺血缺氧期

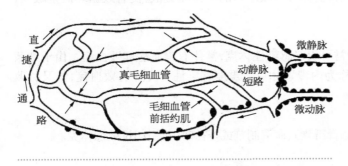

图 3 - 12 - 1　微循环缺血缺氧期微循环变化示意图

微循环缺血缺氧期又称休克早期、休克代偿期。

(一)微循环的变化

微循环的主要变化(图 3 - 12 - 1)如下:①微动脉、后微动脉、毛细血管前括约肌、微静脉等微血管收缩。②真毛细血管网关闭。③动-静脉吻合支开放。变化特点:微循环缺血缺氧,血液灌流量减少,呈"少灌少流,灌少于流"的状态。

(二)微循环的变化的发生机制

微循环的变化主要是由于交感-肾上腺髓质系统强烈兴奋以及缩血管物质的增多所致。此外,肾素-血管紧张素-醛固酮系统活性增强,血管紧张素 Ⅱ 等体液因子增多,也促使全身小血管(心、脑除外)强烈收缩。

(三)微循环变化的代偿意义

休克早期微循环一方面引起皮肤、腹腔内脏和肾脏等器官局部组织缺血、缺氧,另一方面保证重要器官——心、脑血管的血液供应具有一定的代偿意义。

1. 回心血量增加

(1)"自身输血":由于交感神经兴奋和儿茶酚胺增多,皮肤及肝、脾等容量血管中的微小血管收缩,可短暂、快速地增加回心血量,起到"自身输血"的作用。

(2)"自身输液":由于微动脉、后微动脉和毛细血管比微静脉对儿茶酚胺更敏感,毛细血管前阻力比后阻力更大,毛细血管流体静压下降,使组织液回流进入血管,补充了血容量。

2. 血液重新分布　由于不同脏器的血管对儿茶酚胺反应不一,皮肤、内脏、骨骼肌、肾血管对儿茶酚胺的敏感性较高,收缩更甚;而脑动脉和冠状动脉血管口径无明显改变,保证了心、脑的血液供应。

3. 维持动脉血压　由于交感神经兴奋和儿茶酚胺增多,全身小动脉痉挛收缩,可使外周阻力增高,使血压维持正常甚至轻微升高,以保证心、脑的血液供应。

(四)临床表现

患者主要表现有面色苍白、四肢湿冷、尿量减少、脉搏细速、心率加快、血压可正常、脉压减小等。由于脑血液灌流量仍可正常,一般患者神志清楚,但因中枢兴奋性升高可有烦躁不安症状(图 3 - 12 - 2)。

此期是休克的可逆期,也是

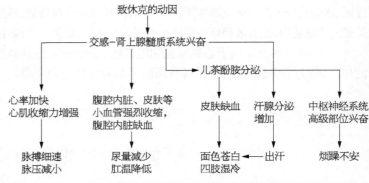

图 3 - 12 - 2　休克缺血缺氧期的主要临床表现

临床上实施抢救的最好时期,若能及时消除病因,补充足够血容量,改善组织灌流量,恢复有效循环血量,则休克能很快逆转;否则,休克可进入微循环淤血缺氧期。

二、微循环淤血缺氧期

微循环淤血缺氧期又称休克期、休克进展期或休克失代偿期。

(一)微循环的变化

微循环的主要变化(图 3-12-3)如下:①微动脉、后微动脉、毛细血管前括约肌等前阻力血管舒张,微静脉等后阻力血管收缩。②真毛细血管网大量开放。③血流速度显著减慢,红细胞和血小板聚集,白细胞滚动、贴壁、嵌塞,血液黏度增加,微循环出现淤血,组织灌流量进一步减少,缺氧更为严重。变化特点:微循环淤血、缺氧,呈"灌多于流"状态,回心血量减少,有效循环血量急剧下降。

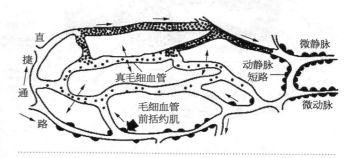

图 3-12-3　微循环淤血缺氧期微循环变化示意图

(二)微循环变化的发生机制

交感-肾上腺髓质系统更加兴奋,其他缩血管物质也可能进一步增加。持续的缺血、缺氧产生乳酸等酸性产物堆积而引起酸中毒,刺激肥大细胞释放组胺,以及无氧代谢产生的代谢产物如激肽、腺苷等物质增多,可使小血管扩张,毛细血管通透性增加,血浆外渗。因微循环淤血、缺氧,毛细血管通透性增加,组织液生成增多,使血液浓缩,红细胞和血小板聚集,白细胞滚动、贴壁、嵌塞,血液黏度增加。内毒素等可诱导一氧化碳生成增多,引起血管舒张,导致持续性低血压。

(三)微循环改变的失代偿对机体的影响

1. 回心血量急剧减少　"自身输血"停止,血管容量明显增加,回心血量减少;"自身输液"停止,组织液生成增多,血液浓缩,血液黏度增加,血流缓慢。

2. 血压进行性下降　血管床大量开放,血管容量增加,回心血量急剧减少,导致动脉血压进行性下降,最终使心、脑血管的血流量严重减少。

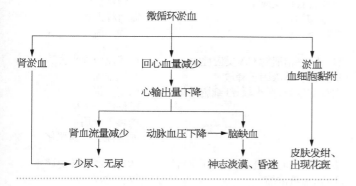

图 3-12-4　微循环淤血缺氧期失代偿对机体的影响

(四)临床表现

患者的主要临床表现:因微循环淤血回心血量减少、心输出量减少、血压进行性下降,引起脑缺血,患者表现为神志淡漠、意识模糊,甚至昏迷。因皮肤淤血出现发绀、花斑现象;血压明显下降、脉压缩小、脉搏细速、心率加快;少尿或无尿(图 3-12-4)。

此期休克仍然处于"可逆性"阶段,只要得到及时正确的救治,采取补充足够血容量、改善组织灌流量、纠正酸中毒等措施,患者仍可康复;否则,病情进一步恶化进入微循环衰竭期。

■ 三、微循环衰竭期

微循环衰竭期又称休克晚期、休克难治期、DIC 期。

(一) 微循环的变化

微循环的主要变化:①微血管麻痹、扩张。②真毛细血管内血液淤滞。③微血管内广泛微血栓形成。变化特点:微循环呈"不灌不流"状态,出现 DIC 和重要器官功能障碍及衰竭(图 3-12-5)。

(二) 微循环变化的发生机制

1. **微循环衰竭** 在严重的缺氧和酸中毒的作用下,微血管对血管活性物质失去反应,导致血管平滑肌麻痹,微血管扩张,微循环淤滞更加严重,微循环"不灌不流",处于衰竭状态。

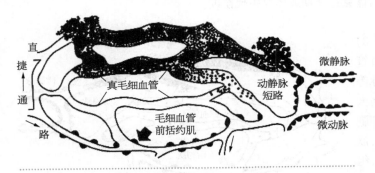

图 3-12-5 微循环衰竭期微循环的变化示意图

2. **合并 DIC** 由于血液进一步浓缩,血流速度缓慢,血液黏度增加,血液处于高凝状态。缺氧、酸中毒和内毒素损伤血管内皮细胞,内皮下胶原纤维暴露,从而激活内源性凝血系统。烧伤、创伤性休克可由于组织大量破坏,导致组织因子释放入血。此外内毒素可促使中性粒细胞合成、释放组织因子,从而激活外源性凝血系统,促使 DIC 发生。休克一旦发生 DIC,微循环障碍将进一步加重。大量的微血栓形成使回心血量进一步减少;DIC 的出血使循环血量进一步减少;微血栓使心、肾等重要器官发生梗死,出现重要器官功能衰竭,因此微循环衰竭期治疗极其困难。

(三) 临床表现

患者主要表现为循环衰竭及重要器官功能障碍甚至衰竭。

休克发展过程中的微循环变化见表 3-12-1。

表 3-12-1　休克发展过程中的微循环变化

项目	休克早期	休克期	休克晚期
特点	痉挛、收缩 前阻力>后阻力 缺血,少灌少流	微血管收缩反应↓ 扩张,淤血 "灌">"流"	麻痹性扩张 微血栓形成 不灌不流
机制	交感-肾上腺髓质系统兴奋 缩血管体液因子释放	H^+↑,平滑肌对 CA 反应性↓ 扩张血管体液因子释放 白细胞嵌塞,血小板、红细胞聚集	血管反应性丧失 血液浓缩 内皮受损 组织因子入血 内毒素作用 血液流变性质恶化
影响	代偿作用重要 组织缺血、缺氧	失代偿;回心血量减少;血压进行性下降;血液浓缩	休克期的影响更严重 器官功能衰竭 休克转入不可逆

| 第三节 |

休克时机体代谢与功能变化

■ 一、机体的代谢变化及细胞损伤

休克时,由于微循环灌流障碍,能量生成减少,神经内分泌功能紊乱,机体代谢与功能发生多方面的紊乱。

(一)代谢障碍

严重的组织缺氧,使细胞的有氧氧化作用受到抑制,无氧酵解作用增强,ATP生成显著减少,蛋白质和酶合成减少,不能维持细胞的正常结构和功能;休克时的微循环障碍及组织缺氧,使葡萄糖无氧酵解作用增强,乳酸生成增多,导致代谢性酸中毒。

(二)细胞损伤

1. 细胞膜损伤 细胞膜是休克时细胞最早发生损伤的部位,细胞内、外离子分布异常,膜电位下降,细胞水肿。

2. 线粒体损伤 休克时线粒体出现肿胀、致密结构和嵴消失等形态改变,钙盐沉积,最后崩解破坏。线粒体是能量产生的重要部位,线粒体受损导致氧化磷酸化障碍,ATP生成减少。

3. 溶酶体损伤 休克时缺血、缺氧、酸中毒可引起溶酶体破裂,释放溶酶体酶,引起细胞自溶,使血管壁通透性增加,促进炎症介质的释放,使心肌收缩性下降,抑制单核吞噬细胞系统功能,引起腹腔小血管收缩。

■ 二、休克时主要器官的功能改变

(一)肾功能变化

休克时肾是最早且最易受到损伤的器官,常出现急性肾衰竭,称为休克肾,临床表现为少尿、无尿、高钾血症、代谢性酸中毒、氮质血症等。休克早期若及时恢复有效循环血量,肾血流量得以恢复,肾功能即可恢复,称为功能性肾衰竭。而在休克中、晚期,由于肾缺血时间过长,肾小管出现缺血性坏死,即使恢复肾血流量仍不能在短时间内恢复肾功能,称为器质性肾衰竭。

(二)肺功能变化

休克早期呼吸中枢兴奋使呼吸加快,甚至通气过度,可引起低碳酸血症和呼吸性碱中毒。如果病情恶化,损伤较严重,可导致休克肺(或称成人呼吸窘迫综合征,ARDS)。病理变化有肺淤血、水肿、出血、局灶性肺不张、微血栓和肺泡透明膜形成等,主要临床表现为进行性呼吸困难、进行性低氧血症、发绀等。

(三)心功能变化

除心源性休克外,休克早期由于交感-肾上腺髓质系统强烈兴奋,心功能代偿作用增强,表现为心率加快、心肌收缩性增强。随着休克的发展,多种有害因素作用于心脏,心功能下降,心输出量减少,重者可出现心力衰竭。

| 第四节 |

多器官功能障碍综合征

休克过程中常出现肾、肺、心、脑、肝、胃、肠等器官功能受损。多器官功能障碍综合征（MODS）是指在严重创伤、感染和休克时，原无器官功能障碍的患者同时或在短时间内相继出现两个或两个以上器官系统功能障碍的综合征。

休克患者常因多器官功能衰竭而导致死亡。

| 第五节 |

休克的防治与护理

休克起病急，进展快，医护人员务必争分夺秒，及时抢救。休克的护理，应安置在抢救室，安排专人密切观察患者的生命体征，注意心、肺情况及组织灌流表现，及时采取有效的防护措施。

防治原则如下。

1. 病因学防治　积极防治原发病和去除致病因素是防治休克的重要措施，如止血、镇痛、抗感染等。

2. 改善微循环，提高组织灌流量

（1）补充血容量：各型休克，尤其是低血容量性休克，都会出现不同程度的有效循环血量减少。补充血容量的原则是"需多少，补多少"，宜尽早、及时地采取充分扩容的办法。

（2）合理应用血管活性药物：在充分扩容的基础上，适当应用扩血管药物（如山莨菪碱等）可以解除小动脉和小静脉的紧张状态，提高组织灌流。适当地使用缩血管药物升压，以保证心脑重要器官的灌流，使用过程中还应密切观察病情，灵活调节剂量。

3. 纠正酸中毒　酸中毒可加重微循环障碍、并发高血钾、促进 DIC 形成、造成生物膜的损伤、抑制心肌收缩功能等，酸中毒时，由于 H^+ 和 Ca^{2+} 的竞争作用可直接影响血管活性药物的疗效。因此，纠正酸中毒是抢救休克的重要措施。

护理原则包括：①尽快建立输液通道，及时补充血容量是抗休克的首要措施。②保证呼吸通畅，尽早吸氧（6～8 L/min）。③保持正确体位：可采取平卧位或仰卧中凹位，以利于呼吸和增加回心血量。④严密观察病情：监测患者的脉搏、血压和尿量，观察神志状态、皮肤温度和颜色。

（唐静怡）

第十三章

心血管系统疾病

学习导航

> 为什么血脂高的患者都害怕心肌梗死？
> 高血压患者为什么容易发生脑卒中？
> 心脏杂音和心瓣膜病变有没有关系？

学习目标

> 掌握：冠心病、高血压、风湿性心脏病的病理变化。
> 熟悉：冠心病、高血压、风湿性心脏病的病理临床联系；慢性瓣膜病的血流动力学改变。
> 了解：冠心病、高血压、风湿性心脏病的病因和发病机制；感染性瓣膜病的病理临床联系。

　　心血管系统是人体内最复杂、最具动态特征的系统，心脏的收缩舒张和各器官的血流分配都在不断地发生变化。统计表明，目前在世界各国各类疾病的发病率和死亡率中，心脏病和脑血管疾病占第 1 位，我国每年大约 240 万患者死于心血管疾病，约占总死亡率的 34％。目前心血管系统疾病的研究在基础医学、介入技术和循证医学等方面取得了跨时代的成就。

第一节

动脉粥样硬化和冠状动脉粥样硬化性心脏病

　　动脉粥样硬化是一种与血脂代谢障碍有关的全身性疾病。本病主要累及大、中动脉，病变特征是内膜下脂质沉积，灶状纤维化、粥样斑块形成，最终导致动脉管壁变硬，管腔狭窄，并引起一系列继发性病变，常引起冠状动脉粥样硬化性心脏病（冠心病）、脑卒中、肾衰竭等。动脉粥样硬化多见于 40 岁以上的中老年人，但近年来呈现发病率上升和患病年龄下降的趋势。

■ 一、病因和发病机制

动脉粥样硬化的病因与发病机制尚未完全清楚,与下列危险因素有关。

(一) 高脂血症

高脂血症是指血浆总胆固醇(TC)和(或)三酰甘油(TG)的异常升高。流行病学调查显示:大多数动脉粥样硬化的患者,血浆中胆固醇水平比正常人高,特别是脂蛋白中低密度脂蛋白(LDL)升高和高密度脂蛋白(HDL)降低与动脉粥样硬化的发病率呈正相关。目前认为,LDL 含胆固醇最多,且分子较小,易透过动脉内膜,被氧自由基氧化为氧化型 LDL(ox-LDL),ox-LDL 不能被正常 LDL 受体识别,巨噬细胞清道夫受体易识别和吞噬 ox-LDL,形成泡沫细胞;极低密度脂蛋白(VLDL)降解后也能形成 LDL。因此,LDL、VLDL 是促进动脉粥样硬化形成的重要因素。HDL 可通过胆固醇逆向转运机制清除动脉壁的胆固醇,具有抗氧化作用和竞争性抑制 LDL 被内皮细胞摄取,起到了防止动脉粥样硬化发生的作用。

(二) 高血压

60%～70%动脉粥样化的患者有高血压。高血压时血流对血管壁机械性的压力和冲击作用,使血管内膜受损,脂质易进入内膜。破损的内皮细胞可释放生长因子刺激动脉内膜的平滑肌细胞增生并移入内膜,促进了动脉粥样硬化的发生。

(三) 吸烟

大量吸烟使血液中一氧化碳浓度增高,碳氧血红蛋白增多,可损伤血管壁内皮细胞,造成内膜纤维组织增生,导致动脉粥样硬化的发生。同时大量吸烟可使血中的 LDL 易于氧化形成 ox-LDL。

(四) 糖尿病和高胰岛素血症

糖尿病患者血中 TG、VLDL 水平明显升高,HDL 水平较低,高血糖可致 LDL 氧化形成 ox-LDL。高胰岛素血症可促进动脉壁平滑肌细胞增生,并且与血中 HDL 的含量呈负相关。

(五) 其他

研究表明,遗传因素是动脉粥样硬化发病的危险因素。随着年龄的增长,动脉粥样硬化的发病率也逐渐增加。女性在绝经期前 HDL(高密度脂蛋白)高于同年龄组男性,LDL(低密度脂蛋白)水平也低于男性,所以发病率明显低于同年龄组男性。绝经期后随着雌激素水平的降低,两性差异消失。肥胖者易患高血脂、高血压和糖尿病,间接促进动脉粥样硬化的发生。

■ 二、基本病理变化

动脉粥样硬化主要累及大、中动脉,如主动脉、冠状动脉、脑动脉及四肢动脉等。

(一) 基本病变

基本病变分为 3 期。

1. **脂纹与脂斑期** 为动脉粥样硬化早期病变,是可逆性的病变。肉眼观:可见病变动脉内膜,尤其是动脉分支开口处,有宽 1～2 mm,长短不一的黄色条纹或斑点,平坦或略突出于内膜表面(图 3-13-1)。镜下观:病变处的内皮细胞下,聚集了大量胞质内含有大小不等脂质空泡的泡沫细胞(图 3-13-2)。这些细胞来源于血管腔的单核细胞和中膜的平滑肌细胞,吞噬脂质后形成了泡沫细胞。细胞外脂质沉积,纤维组织轻度增生,少量白细胞浸润。

2. **纤维斑块期** 由脂纹脂斑发展而来。肉眼观,动脉内膜有明显隆起、散在性浅黄色或瓷白色斑块。镜下观,斑块表面是一层纤维帽,主要由胶原纤维、平滑肌细胞、弹性纤维及蛋白聚糖形

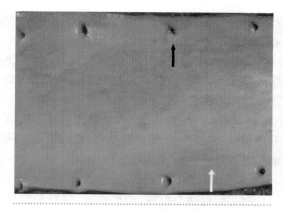
图 3-13-1 动脉粥样硬化脂纹与脂斑期

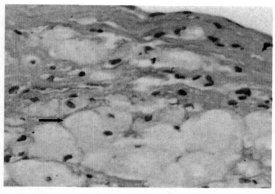
图 3-13-2 动脉粥样硬化泡沫细胞

成;中层由泡沫细胞、细胞外脂质、坏死细胞碎片构成;下层由平滑肌细胞、结缔组织和炎细胞组成。

3. 粥样斑块期 斑块深层组织发生坏死、崩解,与脂质混合形成的粥样物质,称为粥样斑块。肉眼观,病变动脉内膜表面为灰黄色斑块,切面显示纤维帽下方为黄色粥糜样物质。镜下观,在HE染色中,斑块表面胶原纤维发生明显玻璃样变性,斑块深部为大量不定形的粉红色细颗粒状坏死物质,呈针尖样空隙的胆固醇结晶和淡蓝色粗颗粒状的钙盐沉积。斑块底部及边缘有增生的肉芽组织、少量的泡沫细胞和淋巴细胞。动脉中膜萎缩、变硬。

（二）继发病变

1. 斑块内出血 斑块内的新生血管在血流的冲击下破裂形成血肿,并使斑块进一步隆起,导致动脉管腔变狭或完全闭塞。

2. 斑块破裂 斑块纤维帽破裂,粥样物质进入血流,引起栓塞。斑块破裂处形成溃疡面,易继发血栓形成。

3. 血栓形成 斑块破裂造成的表面溃疡和内膜损伤继发血栓形成,不仅加重了血管腔的狭窄程度,还可能脱落形成栓塞。

4. 钙化 钙盐沉积于陈旧的粥样斑块内,使动脉壁变硬、变脆。

5. 动脉瘤形成 粥样斑块底部处的内膜平滑肌萎缩、弹性下降,在血管内压力的作用下,动脉管壁发生局限性向外膨出,形成动脉瘤。动脉瘤破裂可导致大出血。血液可经斑块破裂处侵入大动脉中膜,或动脉中膜内血管破裂出血,形成夹层动脉瘤。

三、冠状动脉粥样硬化性心脏病

冠状动脉粥样硬化性心脏病是由冠状动脉狭窄所引起的心肌缺血性疾病,简称冠心病。95%～99%的冠心病是由冠状动脉粥样硬化引起的。冠心病虽然多见于老年人,但近年发病年龄逐渐趋向年轻化,且发病率和死亡率均较高。

（一）病因和发病机制

1. 冠状动脉粥样硬化 最常见于左冠状动脉前降支,其次为右冠状动脉主干、左主干、左旋支和后降支。病变常为多发性、节段性分布。随着病变的进展,相邻的斑块可相互融合,在血管横切面上,病变处内膜增厚,常呈半月形,管腔狭窄(图 3-13-3)。当继发血栓形成、斑块内出血时,动脉腔可发生完全阻塞。根据管腔狭窄程度分为 4 级:Ⅰ级,<25%;Ⅱ级,26%～50%;Ⅲ级,51%～

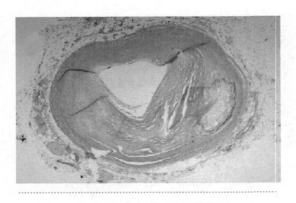

图3-13-3　冠状动脉粥样硬化

75%；Ⅳ级，＞76%。管腔不同程度的狭窄导致心肌缺血。

2. **冠状动脉痉挛**　可使管腔狭窄，也可使管壁局部压力增大，造成斑块破裂，从而进一步加重管腔的狭窄甚至闭塞。

3. **心肌耗氧量剧增**　各种原因引起心肌负荷增加，如劳累过度、情绪激动等，使冠状动脉供血相对不足而诱发冠心病。

（二）病理临床联系

冠心病包括心绞痛、心肌梗死、慢性缺血性心脏病及冠状动脉性猝死。

1. **心绞痛**　是冠状动脉供血不足和(或)心肌耗氧量骤增，致使心肌急剧的、暂时性缺血缺氧所引起的临床综合征。发作前往往有情绪激动、精神紧张、寒冷等诱因存在，心绞痛的发生是由于心肌缺血缺氧造成的酸性代谢产物或多肽类物质堆积，这些物质不但刺激心脏局部的交感神经末梢，引起阵发性心前区疼痛、憋闷或紧缩感，还可以由传入神经把信息经颈下段及1～5胸交感神经节和相应的脊髓段送至大脑，产生痛觉，并引起相应脊髓段及神经所分布的皮肤区域产生痛感，临床表现为放射性左肩、左臂疼痛。持续3～5 min，休息或舌下含服硝酸甘油即可缓解。心绞痛可分为3型。

(1) 稳定型心绞痛（轻型心绞痛）：一般不发作，仅在体力活动过度、心肌耗氧量增多时发作。

(2) 不稳定型心绞痛：临床表现呈进行性加重趋势，在体力活动或休息时均可发作，患者大多有一支或多支冠状动脉病变。

(3) 变异型心绞痛：可无明显诱因，常于休息或梦醒时发作，发病可能由于冠状动脉明显狭窄或发作性痉挛所致。

2. **心肌梗死**　由于冠状动脉供血急剧减少或中断，引起供血区持续缺血而导致较大范围的心肌坏死。以中老年人居多，发病前可有诱因。临床上有剧烈而持久的胸骨后疼痛，经舌下含服硝酸甘油和休息都不能缓解，并可发生心律失常、休克、心力衰竭等并发症。

(1) 病因及发生机制：是在冠状动脉粥样硬化引起管腔明显狭窄的基础上，病变局部发生血栓形成、斑块内出血和冠状动脉持续性痉挛等情况下，使冠状动脉循环血量急剧下降或心肌需氧量急剧增加，而侧支循环不能及时建立有效代偿时，心肌因严重而持久的缺血、缺氧而发生梗死。

(2) 部位和类型：心肌梗死的好发部位与冠状动脉分支好发粥样硬化的部位相一致，以左心室最常见（图3-13-4）。少数严重病例可涉及其他心腔。心肌梗死的好发部位和发生率见表3-13-1。

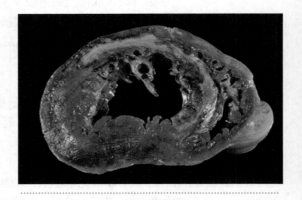

图3-13-4　心肌梗死

表 3-13-1 心肌梗死的好发部位和发生率

冠状动脉分支	梗死部位	梗死发生率(%)
左前降支	左心室前壁、心尖部及室间隔前 2/3	40~50
右冠状动脉	左心室后壁、室间隔后 1/3 及右心室	30~40
左旋支	左室侧壁	15~20

根据心肌梗死的深度把心肌梗死分为两种类型：①心内膜下心肌梗死，指梗死灶局限于心内膜侧 1/3 的心肌，可波及肉柱及乳头肌，常为多发性小灶状坏死，不规则地分布于左心室周围，故又称薄层梗死。②透壁性心肌梗死，为典型的心肌梗死的类型，又称区域性梗死。病灶较大，可累及心室壁全层，如梗死灶只累及室壁的 2/3 以上而未达全层时称为厚壁梗死。

(3) 病理变化：病变呈现动态的形态变化过程，属于凝固性坏死和贫血性梗死。肉眼观，一般在梗死后 6 h 才出现形态改变，梗死灶先呈苍白，后转为土黄色，外形呈不规则形，较干燥，四周有充血和出血带。镜下观，早期心肌细胞发生凝固性坏死，梗死灶周围出现出血、充血和中性粒细胞浸润。1 周后，肉芽组织长入，3 周后开始机化，逐渐形成瘢痕组织。

(4) 临床表现：心前区或胸骨后剧痛，持续数小时至数日，休息或口含硝酸甘油不能缓解疼痛症状。可伴有发热、红细胞沉降率加快、中性粒细胞增多、心肌细胞内糖原减少或消失，肌红蛋白从受损心肌细胞内逸出入血，血和尿中肌红蛋白升高，心肌梗死后 6~12 h 出现峰值。心肌梗死后心肌细胞内的谷氨酸-草酰乙酸转氨酶(SGOT)、谷氨酸-丙酮酸转氨酶(SGPT)、肌酸磷酸激酶(CPK)和乳酸脱氢酶(LDH)释放入血，在 24 h 后血清浓度达最高值，其中 CPK 值对心肌梗死诊断特异性最高。心肌梗死心电图特征性出现宽而深的 Q 波，ST 段抬高呈弓背向上型，T 波倒置。

(5) 并发症：心肌梗死，尤其是透壁性心肌梗死，可出现严重的并发症。①心力衰竭及心源性休克：心肌梗死后心肌收缩力明显减弱或丧失，导致急性心力衰竭。当左心室梗死范围达 40% 以上时，心肌收缩力极度减弱，心输出量显著下降，即可发生心源性休克。②心脏破裂：为透壁性梗死的严重并发症，多发生在心肌梗死后 1~2 周，这是由于梗死灶中的中性粒细胞释放蛋白水解酶，使梗死灶发生溶解所致。发生于左心室前壁时，破裂后血液涌入心包腔造成急性心脏压塞而迅速死亡。③心律失常：是心肌梗死最常见的早期并发症，多发生于心肌梗死后 1~2 日，以室性心律失常多见，室颤是急性心肌梗死早期患者死亡的主要原因。心律失常发生与梗死灶累及心脏的传导系统有关。④室壁瘤：多见于梗死灶机化后的纤维性愈合期，梗死区瘢痕组织在心室血流压力作用下，局部向外膨出所致，多见于左心室前壁近心尖区，占心肌梗死的 10~30%。⑤附壁血栓形成：多见于左心室，是由于梗死部位心内膜受损，或室壁瘤、心室颤动导致血流出现涡流所致，附壁血栓脱落可引起栓塞。

3. **慢性缺血性心脏病** 即心肌纤维化，是由于中度或重度的冠状动脉粥样硬化性狭窄，引起心肌长期慢性的缺血，使得心肌细胞萎缩，间质纤维组织增生所致。心肌硬化，影响心脏的收缩、舒张功能，可引起心力衰竭。

4. **冠状动脉性猝死** 是心脏性猝死中最常见类型。它多见于 40~50 岁成年人，男性居多，可发生于严重冠状动脉粥样硬化的基础上，出现如饮酒、劳累、吸烟及运动等诱因，患者突然昏倒，四肢抽搐，小便失禁，或突然发生呼吸困难，口吐白沫，迅速昏迷，可立即或数小时后死亡。

■ 四、脑动脉粥样硬化

病变以大脑中动脉和基底动脉环(Willis 环)最严重;可向远端分支延伸。病变动脉内膜不规则增厚,血管弯曲、僵硬,管腔狭窄甚至闭塞。脑组织长期供血不足而发生脑萎缩,表现为智力减退、痴呆;斑块内出血或继发血栓形成阻塞血管腔时,可引起脑梗死;脑动脉管壁较薄,病变处常形成小动脉瘤,当血压突然升高时,可导致动脉瘤破裂,引起脑出血。

｜第二节｜
高 血 压

高血压是临床上非常常见的心血管系统疾病,主要表现为血压升高,晚期可导致心、脑等靶器官严重损害。成年人收缩压≥140 mmHg(18.4 kPa)和(或)舒张压≥90 mmHg(12.0 kPa),称为高血压(表3-13-2)。

表3-13-2　高血压的定义及分类

类别	收缩压(mmHg)	舒张压(mmHg)
正常血压	<120	<80
临界值	120～139	80～89
高血压	≥140	≥90
1级高血压(轻度)	140～159	90～95
2级高血压(中度)	160～179	100～109
3级高血压(重度)	≥180	≥110
单纯收缩期高血压	≥140	<90

高血压分为原发性高血压和继发性高血压两类。原发性高血压是指一种原因不明、以体循环动脉血压持续性升高为主要表现的独立性全身性慢性疾病,简称为高血压病。继发性高血压是某种疾病所引起的血压升高,如慢性肾小球肾炎引起的肾性高血压,故又称为症状性高血压。

■ 一、病因和发病机制

高血压的病因和发病机制尚未完全清楚,原发性高血压可能与以下因素有关。

(一) 遗传因素

据调查,与无高血压家族史者比较,双亲一方有原发性高血压者,高血压的患病率升高 1.5 倍,双亲均有原发性高血压者,患病率升高 2～3 倍。近年发现原发性高血压患者涉及血管紧张素、糖皮质激素受体、脂蛋白酶等基因的突变,所以目前认为本病是一种多基因遗传病,有约 75% 的原发性高血压患者具有遗传因素。

(二) 钠过多

大量研究表明,人群血压水平和高血压患病率与钠平均摄入量呈正相关。除摄入过多外,肾脏排钠障碍也是患病的重要原因。在血压升高时患者不能通过肾脏排出体内过多的水、钠,致使血压持续性增高。

（三）精神心理因素

精神长期处于紧张、焦虑状态，可使大脑皮质功能失调，失去对皮质下血管舒缩中枢的调控能力，导致交感神经兴奋性增高，引起全身细、小动脉痉挛，外周阻力增大，血压升高。

（四）其他

研究结果表明，肥胖、饮酒、缺乏体力活动以及胰岛素抵抗等因素，均可使患高血压的风险加大。

二、高血压的类型和病理变化

原发性高血压分为缓进型高血压和急进型高血压两类。

（一）缓进型高血压

缓进型高血压又称良性高血压，主要见于中老年人。起病缓慢而隐匿，病程长，约占高血压的95％以上。其病变的发展过程可分为 3 期。

1. **功能紊乱期（一期）**　主要病变为全身细小动脉间歇性地痉挛收缩，导致血压升高。因动脉管壁无器质性病变，在劳累、紧张、情绪波动时，血压可升高。经过适当休息和治疗后，血压可恢复正常。

2. **动脉病变期（二期）**　此期的主要表现为全身细、小动脉硬化，这是高血压的主要病变特征。细动脉壁呈玻璃样变性，小动脉管壁内膜胶原纤维、弹力纤维增生，中膜平滑肌细胞增生肥大，导致管壁增厚、管腔狭窄。此期血压可持续上升，休息后血压也不能恢复至正常。

3. **器官病变期（三期）**　晚期，随着血压持续升高，全身细小动脉硬化，重要脏器供血不足，导致全身各脏的病变，临床上以心、肾、脑、视网膜的病变尤为重要。

（1）心脏：由于全身细小动脉硬化，外周阻力增大，导致左心室代偿性肥大。肉眼观：心脏重量增加，可达 400 g 以上（正常约为 250 g）；左心室壁增厚，可达 1.5～2.0 cm（正常为 1.0 cm 以内），乳头肌和肉柱增粗，但心腔并不扩张，称为向心性肥大；随着病变的发展，在晚期左心室失代偿，心腔扩张，称离心性肥大。此时，左心室收缩力下降，最终可导致左心衰竭。这种由高血压引起的心脏病称为高血压心脏病。患者可出现心悸，心电图提示左心室肥大及损伤，严重者有左心衰竭症状和体征。

（2）肾脏：由于肾入球动脉的玻璃样变性和小动脉（弓形动脉和叶间动脉）的增厚变硬，病变区肾小球缺血而发生纤维化和玻璃样变性，相应肾小管萎缩、变性，间质纤维化；而病变相对较轻肾小球代偿性肥大，相应肾小管扩张。肉眼观：双侧肾脏体积缩小，重量减轻，质地变硬，表面呈均匀弥漫的细颗粒状，故称为原发性颗粒性固缩肾。切面肾皮质变薄，皮髓质界限模糊。晚期，随着病变的发展，纤维化的肾单位增多，肾小球滤过率减少，可出现肾衰竭。

（3）脑：主要出现以下 3 种病变：①脑水肿，因脑细小动脉硬化和痉挛引起局部脑组织缺血，毛细血管壁通透性增加，形成脑水肿。血压急剧升高时，患者可出现头痛、呕吐、视物模糊、意识障碍等症状，称为高血压脑病或高血压危象。②脑软化：脑内细小动脉硬化，相应脑组织缺血而发生液化性坏死，形成软化灶。通常为多发而较小梗死灶，称脑腔隙状梗死或微梗死灶，后期由胶质细胞增生来修复。③脑出血：是高血压最严重，亦是致命的并发症。豆纹动脉从大脑中动脉直角分出，受到血流冲击和牵拉较大，豆纹动脉最易破裂出血，故脑出血部位多发生在其供血的基底节、内囊。内囊出血可引起对侧肢体偏瘫而感觉消失；出血破入侧脑室时，患者可发生昏迷，甚至死亡；左侧脑出血常引起失语；脑桥出血可引起同侧面神经麻痹及对侧上下肢瘫痪；脑出血可因血肿及脑水肿引起颅内高压,导致脑疝形成。

(4) 视网膜:高血压时视网膜中央动脉发生改变,且与高血压各期细小动脉病变相一致。眼底镜检查可见血管迂曲,颜色苍白,反光增强,动静脉交叉处静脉受压,严重时可出现视盘水肿,视网膜絮状渗出和出血,患者因此发生视力障碍。临床上通过检眼镜(眼底镜)检查来判断高血压病变程度和预后。

(二) 急进型高血压

急进型高血压又称恶性高血压。它多见于青壮年,占原发性高血压的 1%～5%。主要病变是坏死性细动脉炎和增生性小动脉硬化。病变主要累及肾,亦可累及脑和视网膜。临床上,患者血压显著升高,常超过 230 mmHg/130 mmHg,病变进展迅速,如不能及时有效控制,多于 1 年内因高血压脑病、尿毒症及心力衰竭而死亡。

| 第三节 |

风 湿 病

风湿病是一种全身性反复发作的结缔组织变态反应性炎症,其发病与 A 组乙型溶血性链球菌感染有关,急性期称为风湿热,临床上以儿童患者多见。感染常累及心脏、关节、血管、皮肤和脑。早期关节炎症状较明显,最为严重的是心脏的病变。此外,临床上出现发热、环形红斑、皮下结节、舞蹈病等症状和体征,可伴有血清抗链球菌溶血素 O 抗体滴度升高、红细胞沉降率加快等。风湿病男女患病率无明显差别,冬春季为好发季节,我国以东北和华北地区发病率较高。

(一) 病因和发病机制

多项临床和流行病学研究显示,风湿病的发生与 A 组乙型溶血性链球菌感染有关。依据是:①多数患者在发病前 2～3 周有咽峡炎、扁桃体炎或猩红热等 A 组乙型溶血性链球菌感染史。②95%的患者血清中抗 O 滴度增高。③风湿病的好发地区与链球菌感染性疾病流行地区在分布和条件上是一致的。④风湿病的复发仅出现在链球菌再次感染后,应用抗生素预防治疗链球菌感染可降低风湿病的发病和复发。

但是,风湿病并非由于链球菌感染直接导致的。风湿病多继发于链球菌感染后,其病变性质为非化脓性炎症,且病灶内未能直接检测或分离出链球菌。目前认为,风湿病是一种与 A 组乙型溶血性链球菌感染有关的变态反应性疾病。链球菌的细胞壁上存在着多种抗原成分,特别是 M 抗原和 C 抗原,它们与心肌、血管平滑肌及结缔组织的某种成分具有共同抗原性。因此,链球菌感染后 2～3 周,机体免疫系统对链球菌产生的抗体,既作用于细菌本身,也作用于人体心肌和结缔组织,形成交叉免疫反应,导致组织损伤。链球菌感染后只有极少数人患病,提示机体的免疫状态和遗传易感性起着重要作用。

(二) 基本病理变化

风湿病是炎性病变,具有变质、渗出、增生的基本病变特征。典型病变的发展过程可分为以下 3 期。

1. **变质渗出期**　早期病变为结缔组织基质发生黏液样变性,胶原纤维肿胀、断裂、崩解形成纤维素样坏死。病灶中还有少量浆液渗出和炎症细胞(淋巴细胞、单核细胞、浆细胞)浸润。此期病变约持续 1 个月。

2. **增生期**　此期形成特征性的风湿性肉芽肿,即风湿小体(Aschoff 小体),对风湿病具有重要的诊断意义。镜下观：病灶中央为纤维素样坏死，周围出现成堆的风湿细胞，外围有少量的淋巴细胞和浆细胞(图3-13-5)。

风湿细胞(Aschoff细胞)，细胞圆形或多边形，胞质丰富，呈嗜碱性。核大，一个或多个，呈圆形或空泡状，核膜清晰，染色质集中于核中央。横切面上呈枭眼状，纵切面呈毛虫状。此期病变持续2～3个月。

3. 瘢痕期　风湿小体内的纤维素样坏死逐渐被吸收，风湿细胞逐渐转变为纤维细胞，风湿小体变为梭形瘢痕。此期病变持续2～3个月。

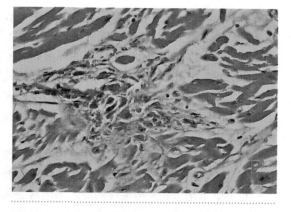

图3-13-5　风湿小体

(三)重要器官病理变化

1. 风湿性心脏病　风湿病变50%～70%可累及心脏。根据病变部位可分为风湿性心内膜炎、风湿性心肌炎、风湿性心外膜炎。病变累及至心脏各层称为风湿性全心炎。

(1)风湿性心内膜炎：病变主要累及心瓣膜，其中二尖瓣单纯受累最常见，其次是二尖瓣和主动脉瓣同时受累，肺动脉瓣和三尖瓣极少受累。

早期病变瓣膜肿胀，发生黏液样变性和纤维素样坏死，并伴有炎细胞浸润，使病变瓣膜发生肿胀和内皮损伤。闭锁缘上形成单行排列、粟粒大小的灰白色半透明、直径为1～2 mm的疣状赘生物(图3-13-6)，其主要成分为血小板和纤维素。赘生物与瓣膜紧密粘连，不易脱落，容易机化形成瘢痕。若病变反复发作，可引起病变瓣膜增厚、卷曲、短缩或瓣叶相互粘连、腱索短缩、增

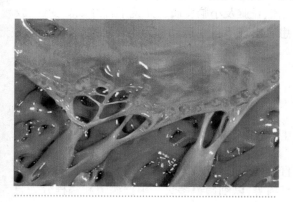

图3-13-6　风湿性心瓣膜炎

粗。最后使瓣膜口发生狭窄或关闭不全，引起慢性风湿性心瓣膜病。

(2)风湿性心肌炎：病变最常累及左心室后壁、室间隔、左心耳和左心房的心肌间质结缔组织。在心肌间质小血管旁的结缔组织发生纤维素样坏死，形成灶性分布的风湿小体，晚期纤维化形成梭形瘢痕。

风湿性心肌炎可影响心肌收缩力，临床上表现为心动过速(100次/分以上)、第一心音低钝等。病变累及传导系统时，可出现房室传导阻滞。儿童患者有时以渗出性病变为主，严重者可引起急性充血性心力衰竭。

(3)风湿性心外膜炎：又称为风湿性心包炎，为浆液或纤维素性炎症。病变主要累及心包脏层，心包腔内有大量浆液或浆液纤维素渗出形成心包积液，出现心界扩大、心音遥远。X线检查：心影呈"烧瓶状"。当有大量纤维素渗出时，心外膜表面的纤维素因心脏不停地搏动和牵拉形成绒毛状，称绒毛心(图3-13-7)。患者可出现心前

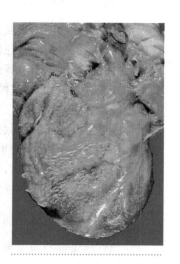

图3-13-7　风湿性心外膜炎

区疼痛,听诊时可闻及心包摩擦音。恢复期浆液和纤维素逐渐被吸收,部分不能吸收则发生机化,过多纤维素发生机化时,心外膜脏层和壁层发生粘连,形成缩窄性心包炎。

2. 风湿性关节炎　约有75％的风湿病患者出现不同程度的关节病变。病变主要累及四肢的大关节,如膝关节、踝关节、肩关节、腕关节、肘关节。病变呈游走性、多发性、反复性。病变的关节腔内浆液渗出,关节周围有不典型风湿小体形成,出现红、肿、热、痛、活动受限的临床表现。炎症消退时,关节腔内的浆液被吸收,一般不留后遗症。

3. 风湿性皮肤病变

(1)环形红斑:为渗出性病变。肉眼可见躯干及四肢的皮肤,呈淡红色的环形或半环形红晕,镜下见病变处真皮浅层血管充血,血管周围水肿,淋巴细胞和单核细胞浸润。1～2日可消退。

(2)皮下结节:为增生性病变。多出现在腕关节、肘关节、膝关节、踝关节、四肢大关节伸面皮下,直径为0.5～2 cm,圆形或椭圆形、质地较硬、活动、无压痛。镜下:结节中心为大片纤维素样坏死物,其周围是风湿细胞和成纤维细胞,并有淋巴细胞浸润。数周后,皮下结节纤维化形成瘢痕。

4. 风湿性动脉炎　大小动脉均可受累及,管壁可纤维化坏死和风湿小体形成,后期出现管壁增厚管腔狭窄。

5. 风湿性脑病　病变主要累及大脑皮质、基底核、丘脑及小脑皮质。光镜下神经细胞变性、胶质细胞增生、胶质结节形成。当锥体外系受累时,患者出现不自主运动称为小舞蹈症,多见于5～12岁儿童,女孩多于男孩。

| 第四节 |

感染性心内膜炎

感染性内膜炎是由病原微生物通过血液循环直接侵袭心内膜,尤其是心瓣膜而引起的炎症性病变。感染的病原菌有细菌、立克次体、衣原体和真菌等,以细菌最多见。根据病情和病程分为急性和亚急性感染性内膜炎。

■ 一、急性感染性心内膜炎

急性感染性心内膜炎通常是由致病力强的化脓菌,如金黄色葡萄球菌、溶血性链球菌和肺炎球菌等引起。通常病原体在体内某部位发生化脓性感染,细菌入血引起败血症、脓毒血症侵犯心内膜,也发生于心脏、尿路等感染的手术后。病变多发生于原来无病变的心内膜,主要累及二尖瓣和主动脉瓣,引起急性化脓性心内膜炎,在病变的瓣膜上形成体积较大的疣状赘生物。质地松脆,灰黄色或淡绿色,易脱落。它主要由脓性渗出物、血栓、坏死组织和大量细菌菌落组成。赘生物脱落后形成细菌性栓子,易引起远处血管的细菌性栓塞,栓塞部位常为心、脑、脾、肾等部位,出现败血性梗死和多发性小脓肿,受累瓣膜可发生破裂、穿孔或腱索断裂,引起急性心瓣膜功能不全。

本病起病急,病情严重,病程短,多在数周内死亡。在抗生素的广泛应用下,死亡率有所下降,但赘生物机化、瘢痕形成,导致慢性心瓣膜病。

■ 二、亚急性感染性心内膜炎

亚急性感染性心内膜炎是由致病力相对弱的病原微生物,主要草绿色链球菌(约占75％)和肠球菌、革兰阴性杆菌、立克次体、衣原体及真菌等引起的心内膜炎。常侵犯有病变的心脏瓣膜,最常见的是风湿性心脏瓣膜病,其次是先天性心脏病。

病变主要累及二尖瓣和主动脉瓣。瓣膜表面形成单个或多个大小不一的菜花状或息肉状的疣状赘生物。质松脆,易脱落。严重时瓣膜可发生溃疡、穿孔和腱索断裂。镜下见,疣状赘生物由纤维素、血小板、中性粒细胞、坏死物组成,其深部有细菌团,溃疡底部可见肉芽组织及淋巴细胞、单核细胞浸润。

本病治愈率高,少数患者可出现并发症:①瓣膜变形,可造成瓣口狭窄和(或)关闭不全。②动脉性栓塞,赘生物脱落形成栓子,常栓塞于脑、肾、脾等部位。引起无菌性栓塞。③变态反应,由于毒素和(或)免疫复合物的作用,引起局灶性或弥漫性肾小球肾炎,皮肤出现红色微隆起有压痛的小结节,称 Osler 小结。④败血症,脱落的赘生物内的细菌侵入血流,并在血液中繁殖,毒性较低的细菌和毒素的持续作用,致使患者出现长期低热、脾大、白细胞增多、贫血和血培养阳性等败血症的表现。

第五节

慢性心瓣膜病

心瓣膜病是由于各种原因引起的心瓣膜结构和功能上的改变,表现为单个或多个瓣膜口狭窄或(和)关闭不全,引起心脏血流动力学紊乱,并出现一系列临床综合征,最后导致心力衰竭。

瓣膜口狭窄是指相邻瓣膜互相粘连,导致血流通过障碍。瓣膜口关闭不全是指瓣膜卷曲、腱索缩短使瓣膜关闭时不能完全闭合,造成部分血液反流。一个瓣膜上既有狭窄又有关闭不全者称为瓣膜双病变;两个或两个以上的瓣膜同时或先后受累称为联合瓣膜病。

一、二尖瓣狭窄

二尖瓣狭窄多为风湿性心内膜炎反复发作所致,少数由亚急性细菌性心内膜炎引起。正常成人二尖瓣开放时面积约为 5 cm²(可通过两个手指),当瓣膜口狭窄时可缩小至 1～2 cm² 或仅能通过医用探针(图 3 - 13 - 8)。

早期由于二尖瓣狭窄,舒张期左心房血液流入左心室时血流受阻,舒张末期左心房仍有部分血液滞留。收缩期接受来自肺静脉的回心血流后,左心房血液量明显增多,导致左心房代偿性扩张。由于左心房壁薄,代偿能力较低,逐步出现失代偿性扩张,造成左心房血液淤积,导致肺

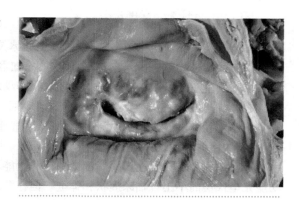

图 3 - 13 - 8　二尖瓣狭窄

静脉回心血流受阻,而引起肺淤血,临床上由此引起呼吸困难、发绀、咳嗽、咳出带血的泡沫状痰等左心衰竭症状。由于肺静脉压升高,反射性引起肺小动脉痉挛,使肺动脉压升高,右心室负担加重,出现右心室代偿性肥大、扩张及失代偿,进一步导致右心房肥大、扩张、失代偿。当右心室发生失代偿并引起肌源性扩张后,又可出现三尖瓣相对关闭不全,收缩期右心室收缩时一部分血液自右心室反流至右心房,加重右心室负担,最后导致右心衰竭和体循环淤血。

最早出现的临床表现为劳力性呼吸困难,逐渐发展为端坐呼吸等左心衰竭症状。并发肺水肿

时,患者痰中带血或吐粉红色泡沫状痰。严重狭窄患者面部两颧绀红,口唇轻度发绀称为"二尖瓣面容"。听诊时可在心尖部闻及舒张期隆隆样杂音,这是最重要的体征。X 线显示,左心房增大。晚期左、右心房和右心室均扩大,左心室缩小,呈"三大一小"称"梨形心"。

二、二尖瓣关闭不全

二尖瓣关闭不全大多由风湿性心内膜炎反复发作所致,常与二尖瓣狭窄同时存在。早期左心室收缩时,左心室部分血液经关闭不全的瓣口反流到左心房,此时左心房不仅要接受肺静脉回流的血流,又要接受左心室反流的血液,使左心房血容量增加,压力升高,而发生代偿性肥大。舒张期较正常增加的血液涌入左心室,左心室前负荷增加,也发生代偿性肥大、扩张。由于长时期负荷增加,最后左心房、左心室均发生失代偿,因而依次出现肺淤血、肺动脉高压、右心室和右心房代偿性肥大,失代偿后出现右心衰竭和体循环淤血,最后出现全心衰竭。

严重关闭不全患者常有呼吸困难、疲乏、活动耐力下降等症状。听诊时可闻及心尖部收缩期吹风样杂音。X 线显示,因 4 个心腔均扩大,心脏呈"球形心"。

三、主动脉瓣狭窄

主动脉瓣狭窄主要由风湿性心内膜炎引起,常同时伴有二尖瓣的病变。左心室收缩时,由于主动脉瓣口狭窄,左心室排血受阻,初期左心室出现代偿性肥大,呈向心性肥大;晚期左心室失代偿,出现肌源性扩张,最后出现左心衰竭并引起肺淤血、肺动脉高压、右心衰竭和体循环淤血。

因主动脉瓣狭窄,左心室排出量显著减少,冠状动脉和脑的血流量减少,临床上出现心绞痛、晕厥症状,当并发左心衰竭时,出现劳力性呼吸困难,这是典型主动脉瓣狭窄的三联征;听诊时在主动脉区可闻及粗糙、喷射性收缩期杂音,这是最重要的体征。X 线显示:由于左心室明显肥厚扩张,心脏呈"靴形"。

四、主动脉瓣关闭不全

主动脉瓣关闭不全由风湿性、细菌性主动脉炎、主动脉粥样硬化和梅毒性主动脉炎引起,舒张期大量血液由主动脉反流入左心室,使左心室血容量比正常增加而发生代偿性肥大。后期左心室失代偿并发生左心衰竭,并依次引起肺淤血、肺动脉高压、右心衰竭和体循环淤血。

心悸、呼吸困难是较早出现的临床表现。听诊时在主动脉瓣区可闻及舒张期吹风样杂音,由于心舒期主动脉内部分血液反流,使舒张压明显下降,临床出现脉压增大及周围血管体征,如水冲脉、毛细血管搏动等现象。

冠心病、高血压、慢性瓣膜病都会出现心功能不全的临床症状和体征,早期可通过机体的储备功能完全代偿而不出现临床症状和体征。但在各种致病因素的作用下,心脏的收缩和(或)舒张功能发生障碍,使心排出量绝对或相对下降,以致不能满足机体代谢需要的病理生理过程或综合征,称为心力衰竭。心力衰竭属于心功能不全的失代偿期,可出现明显的临床症状和体征。

(何钟磊)

第十四章

呼吸系统疾病

学习导航

> 为什么咳嗽时,医师鼓励患者尽可能把痰咳出来?
> 为什么小儿扁桃体发炎不能轻视?

学习目标

> 掌握:慢性支气管炎、各型肺炎、肺结核病的病理变化。
> 熟悉:慢性支气管炎、各型肺炎、肺结核病的临床病理联系。
> 了解:慢性支气管炎、各型肺炎、肺结核病的病因和发病机制。

　　呼吸系统与外界相通,易因外界环境中有害物质(如微生物、过敏原、粉尘和有害气体)的侵入而造成损伤。正常情况下,呼吸道除了纤毛黏液排送系统外,腺体分泌的黏液中还含有溶菌酶、补体、干扰素和分泌型的免疫球蛋白 A(IgA)等免疫活性物质,它们与支气管黏膜和肺内巨噬细胞共同构成很强的自净和防御系统,在上述系统净化功能减弱、有害物质的损伤作用过强时,可导致呼吸系统各种疾病的发生。

第一节

慢性支气管炎

　　慢性支气管炎是指发生于气管、支气管黏膜及周围组织的慢性非特异性炎症。临床特征为反复咳嗽、咳痰或伴有喘息症状,且症状每年至少持续 3 个月,持续 2 年以上者即可诊断为慢性支气管炎。发病的主要人群为中老年男性,易在寒冷季节发病,病情进一步恶化时可并发肺气肿和肺源性心脏病。

一、病因和发病机制

　　慢性支气管炎往往是由多种因素长期综合作用引起的。

（一）呼吸道反复感染

能引起上呼吸道感染的病毒和细菌均可引起慢性支气管炎的发生和复发，它们是导致慢性支气管炎病变发生和加重的重要因素。

（二）理化因素

吸烟、寒冷、潮湿、空气污染等因素也是慢性支气管炎发作的主要因素。据统计，吸烟者比不吸烟者的患病率高 2～8 倍，吸烟时间愈久，日吸烟量愈大，患病率愈高。

（三）过敏因素

过敏体质与慢性支气管炎的发病有一定的关系，尤其是喘息型慢性支气管炎的患者往往有过敏史。

（四）其他因素

机体抵抗力降低、呼吸系统防御功能受损及神经内分泌功能失调与本病的发生、发展也密切相关。

二、病理变化

病理变化常起始于较大的支气管，随病情进展，病变逐步累及较小的支气管和细支气管，其主要病变如下。

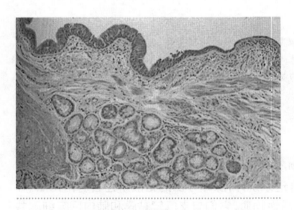

图 3-14-1　慢性支气管炎

（一）黏膜上皮受损

炎性渗出和黏液分泌增多，使黏膜上皮纤毛粘连、倒伏、减少，甚至消失，纤毛柱状上皮细胞变性、坏死、脱落。上皮进行修复再生时，杯状细胞增多，并可发生鳞状上皮化生(图 3-14-1)，从而导致纤毛-黏液排送系统受损。

（二）腺体病变

气管和支气管的黏膜下腺体增生肥大，浆液腺上皮发生黏液腺化生，分泌的黏液过多，潴留在支气管腔内，易形成黏液栓，造成气道的完全性或不完全性阻塞。晚期分泌亢进的腺体逐渐萎缩消失，黏膜变薄，黏液分泌也明显减少。

（三）支气管管壁病变

支气管管壁充血，淋巴细胞、浆细胞浸润；管壁平滑肌束断裂、萎缩；软骨可发生变性、萎缩、钙化或骨化。

三、临床病理联系

慢性支气管炎主要症状是"咳""痰""喘"。这是由于炎症和黏液分泌物刺激管壁黏膜所致。一般晨间咳嗽较重，痰液多为白色黏液泡沫状，当发生感染时，痰量增多，可呈脓性及黏液脓性痰，肺部能听到干、湿啰音。支气管黏膜的反复性炎症和黏液腺分泌物增多并伴有支气管痉挛，可有喘息，可闻及哮鸣音。

四、结局及并发症

慢性支气管炎的病变轻重不一，进展缓慢。病变早期，患者如能预防感冒、及时控制感染，避免反复发作,能阻止病变的发展。如疾病长期拖延或反复发作,常可引起以下并发症。

(一)慢性阻塞性肺气肿

慢性阻塞性肺气肿是末梢肺组织因含气量过多伴肺泡间隔破坏,肺组织弹性减弱,导致肺体积膨大,称为肺气肿。肺气肿常继发于其他肺阻塞性疾病,其中最常见于慢性支气管炎。

患者除咳嗽、咳痰等慢性支气管炎的症状外,常因阻塞性通气障碍而出现呼气性呼吸困难、气促、胸闷、发绀等缺氧症状。胸廓呈过度吸气状态,肋间隙增宽,胸廓前后径增大,呈桶状胸。X线检查肺野透亮度增加,横膈下降。肺膜下肺大泡如发生破裂可引起自发性气胸。疾病进一步进展可演变为慢性阻塞性肺疾病,简称慢阻肺。慢阻肺是一组由肺内小气道病变所导致的,以慢性不可逆性气道阻塞、呼气性呼吸困难为特征的肺疾病的统称。肺泡间隔毛细血管床减少和受压引起肺循环阻力增加,最终导致肺源性心脏病。

(二)支气管扩张症

肺内支气管因炎症性病变的破坏而发生的局限性或广泛性持久扩张的状态,称为支气管扩张症。最多见于慢性支气管炎患者,也可继发于麻疹、百日咳后。

慢性支气管炎时,由于肺部感染和支气管阻塞,支气管管壁的弹性组织及平滑肌破坏。每当吸气时,支气管因受向外的牵拉作用而扩张;呼吸时,又因弹力减弱而不能充分回缩。久之,形成持久性支气管扩张。

患者常有慢性咳嗽、大量脓痰及反复咯血等症状。晚期肺发生广泛纤维化,肺血管床减少,引起肺循环阻力增加和肺动脉高压,导致肺源性心脏病。

(三)慢性肺源性心脏病

慢性支气管炎并发的阻塞性肺气肿,导致肺循环阻力增加,进一步引起肺动脉高压和右心室肥大扩张,患者除原发疾病的症状外,逐渐出现呼吸困难、发绀和右心衰竭的临床表现。

(四)支气管肺炎

年老体弱、机体抵抗力低下者易并发支气管肺炎,严重者常危及生命。

第二节

肺 炎

肺炎是指肺的急性渗出性炎症,为呼吸系统的常见病。按照病因分类有细菌性、病毒性、支原体性、真菌性、寄生虫性肺炎。按照病变范围和累及部位分类,可将肺炎分为间质性肺炎、小叶性肺炎和大叶性肺炎。按照病变性质分类,可分为浆液性肺炎、纤维素性肺炎、化脓性肺炎、出血性肺炎、干酪性肺炎及肉芽肿性肺炎等不同类型。临床上常综合上述分类进行诊断。

一、大叶性肺炎

大叶性肺炎主要由肺炎球菌引起,是以肺泡腔内弥漫性纤维蛋白渗出为主的炎症。病变从肺泡开始,迅速扩散至一个肺段乃至整个大叶,故称大叶性肺炎,临床表现为起病急骤、寒战、高热、胸痛、咳嗽、咳铁锈色痰和呼吸困难,并伴有白细胞显著增高等,病程为1周左右。患者多为青壮年,好发于冬春季节。

(一)病因和发病机制

大叶性肺炎90%以上的患者由肺炎球菌引起,此外,肺炎杆菌、金黄色葡萄球菌、溶血性链球菌和流感嗜血杆菌也可引起。肺炎球菌寄生于口腔及鼻咽部,当受寒、醉酒、感冒、麻醉和疲劳等导致呼吸道的防御功能削弱,机体抵抗力降低时,易发生肺部的细菌感染。细菌可沿气管及支气管分支侵入肺泡,大量繁殖而引起炎症反应。细菌和炎症也可沿肺泡或呼吸性细支气管迅速向邻近肺组织蔓延,从而波及一个肺段或整个肺大叶,引起大叶性肺炎。

(二) 病理变化和临床病理联系

大叶性肺炎的病理变化主要表现为肺泡腔内大量纤维蛋白的渗出,病变以左肺下叶多见。典型的发展过程可分为以下 4 期。

1. **充血水肿期**　此期为发病最初第 1~2 日内的变化。

肉眼观:病变肺叶肿大,重量增加,呈暗红色,切面有浆液流出,渗出液中可检出肺炎球菌。镜下观:肺泡壁毛细血管扩张、充血,肺泡腔内含有大量浆液性渗出物、少量红细胞、中性粒细胞和巨噬细胞。此期细菌能在渗出物中大量繁殖生长,并在肺内迅速播散,累及相邻的肺泡,使病变范围迅速扩大,波及整个肺段或肺大叶,并直达胸膜。

患者主要有毒血症的临床表现,出现寒战、高热、外周血白细胞计数增高,患者咳嗽、咳痰,痰中能检测出大量致病菌。肺部 X 线检查可见片状分布的模糊阴影。

2. **红色肝样变期**　此期一般为发病后第 3~4 日的变化。

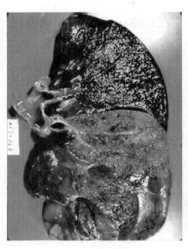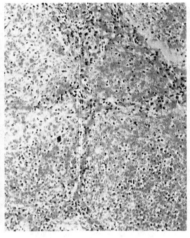

肉眼观:病变肺叶肿大,呈暗红色,质地变实,切面呈灰红色,似肝脏,故称红色肝样变期(图 3 - 14 - 2A)。切面呈颗粒状,这是肺泡腔内的纤维蛋白凸起于切面所致,病变处的胸膜有纤维蛋白的渗出物覆盖。镜下观:肺泡壁毛细血管显著扩张、充血,肺泡腔内充满着红细胞、纤维蛋白、少量的中性粒细胞和巨噬细胞等渗出物(图 3 - 14 - 2B),其中的纤维蛋白成丝状或网状相连,并常穿过肺泡间孔与相邻肺泡中的纤维蛋白网相接,在肺泡腔内的渗出物中仍能检出大量致病菌。

图 3 - 14 - 2　大叶性肺炎(红色肝样变期)

A. 肉眼观;B. 镜下观

临床上,全身中毒症状及呼吸道症状仍可持续,如果病变范围较广,肺泡内渗出物过多,流经病变区的静脉血未能氧合就和回流至左心的动脉血掺杂,使肺泡通气和换气功能均出现下降,造成动脉血氧分压下降,可出现发绀等明显的缺氧症状。肺泡腔内的红细胞被巨噬细胞吞噬,崩解后形成的含铁血黄素混入痰中,可使痰液呈铁锈色。病变累及胸膜时,引起纤维素性胸膜炎,患者常感到胸痛,并随呼吸或咳嗽而加重。肺泡腔内渗出物较多,导致患侧呼吸运动减弱,触诊时语颤增强,叩诊为浊音。肺部 X 线检查可见大片致密阴影。

3. **灰色肝样变期**　发病后第 5~6 日进入此期。

肉眼观:病变肺叶仍肿大,但充血消退,故由红色逐渐变为灰白色,质地实变,似肝脏,切面呈颗粒状,故称为灰色肝样变期。镜下观:肺泡腔内见大量渗出物,主要为纤维蛋白,相邻肺泡腔的纤维蛋白经肺泡间孔相互连接。纤维蛋白网内有大量中性粒细胞,肺泡壁毛细血管受到压迫,变狭窄、闭塞,导致病变肺组织呈贫血状态。

此期肺泡腔内虽仍无充气,但因肺泡壁毛细血管也受压,血液流经病变部位少,故氧合不足的静脉血掺杂进入动脉血的情况反而减轻,缺氧状况有所改善。随着中性粒细胞渗出增多,患者的痰液也从铁锈色转变为黏液脓性痰,渗出物中致病菌也被中性粒细胞吞噬,痰中不易查到致病菌。由于此期患者体内针对病原微生物的抗体形成,故临床症状开始减轻,但体征和肺部 X 线检查结果仍与红色肝样变期的相同。

4. 溶解消散期　约在发病后第 7 日进入此期。此期中机体抗菌防御功能加强,病原微生物被吞噬消灭。

肉眼观:病变肺叶体积缩小,实变区消失,质地变软,色转正常。切面可见实变病灶消失,胸膜渗出物被吸收或轻度粘连。镜下观:肺泡腔内中性粒细胞变性坏死,释放出大量蛋白溶解酶,使渗出物中的纤维蛋白被溶解。患者咳嗽、咳痰症状有所加重,有助于溶解物由气道咳出,故痰液往往呈混浊状。肺泡重新充气,肺组织结构和功能恢复正常。肺内炎症完全消散、功能恢复需 1~3 周。临床上表现为体温下降,肺部 X 线检查可见病变区阴影密度逐渐降低,以致消失。

大叶性肺炎的上述各期病理变化的发展是一个连续过程,彼此间并无绝对界限,同一肺叶的不同部位可呈现不同阶段的病变,其典型经过只能在未经及时治疗的病例中见到。目前,由于临床上常在肺炎早期应用抗生素,大叶性肺炎的病程得以缩短,四期病理变化可不典型。

(三)并发症

绝大多数患者经及时治疗,可以痊愈,只有少数患者因机体抵抗力弱或细菌毒力强,可发生以下并发症。

1. 感染性休克　由肺炎球菌或金黄色葡萄球菌的严重感染引起的中毒症状,出现微循环衰竭时可发生休克,称为休克型或中毒型肺炎,是大叶性肺炎的严重并发症,常见于重症大叶性肺炎的早期,死亡率较高。

2. 肺脓肿及脓胸　多见于金黄色葡萄球菌感染引起的肺炎。病变肺组织内中性粒细胞浸润明显,并发生坏死、液化而形成肺脓肿。肺脓肿累及胸膜,破入胸膜腔,大量脓液渗出形成脓胸。

3. 败血症或脓毒败血症　严重感染时,大量细菌侵入血流,并在血中繁殖产生毒素导致败血症或脓毒败血症,同时也可引起急性细菌性心内膜炎、脑膜炎、关节炎等。

4. 肺肉质变　灰色肝样变期,肺泡腔内渗出的中性粒细胞过少,释放的蛋白溶解酶不足,难以全部溶解肺泡内的纤维蛋白等渗出物,渗出物逐渐由肉芽组织机化。肉眼可见病变部位肺组织呈褐色肉质样改变,故称为肺肉质变。

■ 二、小叶性肺炎

小叶性肺炎主要由化脓菌感染引起,病变从细支气管开始,向周围或末梢肺组织扩展,是以肺小叶为范围的急性化脓性炎症。因其病变常以细支气管为中心,故又称之为支气管肺炎。小叶性肺炎主要发生于小儿和年老体弱者,冬春季节多见,临床表现为发热、咳嗽、咳痰和呼吸困难等症状。

(一)病因和发病机制

小叶性肺炎常由多种细菌引起,常见的致病菌是肺炎球菌、葡萄球菌、链球菌或几种细菌的混合感染。小叶性肺炎的发病常与那些致病力较弱的菌群有关,这些细菌通常是口腔或上呼吸道内致病力较弱的常驻菌,往往在传染病、营养不良、恶病质、昏迷、麻醉和手术后等诱因下,当机体抵抗力下降、呼吸系统防御功能受损时,经呼吸道吸入支气管至肺泡组织而致病,先引起支气管炎,进而引起小叶性肺炎。

(二) 病理变化

小叶性肺炎的病变特征为肺组织内散在的一些以细支气管为中心的化脓性病灶。肉眼观:在两肺各叶的表面和切面上均散在灰黄色实变病灶,尤以两肺下叶和背侧的病灶较多。病灶相当于肺小叶范围,大小不等,形状不规则,病灶中央可见细支气管断面。严重者两肺下叶的病灶互相融合,形成融合性小叶性肺炎(图3-14-3)。镜下观:病灶中央的细支气管及周围肺泡腔内有大量脓性渗出物,包括中性粒细胞、红细胞和脱落的肺泡上皮细胞。病灶周围肺组织充血,可有浆液渗出。严重时,病灶相互融合,呈片状分布。此时,病灶周围常可伴有不同程度的代偿性肺气肿和肺不张(图3-14-4)。

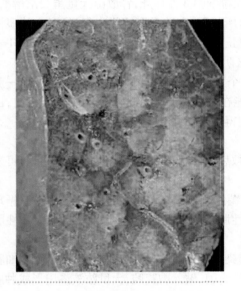

图3-14-3　小叶性肺炎(多病灶融合)

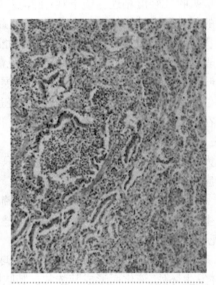

图3-14-4　小叶性肺炎镜下病理形态

(三) 临床病理联系及结局

小叶性肺炎的临床表现取决于不同的病因、肺组织的损伤程度和范围。临床上患者可有咳嗽、咳痰(多为黏液脓性痰)。肺部X线检查可见两肺下部有较密集的斑点状或分散的小片状模糊阴影,严重者病灶互相融合呈大片状阴影。

小叶性肺炎经及时、有效的治疗,多数可痊愈,但小儿、老人或因其他疾病继发的小叶性肺炎患者预后较差,可出现以下并发症。

1. **呼吸衰竭**　若病变较广泛,通气和换气功能受到影响,可引起患者发绀及呼吸困难,出现呼吸衰竭。

2. **心力衰竭**　缺氧使肺小动脉痉挛、肺循环阻力增加,同时毒血症导致心肌细胞的变性,导致心力衰竭的出现。

3. **肺脓肿或脓胸**　与大叶性肺炎情况相同。

4. **支气管扩张**　严重的小叶性肺炎,病程长,支气管结构明显破坏,可导致支气管扩张。

■　三、间质性肺炎

间质性肺炎是指发生在肺间质的急性渗出性炎症,以支气管、细支气管、小叶间隔及肺泡壁等间质发生血管充血、水肿、淋巴细胞和单核细胞浸润为主要病理特征,而肺泡腔内渗出反应不明显(图3-14-5)。间质性肺炎可分为病毒性肺炎和支原体肺炎。

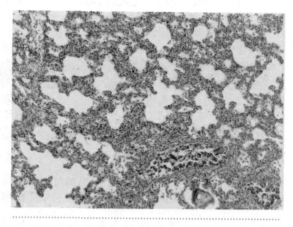

图3-14-5　间质性肺炎(厚壁肺泡)

(一)病毒性肺炎

病毒性肺炎是指由上呼吸道病毒感染,向下蔓延至间质的肺炎。本病多发生于冬、春季节,多见于儿童,成人少见。临床表现为起病较急,有发热、剧烈咳嗽、气促、发绀等症状。

1. 病因和发病机制　引起肺炎的病毒常见的是流感病毒、腺病毒、呼吸道合胞病毒、麻疹病毒和巨细胞病毒等。除流感病毒外,其余病毒多见于患儿。

2. 病理变化　肉眼观:病变常不明显,肺组织因充血、水肿体积轻度增大。病变常位于一侧肺叶,以下肺多见,病灶呈红黄色片状。镜下观:主要表现为支气管和细支气管管壁及其周围肺泡间隔的充血、水肿、淋巴细胞和单核细胞浸润,使肺泡间隔明显增宽。肺泡腔内可无渗出物或仅有少量浆液。病情严重者除上述间质的炎症外,支气管、细支气管上皮的灶性坏死较常见。肺泡腔内也可出现由浆液、少量纤维蛋白、红细胞及巨噬细胞所组成的炎性渗出物,渗出物浓缩并凝结成一层红染的膜样物质贴附于肺泡内表面,形成透明膜。支气管上皮和肺泡上皮的细胞质或细胞核内可检出病毒包涵体。病毒包涵体常呈圆形或椭圆形,约为红细胞大小,呈嗜酸性染色,其周围常有一圈清晰的透明晕。镜检见病毒包涵体是病理组织学诊断病毒性肺炎的重要依据。

3. 临床病理联系　患者因病毒感染可出现发热等全身中毒症状。由于肺泡内渗出物较少,患者主要表现为剧烈干咳。肺部X线检查可见肺纹理增多和小片状阴影。当透明膜形成影响换气功能时,患者出现呼吸困难和发绀的临床表现。混合性病毒感染或继发细菌感染可造成心肺功能不全。

(二)支原体肺炎

支原体肺炎是指由肺炎支原体引起的急性间质性肺炎。支原体肺炎起病缓慢,咳嗽剧烈而持久,病程长,预后好。本病多见于儿童和青少年(5～15岁),秋、冬季节发病率高。

1. 病因和发病机制　肺炎支原体经飞沫传染,首先引起上呼吸道感染,然后沿气管、支气管分支下行,引起肺间质炎症。

2. 病理变化　肉眼观:肺部病变常累及一叶肺组织,尤以下叶多见。病灶呈暗红色,节段性或局限性分布。气管或支气管内有黏液性渗出物。切面可有少量红色泡沫状液体溢出,气管或支气管腔内也可见黏液性渗出物,胸膜常无累及。镜下观:病变区肺泡壁充血、水肿,有较多淋巴细胞和单核细胞浸润,肺泡壁明显增宽。肺泡腔内无渗出物或仅有少量混有单核细胞的浆液性渗出物。支气管、细支气管壁及血管周围间质可有充血、水肿及炎细胞浸润。

3. 临床病理联系　临床表现以剧烈干咳为特征。肺部X线检查可见肺部呈节段性分布的纹理增强及网状或斑片状阴影。白细胞计数有轻度升高,淋巴细胞和单核细胞增多,痰、鼻腔分泌物、咽拭均能培养出肺炎支原体。支原体肺炎预后良好,自然病程约为 2 周。

各类型肺炎病因、好发人群、病理变化和临床表现等各不相同,鉴别有助于诊断和治疗,详见表 3-14-1。

表 3-14-1　各类肺炎的鉴别

项目	大叶性肺炎	小叶性肺炎	间质性肺炎
病因	肺炎球菌	多为毒力较弱细菌,某些疾病并发症	病毒、肺炎支原体
发病人群	青壮年	幼儿、老人、久病体弱者	儿童、青年
病变性质	急性纤维素性炎	急性化脓性炎	慢性炎细胞急性渗出性炎
肉眼	肺大叶范围的实变,暗红色或灰白色	灰黄色病灶散在分布,肺下部和背侧可融合	病变于一侧肺部,斑片状
镜下	肺泡腔内大量纤维素渗出	以细支气管为中心的急性化脓性炎症	肺泡壁增宽、水肿、充血,淋巴细胞和单核细胞浸润
临床表现	发病急、发热、寒战、咳嗽、铁锈色痰、胸痛、呼吸困难、肺实变	发热、咳嗽、黏液脓痰	发热、乏力、刺激性咳嗽
X 线检查	病变肺大叶密度增高的阴影	散在阴影,肺下部和背侧阴影融合	肺纹理增多,可出现斑状阴影
结局	绝大多数痊愈	多数痊愈,少数预后差	支原体性肺炎预后好,病毒性肺炎预后差
并发症	肺肉质变、中毒性休克	心力衰竭和呼吸衰竭	中毒性脑炎

| 第三节 |

肺 结 核 病

结核病是指由结核杆菌引起的一种常见的慢性传染病。病变的主要特征是结核结节形成和干酪样坏死。其全身表现有低热、疲乏、盗汗、食欲不振和消瘦等。肺是结核病最常发生的器官。

■ 一、基本病理变化

结核病常呈慢性炎症过程。由于侵入机体的菌量、毒力和组织特性的不同,以及机体在感染过程中不同时期的免疫力与变态反应的彼此消长,而呈现出不同的病理变化。

(一)渗出性病变

在菌量多、毒力强或变态反应较强时,局部病变主要表现为浆液性或浆液纤维素性炎,常发生在疾病早期或病变恶化时。渗出液中可见结核杆菌,严重时可有大量红细胞漏出而使渗出液呈血性。渗出性病变可完全吸收,转变为增生性病变或变质性病变。

(二)增生性病变

当菌量少、毒力较低或免疫反应较强时,激活的巨噬细胞在杀灭结核杆菌的过程中,演化为上

皮样细胞,并互相融合成朗汉斯巨细胞。由上皮
样细胞、朗汉斯巨细胞以及外周的致敏 T 淋巴细
胞等聚集成结节状,形成结核结节,其中央可发生
干酪样坏死(图 3-14-6),它是结核病的特征性病
变,具有诊断意义。结核结节直径约为 0.1 mm,肉
眼和 X 线观察不到,相邻的几个结节融合时,可见
粟粒状病灶,分界清楚,呈灰白色。增生性病变转
向愈合时,上皮样细胞变为成纤维细胞,使结核结
节纤维化。

(三)变质性病变

当菌量多、毒力强、机体免疫力低或变态反应
强烈时,增生性和渗出性病变均可发生干酪样坏

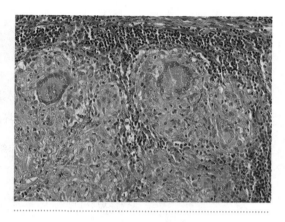

图 3-14-6 结核结节

死。较大的干酪样坏死灶不易液化,也难以机化,内含结核杆菌可以存活若干年。一旦液化,结核
杆菌会大量繁殖,造成病灶恶化和播散。

变质性、渗出性和增生性三种病变往往同时存在,不同时期则以某一种病变为主,并且可以互
相转化。

二、转归

在机体免疫力增强时,结核杆菌被抑制、杀灭,病变愈合;反之,则恶化。

(一)转向愈合

1. 吸收、消散 渗出性病变经淋巴道吸收而使病灶缩小或消散,很小的干酪样坏死灶也有吸
收的可能。

2. 纤维化、纤维性包裹及钙化 结核性肉芽肿病灶、未被完全吸收的渗出性病变及较小的干
酪样坏死灶均可通过纤维化而愈合;较大的干酪样坏死灶难以完全纤维化,则在病灶周围形成纤
维性包裹,继而发生钙化。纤维性包裹、钙化的干酪样坏死灶仍有少量结核杆菌存活,当机体免疫
力下降时,病变可复发。

(二)转向恶化

1. 浸润进展 病变恶化时,在病灶周围出现渗出性病变,病灶日渐扩大,甚至发生干酪样坏死。

2. 溶解播散 病变恶化时,干酪样坏死可发生液化,坏死物质可通过支气管等排出,局部形成
空洞。排出物含大量结核杆菌,可通过自然管道播散到其他部位,也可由淋巴道和血道播散到全身。

三、类型和病理变化

由于机体对初次感染和再次感染结核杆菌的反应性不同,肺部病灶的发生、发展也不相同,因
而将肺结核病分为原发性肺结核病和继发性肺结核病两大类,详见表 3-14-2。

表 3-14-2 原发性肺结核和继发性肺结核的鉴别

项目	原发性肺结核	继发性肺结核
感染特点	外源性、初次感染	主要为内源性、再次感染
好发人群	儿童	成人

（续表）

项目	原发性肺结核	继发性肺结核
免疫力	低下	较高
早期病变	上叶下部或下叶上部近胸膜处	肺尖或锁骨下局部浸润
病变特点	早期出现渗出和干酪样坏死 病变不易局限 原发综合征（原发灶、肺结核性淋巴管炎和肺门淋巴结结核）	病变多样、波浪起伏 病变易局限 新旧并存、上旧下新、
临床表现	常无明显症状 病程短、可自愈	症状明显，时好时坏 病程长，需治疗
X线检查	呈哑铃状	云絮状阴影和空洞透亮区
播散方式	多为血道和淋巴道播散	多为支气管播散
常见类型	支气管淋巴结结核 粟粒样结核病 肺外结核病	浸润性肺结核 慢性纤维空洞型肺结核 结核球、结核性胸膜炎

（一）原发性肺结核病

机体初次感染结核杆菌所引起的肺结核病称为原发性肺结核病，多见于儿童，故又称为儿童型肺结核，也可见于未感染过结核杆菌的成人。

1. **病理变化**　吸入的带菌微滴直达通气顺畅的肺上叶下部或下叶上部靠近胸膜处，形成1～1.5 cm大小的灰白色炎性实变灶，多在渗出性病变的中央发生干酪样坏死，形成原发病灶。由于是初次感染，机体缺乏对结核杆菌的特异性免疫力，结核杆菌得以繁殖，并很快侵入局部引流淋巴管，到达所属肺门淋巴结，引起结核性淋巴管炎和淋巴结炎，表现为淋巴结肿大和干酪样坏死。肺的原发病灶、结核性淋巴管炎和肺门淋巴结结核三者合称为肺原发综合征，为原发性肺结核病的特征性病变。X线片上呈哑铃状阴影。临床表现多不明显。

2. **转归**　绝大多数患者因机体特异性免疫逐渐增强而自然痊愈，病灶可完全吸收或纤维化，较大的坏死灶可发生纤维性包裹或钙化。有时肺内原发病灶已愈合，而肺门淋巴结病变继续发展，形成支气管淋巴结结核。经有效治疗，大多仍可痊愈。少数患儿由于营养不良或同时患有其他传染病，而使病情恶化，局部病灶扩大，并可通过淋巴道、血道、支气管播散，严重的经血道播散造成全身粟粒性肺结核病或肺粟粒性肺结核病。

（二）继发性肺结核病

继发性肺结核病是指人体再次感染结核杆菌而发生的肺结核病，多见于成人。由于继发性肺结核是再次感染，发生在已有一定免疫力的个体，故有以下病变特点：①病变多开始于肺尖，因为人体在直立位时该处动脉压低，局部血液循环较差，局部组织抵抗力低，结核杆菌易在此繁殖而发病。②结核性肉芽肿形成。③支气管播散，病变在肺内主要通过支气管播散。④呈慢性经过，病情时好时坏。⑤病变复杂多样，增生、渗出、变质交织及新旧病变混杂。这些特点与原发性肺结核病明显不同，见表3-14-2。

继发性肺结核病根据其病理变化特点及病程经过，分为以下几个类型。

1. **局灶型肺结核**　为继发性肺结核病的早期病变。多位于右肺尖，0.5～1 cm大小，多以增生病变为主，也可有渗出及干酪样坏死。病灶最后大多被纤维化、纤维包裹或钙化。患者多无自觉症状,常在体检时经 X 线检查发现。少数患者免疫力下降时可发展为浸润型肺结核。

2. **浸润型肺结核**　临床上最常见的活动性、继发性肺结核,多由局灶型肺结核发展而来。病变多在肺尖或锁骨下区,最初以渗出为主,病灶中央有不同程度的干酪样坏死。X 线片见边界模糊的絮状阴影。患者常有低热、疲乏、盗汗、咳嗽等症状。如及时发现,合理治疗,渗出性病变可吸收;增生、坏死性病变可通过纤维化、钙化而愈合。如患者免疫力下降或治疗不及时,病情则恶化,表现为渗出扩大、干酪样坏死增多。液化的干酪样坏死可腐蚀邻近的支气管并通过支气管排出,然后在该处形成急性空洞(不规则、洞壁薄)。靠近肺膜的空洞可穿破肺膜,造成自发性气胸;大量液化坏死物质进入胸腔,可发生结核性脓胸。急性空洞一般较易愈合,经过适当治疗后,洞壁肉芽组织增生,填满洞腔而愈合;洞腔也可塌陷,最后形成瘢痕。空洞若经久不愈,则可发展为慢性纤维空洞型肺结核。

3. **慢性纤维空洞型肺结核**　多在浸润型肺结核急性空洞的基础上经久不愈发展而来。病理改变有两个明显特征:一是空洞的壁较厚;二是空洞内的干酪样坏死液化物不断通过支气管在肺内播散,形成新旧不一、大小不等的病灶,并广泛破坏肺组织。厚壁空洞壁的厚度可达 1 cm(图 3 - 14 - 7)。镜下洞壁分为三层:内层为干酪样坏死物,其中有大量结核杆菌;中层为结核性肉芽组织;外层为纤维结缔组织。如洞内壁有较大的血管被腐蚀,可引起大咯血,这是导致患者死亡的主要原因。厚壁空洞较急性薄壁空洞难愈合,如洞壁坏死组织脱落机化,洞壁结核性肉芽组

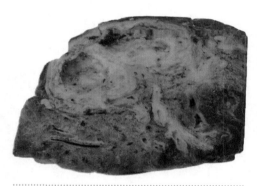

图 3 - 14 - 7　慢性纤维空洞型肺结核

织变成纤维瘢痕组织,邻近的支气管上皮增生覆盖洞壁内面,称为开放性愈合。但较小的厚壁空洞经适当治疗后也可通过纤维组织增生、瘢痕形成而愈合。严重的慢性纤维空洞型肺结核由于肺组织大量破坏,纤维组织增生,可致结核性肺硬化。此时肺内血管明显减少,肺循环阻力增加,肺动脉压升高,使右心负荷增加,可以导致肺源性心脏病。由于慢性空洞长期与支气管相通,不断向外排菌,故此型属于开放性肺结核,是重要的传染源。患者因咳出带结核杆菌的痰液而发生喉结核,咽下含菌痰液可引起肠结核。

4. **干酪性肺炎**　浸润型肺结核患者如果抵抗力下降,对结核杆菌的变态反应过强时,病灶急剧恶化、进展,可出现大片干酪样坏死,或由急、慢性空洞内的细菌经支气管播散,导致干酪样肺炎。病变呈小叶或融合成大叶分布,有渗出、坏死改变,色黄、质实。浸润型肺结核出现干酪样肺炎时,病情急转直下,出现严重的全身中毒症状,预后很差,病死率高,曾有“奔马痨”之称,目前已罕见。

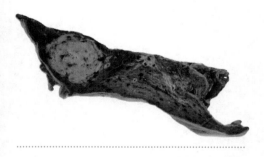

图 3 - 14 - 8　肺结核球

5. **结核球**　球形干酪样坏死灶由纤维组织包裹,直径在 2 cm 以上者称为结核球(图 3 - 14 - 8)。多位于肺的上叶,一般为单个。它的形成可由单个干酪样坏死或多个干酪样坏死灶融合经纤维组织包裹而成,也可因空洞引流支气管阻塞,其内的干酪样坏死灶无法排出所致。结核球是相对稳定的病灶,常无临床症状,但由于坏死较大,又有纤维组织环绕,药物难以进入,治愈的可能性较小。当机体免疫力下降时,病灶可以恶化,干酪样坏死灶液化、扩大,纤维包膜破溃,

造成播散。如肺的其他部位病变不重,可考虑行局部手术切除,以防后患。

6. **结核性胸膜炎**　发生于继发性肺结核病的全过程及原发性肺结核病的后期。按病变性质可分为以下两种:①渗出性结核性胸膜炎,一般累及病变肺的同侧胸膜,渗出物主要为浆液,并有少量纤维蛋白,形成胸腔积液。若渗出纤维蛋白过多,未被溶解吸收的纤维蛋白可被机化,造成胸膜壁、脏两层粘连、增厚,严重时可导致胸腔闭锁。②增生性结核性胸膜炎,多为胸膜下结核病灶直接蔓延到胸膜所致。病变呈局限性,常位于肺尖或肺内病灶邻近的胸膜,病变以增生为主,少有胸腔积液。病灶一般经纤维化而痊愈,常造成局部胸膜增厚粘连。

(曲　娜)

第十五章

消化系统疾病

学习导航

> 胃溃疡会恶变成胃癌吗？
> 为什么肝硬化患者不能吃粗糙和过咸的食物？

学习目标

> 掌握：消化性溃疡的概念、病理变化及临床病理联系；病毒性肝炎的基本病理变化、临床病理类型；肝硬化、假小叶的概念，门静脉性肝硬化的病理变化和临床病理联系；肝性脑病的概念。

> 熟悉：消化性溃疡的病因、发病机制及并发症；病毒性肝炎的结局；门静脉性肝硬化的病因；肝性脑病的病因、诱发因素、分类和分期。

> 了解：病毒性肝炎的病因和发病机制；肝硬化的分类，门静脉性肝硬化的结局，坏死性肝硬化的特征。

消化系统承担着消化、吸收、排泄、解毒及内分泌等功能。消化系统与外界相通，因此易发生疾病。消化系统疾病既可局限于本系统，也可累及全身其他系统。本章主要介绍消化性溃疡、病毒性肝炎和肝硬化。

| 第一节 |

消 化 性 溃 疡

消化性溃疡是以胃或十二指肠黏膜慢性溃疡为特征的一种常见疾病，呈反复发作的慢性病理过程，好发于 20～50 岁人群。本病与胃液的自我消化作用有关，主要表现为周期性上腹部疼痛、反酸、嗳气等症状。

■ 一、病因和发病机制

消化性溃疡的病因与发病机制复杂，目前尚未完全清楚，可能与以下因素有关。

（一）胃液消化作用

研究证明,消化性溃疡的发病是胃或十二指肠局部黏膜组织被胃液中的胃酸和胃蛋白酶消化的结果。临床上迷走神经兴奋性增高的人,壁细胞数量增多,胃酸分泌也增加,易发生消化性溃疡。但胃液对胃壁的自我消化作用,只有在黏膜防御能力减弱的情况下才能得以发挥。

（二）幽门螺杆菌的感染

大量研究表明,幽门螺杆菌(Hp)在消化性溃疡的发病机制中具有重要的作用。60%～100%的消化性溃疡患者伴有胃内幽门螺杆菌感染。Hp通过分泌尿素酶、蛋白酶和产生炎症介质等引起黏膜上皮和血管内皮的损伤。

（三）黏膜的抗消化能力降低

正常胃黏膜通过分泌的黏液形成黏液膜覆盖于黏膜表面,可以避免和减少胃酸、胃蛋白酶与胃黏膜的直接接触,从而保护黏膜不被胃液所消化。此外,正常的黏膜血流和细胞更新也是保持黏膜完整性的重要因素。

（四）其他因素

神经内分泌功能失调、精神刺激可引起大脑皮质功能失调,自主神经功能紊乱,使胃酸分泌增多,这与十二指肠溃疡发生有关;而迷走神经兴奋性降低,胃蠕动减弱,促胃液素(胃泌素)分泌增加,进而促使胃酸分泌增加,可促进胃溃疡形成。此外,遗传因素、环境因素、胆汁反流、胃排空延迟等原因均可使黏膜抗消化能力减弱,促进消化性溃疡的发生。

■ 二、病理变化

肉眼观:胃溃疡多位于胃小弯近幽门侧,尤其是胃窦部;溃疡多为一个,圆形或卵圆形,直径2 cm以内;边缘整齐,底部平坦,溃疡边缘黏膜皱襞呈放射状向溃疡集中(图3-15-1)。通常溃疡穿越黏膜下层,深达肌层,甚至浆膜层。十二指肠溃疡常见于球部的前、后壁,溃疡一般较胃溃疡小而浅。

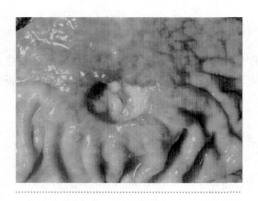

图3-15-1　胃溃疡(肉眼观)

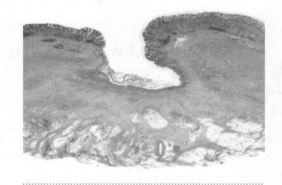

图3-15-2　胃溃疡(镜下观)

镜下观:溃疡底部由胃腔表层向胃壁深层可分为以下4层(图3-15-2)。①渗出层:主要由表面的少量纤维素和炎细胞构成。②坏死层:由坏死组织构成。③肉芽组织层:主要由毛细血管、成纤维细胞、炎细胞组成的肉芽组织构成。④瘢痕组织层:由纤维细胞和胶原纤维构成,血管明显减少。瘢痕底部小动脉因炎症刺激,使小动脉管壁增厚,管腔狭窄或有血栓形成,影响局部血液供应和溃疡的愈合。溃疡底部的神经节细胞及神经纤维常发生变性、断裂及小球状增生,这种变化可能是疼痛产生的原因之一。

三、结局及合并症

(一) 愈合

消除病因,积极治疗,溃疡由肉芽组织增生修补,表面黏膜上皮再生覆盖而愈合。

(二) 合并症

1. 出血　是最常见的并发症,占 10％～35％,因溃疡底部毛细血管破裂,溃疡面有少量出血,患者粪便潜血试验呈阳性。若溃疡底部大血管破裂,患者出现呕血与黑便,严重者甚至可以出现失血性休克。

2. 穿孔　发生率约为 5％,十二指肠溃疡因肠壁较薄更易穿孔。急性穿孔时,由于胃肠内容物漏入腹腔,可引起急性腹膜炎。若穿孔部位和排泄物被大网膜包裹或与邻近器官粘连并发生穿孔时,常引起周围局限性腹膜炎。

3. 幽门梗阻　约 3％的消化性溃疡的患者因幽门狭窄而发生梗阻。部分患者由于长时间溃疡形成的瘢痕发生收缩而导致器质性梗阻,也可因溃疡周围组织充血、水肿或幽门括约肌痉挛,引起功能性梗阻。临床表现为上腹饱胀,反复呕吐,吐隔夜宿食,严重者可发生脱水和代谢性碱中毒。

4. 癌变　癌变率常小于 1％,多见于胃溃疡患者,十二指肠溃疡极少发生癌变。由于溃疡边缘的黏膜上皮或腺体不断受到侵蚀、破坏出现异常增生,最终癌变。此时溃疡直径超过 2 cm,边缘隆起,晚期可出现上腹部持续疼痛伴恶病质。消化性溃疡和胃癌时恶性溃疡的大体形态的区别见表3－15－1。

表 3－15－1　良性与恶性溃疡的大体形态鉴别

项目	良性溃疡(胃溃疡)	恶性溃疡(溃疡型胃癌)
外形	圆形或椭圆形	不整形,皿状或火山喷口状
大小	直径一般<2 cm	直径一般>2 cm
深度	较深	较浅
边缘	整齐,不隆起	不整齐,隆起
底部	较平坦、坏死少	凹凸不平,有坏死、出血
周围黏膜	溃疡为中心,皱襞呈放射状	皱襞消失,结节状增厚

四、临床病理联系

(一) 节律性上腹部疼痛

消化性溃疡多为钝痛、烧灼痛,易发生于初春秋末。胃溃疡患者,疼痛多出现于餐后 1 h 左右出现,可能由于进食后,食物刺激胃酸分泌增多,刺激溃疡面及局部神经末梢,引起胃壁平滑肌痉挛所致。十二指肠溃疡患者疼痛在餐后 3～4 h 或夜间出现,进食后缓解。可能是由于饥饿感或夜间迷走神经兴奋性增高、胃酸和胃蛋白酶分泌增多、胃液对溃疡的刺激增强而引起,进食后胃酸被稀释,疼痛缓解。

(二) 反酸和嗳气

由于胃酸分泌过多、幽门括约肌痉挛、胃逆蠕动,胃内容物反流至食管和口腔引起烧灼感或吐酸水。幽门括约肌痉挛及食物在胃内滞留,消化不良,发酵产气,可引起上腹饱胀和嗳气。

| 第二节 |

病 毒 性 肝 炎

　　病毒性肝炎是变质性炎症,传染性强,发病率高,是严重影响人类健康的重大传染病。我国乙型病毒性肝炎最多见,其次是丙型和戊型病毒性肝炎。患者出现乏力、食欲减退、恶心、肝大和肝功能损害,部分患者可有黄疸和发热。急性肝炎患者多在 6 个月内恢复,但乙型肝炎和丙型肝炎易转为慢性,其中少数可发展为肝硬化,甚至肝癌。

■ 一、病因与传播途径

　　详见肝炎病毒。

■ 二、基本病理变化

　　各型病毒性肝炎的病变基本相同,都以肝细胞的变性、坏死为主,同时伴有不同程度的炎细胞浸润、肝细胞再生和间质纤维组织增生。

(一) 肝细胞变性、坏死

　　1. 细胞水肿　最常见的病变。镜下观:肝细胞明显肿大,细胞质半透明,疏松呈网状,称为细胞质疏松化(图 3-15-3)。逐渐颗粒样变发展为水样变,最终肝细胞体积更加肿大,细胞质几乎完全透明时,称为气球样变。

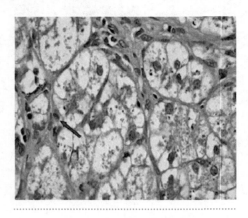

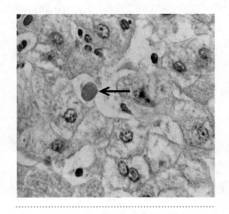

图 3-15-3　肝细胞疏松化　　　　　　　　　　图 3-15-4　嗜酸小体

　　2. 嗜酸性变和嗜酸小体　一般常累及单个或数个肝细胞呈散在分布。镜下观:病变肝细胞由于细胞质水分脱失、浓缩,使肝细胞体积变小,细胞质嗜酸性增强且红染,细胞核染色也较深。由嗜酸性变发展而来,细胞质进一步浓缩,细胞核也浓缩、消失,最终形成深红色浓染的圆形小体,称为嗜酸性坏死,形成嗜酸小体(图 3-15-4)。嗜酸性坏死为单个肝细胞的死亡,属细胞凋亡。

　　3. 溶解性坏死　由严重的气球样变性发展而来,细胞破裂、消失。

　　病毒性肝炎的类型不同,坏死的范围和分布也不相同,可分为:①点状坏死,单个或数个肝细胞的坏死,常见于急性普通型肝炎。②碎片状坏死,肝小叶周边的肝细胞呈灶性坏死和崩解,常见于慢性肝炎。③桥接坏死,中央静脉与汇管区之间、两个汇管区之间或两个中央静脉之间出现的互相连接的坏死带,常见于中度与重度慢性肝炎。④大片坏死,波及几乎整个肝小叶的大片状融合性坏死,坏死范围广,正常肝组织结构很难辨认,见于急性重症肝炎。

(二)炎细胞浸润

肝小叶内或汇管区可见炎细胞呈散在性或灶状浸润,以淋巴细胞和单核细胞为主,坏死灶内可见中性粒细胞。

(三)增生

1. 肝细胞再生 肝细胞常出现再生,再生的肝细胞体积较大,细胞核大且深染,有时可见双核。坏死严重时,原小叶内的网状支架塌陷,再生的肝细胞呈团块状排列,称为结节状再生。

2. 小胆管增生 在汇管区或大片坏死灶内,可见多个小胆管。

3. 间质反应性增生 包括:①Kupffer 细胞增生、肥大,突出于窦壁并可脱入窦腔内变为游走的吞噬细胞。②间叶细胞和成纤维细胞增生,间叶细胞具有多项分化潜能,存在于肝间质内,参与损伤的修复。

三、临床病理类型

(一)普通型病毒性肝炎

普通型病毒性肝炎分为以下两种类型。

1. 急性普通型病毒性肝炎 临床上最常见。根据患者是否出现黄疸,又分为黄疸型及无黄疸型两种。我国以无黄疸型肝炎居多,且主要为乙型病毒性肝炎,少部分为丙型病毒性肝炎。黄疸型肝炎病变略重,病程较短,多见于甲型病毒性肝炎和戊型病毒性肝炎。两者病理变化基本相同。

(1)病理变化:肉眼观:见肝大,质较软,表面光滑。镜下观:见肝细胞发生广泛变性,以细胞水肿为主,表现为肝细胞细胞质疏松、淡染和气球样变(图3-15-3)。由于肝细胞体积增大,排列紊乱拥挤,导致肝窦受压变窄。肝细胞内可见胆汁淤积现象。肝细胞坏死轻微,肝小叶内可见点状坏死与嗜酸性小体。肝小叶内与汇管区可见轻度炎细胞浸润。

(2)临床病理联系:患者可出现发热、乏力、食欲减退、厌油、呕吐等症状。弥漫性肝细胞肿大,使肝脏体积变大,包膜紧张,可引起肝区疼痛。肝细胞坏死,可引起肝功能异常;肝细胞内酶释放入血,导致血清谷丙转氨酶(ALT)升高;病变严重者可出现黄疸。

(3)结局:多数患者在6个月内可治愈。甲型病毒性肝炎预后好,但乙型肝炎、丙型肝炎恢复较慢,其中5%~10%的乙型肝炎和70%的丙型肝炎可转变为慢性普通型病毒性肝炎。

2. 慢性普通型病毒性肝炎 病毒性肝炎病程持续半年以上,称为慢性普通型病毒性肝炎。

(1)病理变化:根据肝细胞坏死、炎症、纤维化程度,将慢性普通型病毒性肝炎分为轻度、中度和重度三类:①轻度慢性肝炎,点灶状坏死,轻度碎片状坏死,汇管区周围纤维增生,肝小叶结构完整。②中度慢性肝炎,除严重碎片状坏死外,出现桥接坏死,肝小叶内有桥形纤维带形成,小叶结构大部分保存。③重度慢性肝炎,重度碎片状坏死、大面积桥接坏死,肝细胞不规则再生,纤维间隔分割肝小叶。

晚期出现早期肝硬化,肉眼观:肝表面不平滑,呈颗粒状,质地较硬。镜下观:肝小叶结构紊乱形成假小叶。

(2)临床病理联系:肝大及肝区疼痛,重者还可伴有脾大。患者的血清谷丙转氨酶、胆红素可有不同程度升高,凝血酶原活性下降,白蛋白含量降低或白蛋白与球蛋白比值下降甚至倒置。

(3)结局:轻度慢性普通型病毒性肝炎可以痊愈或病变相对静止。重度慢性普通型病毒性肝炎逐渐转变为肝硬化。

（二）重型病毒性肝炎

重型病毒性肝炎较少见,是最严重的一型病毒性肝炎。根据发病缓急及病变程度的不同,可将其分为急性重型病毒性肝炎和亚急性重型病毒性肝炎两种。

1. **急性重型病毒性肝炎**　本病起病急骤,病程短暂,多数患者在 10 日左右死亡,故又称为暴发型肝炎。

(1)病理变化:肉眼观,见肝体积明显缩小,重量减至 600~800 g(正常成人为 1 300~1 500 g),尤以左叶明显,包膜皱缩,质地柔软,切面呈黄色(淤胆)或红褐色(出血),称为急性黄色或红色肝萎缩(图 3-15-5)。镜下观,肝细胞坏死广泛而严重,超过肝实质的 2/3,肝索解离,肝细胞溶解,出现弥漫性大片坏死(图 3-15-6)。肝细胞坏死多从肝小叶中央开始,并迅速向四周扩展,仅肝小叶周边部残留少许变性的肝细胞。肝小叶内及汇管区有大量炎细胞浸润,以淋巴细胞、巨噬细胞为主。数日后网状支架塌陷,残留的肝细胞无明显再生现象。

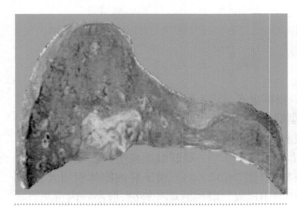
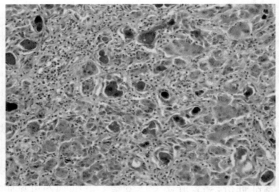

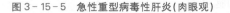

图 3-15-5　急性重型病毒性肝炎(肉眼观)　　　图 3-15-6　急性重型病毒性肝炎(镜下观)

(2)临床病理联系:大量肝细胞溶解、坏死,可导致以下病变。①胆红素大量入血,引起严重的肝细胞性黄疸。②凝血因子合成障碍,导致明显的出血倾向,如皮肤或黏膜出现瘀点、瘀斑。③肝功能衰竭,肝脏对各种代谢产物的解毒功能出现障碍,导致肝性脑病。

(3)结局:急性重型病毒性肝炎预后极差,大多数在短期内死亡,最主要的死亡原因为肝功能衰竭、肝性脑病,少数迁延而转为亚急性重型病毒性肝炎。

2. **亚急性重型病毒性肝炎**　本病大多数由急性重型病毒性肝炎迁延而来,起病较缓慢,呈亚急性经过,少数由急性普通型病毒性肝炎恶化发展而来,病程较长(数周至数月)。

(1)病理变化:肉眼观,肝体积有不同程度的缩小,重量减轻,软硬程度不一,表面包膜皱缩不平,部分区域可呈大小不一的结节,切面见坏死区呈红褐色或土黄色,再生的结节因胆汁淤积而呈现黄绿色。镜下观,肝细胞发生成片状坏死,亚急性重型病毒性肝炎的特点为:既有肝细胞的大片坏死,又有结节状肝细胞再生;坏死区网状纤维支架塌陷和胶原化,纤维组织增生明显,残存的肝细胞呈结节状再生;肝小叶内、外可见大量的炎细胞浸润,主要为淋巴细胞、单核细胞,肝小叶周边有小胆管增生,有胆汁淤积和胆栓形成。

(2)临床病理联系:由于肝实质有较大范围坏死,临床上常有较重的肝功能不全表现。

（3）结局：如及时治疗,病变可停止发展并有可能治愈;多数病变常继续发展而转变为坏死后性肝硬化;病情严重者可死于肝功能衰竭。

| 第三节 |

肝 硬 化

肝硬化是指由多种原因引起的以肝细胞弥漫性变性与坏死、纤维组织继发性增生、肝细胞结节状再生,导致肝小叶结构破坏及血液循环途径改建,使肝脏变形、变硬的慢性肝脏疾病。肝硬化病程较长,晚期患者临床表现为不同程度的门静脉高压和肝功能障碍,对人体危害较大。好发年龄为20~50岁,无明显性别差异。

肝硬化一般依据病因或结节的大小进行分类。国际上依据形态分类,将肝硬化分为大结节型、小结节型、大小结节混合型及不全分割型4型。我国根据病因、病变特点及临床表现进行综合分类,将肝硬化分为门静脉性、坏死后性、胆汁性、淤血性、寄生虫性等类型,其中门静脉性肝硬化最为常见,其次是坏死后性肝硬化。

本节主要讲述门静脉性肝硬化。它是最常见的肝硬化类型,属于小结节型肝硬化。

■ 一、病因

病因尚未完全明确,很多因素均可引起肝细胞的损害,最终发展为肝硬化,主要影响因素如下。

1. **病毒性肝炎** 病毒性肝炎为我国肝硬化发病最主要的原因,尤其以乙型和丙型肝炎更为多见。临床上肝硬化患者肝组织内乙型肝炎病毒表面抗原(HBsAg)阳性率高达76.7%。

2. **慢性乙醇中毒** 是欧美国家肝硬化的主要原因。乙醇在体内代谢过程中产生的乙醛可直接损伤肝细胞,使肝细胞脂肪变性,逐渐进展为肝硬化。

3. **营养缺乏** 食物中长期缺乏蛋氨酸和(或)胆碱类物质,肝合成磷脂障碍,引起脂肪肝并发展为肝硬化。

4. **毒物损伤** 许多化学物质如砷、四氯化碳、磷、某些药物和农药等可以损伤肝细胞,长期作用可引起肝硬化。

■ 二、病理变化

1. **肉眼观** 早期肝脏体积正常或略增大,质地正常或稍硬。晚期肝体积缩小,重量减轻,质地变硬。表面呈颗粒状,呈弥漫性分布,大小较一致,直径多小于1 cm(图3-15-7)。切面呈小结节状,结节呈圆形或卵圆形岛屿状,大小与表面的颗粒一致,周围有灰白色的纤维组织条索或间隔。

2. **镜下观** 正常肝小叶结构破坏,由具有特征性病变的假小叶取代(图3-15-8)。假小叶是指由增生的纤维组织分割原来的肝小叶和再生的肝细胞团,并包绕成大小不等的圆形或卵圆形的肝小叶样的结构。假小叶内肝细胞排列紊乱,可发生变性、坏死及再生;假小叶内中央静脉缺如、偏位或有两个以上;假小叶周围有纤维间隔包绕,有少量淋巴细胞和单核细胞浸润,并可见小胆管增生。

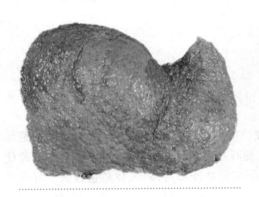

图 3-15-7　门静脉性肝硬化大体形态

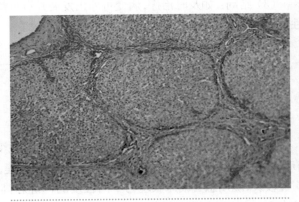

图 3-15-8　门静脉性肝硬化镜下形态

■ 三、临床病理联系

1. 门静脉高压症　肝门静脉高压症的原因如下：①窦性阻塞,肝内广泛的纤维组织增生,肝窦闭塞或窦周纤维化,导致门静脉循环受阻。②窦前性阻塞,肝动脉小分支与肝门静脉小分支在汇入肝窦前形成异常吻合,使高压力的动脉血经此流入肝门静脉内。③窦后性阻塞,假小叶压迫小叶下静脉,使肝窦内血液流出受阻,进而妨碍肝门静脉血流进入肝血窦。

门静脉高压后,使其所属器官回流受阻,表现如下。

(1) 脾大、脾功能亢进：脾静脉回流受阻,导致脾淤血、脾大,常伴脾功能亢进,患者血细胞减少。

(2) 胃肠淤血、水肿：由于胃肠静脉血回流受阻,胃肠壁淤血、水肿,导致食欲不振、腹胀、消化不良等症状。

(3) 腹水：多发生于肝硬化晚期,其形成原因如下。①门静脉压力升高使门静脉系统毛细血管内的流体静压升高,液体漏入腹腔。②低蛋白血症使血浆胶体渗透压降低,有利于漏出液的生成。③小叶下静脉受压或小叶中央静脉被改建,使肝窦内压升高,淋巴液生成增多并漏出。④肝功能障碍时,激素灭活减少,血中醛固酮、抗利尿激素水平升高,导致水、钠潴留。

(4) 侧支循环形成：门静脉压增高后,肝门静脉和腔静脉之间形成吻合支,使部分门静脉血直接回到右心。主要的侧支循环有：①食管下段静脉丛曲张,如食管下段曲张的静脉丛破裂,则发生致命性大出血,是肝硬化患者最常见的死亡原因。②直肠静脉丛曲张、破裂,如破裂,可导致便血,长期便血可引起贫血。③胸、腹壁静脉曲张,由于脐周浅静脉高度扩张,在腹部皮肤上形成"海蛇头"现象。

2. 肝功能不全　主要因肝细胞长期、反复受到损伤,使肝细胞数量减少所致;其次,肝脏内血液循环障碍也是一个重要的原因。肝功能不全常出现以下症状及体征。

(1) 蛋白质合成障碍：肝细胞受损伤后,合成蛋白质的功能降低,使血浆白蛋白减少。

(2) 出血倾向：由于肝脏合成凝血因子减少,以及脾功能亢进、血小板破坏过多,患者常有鼻、牙龈等的黏膜出血及皮下瘀斑。

(3) 胆红素代谢障碍：由于肝细胞坏死、胆红素代谢障碍及毛细胆管发生胆汁性淤积,患者可出现黄疸表现,多为肝细胞性黄疸,常见于肝硬化晚期。

(4) 雌激素代谢异常：由于肝内雌激素灭活障碍,体内雌激素水平升高,男性患者出现乳房发育,甚至睾丸萎缩,女性患者出现月经不调、不孕等。在患者的颈部、胸部、面部等部位,因小动脉末梢扩张,可形成红色的"蜘蛛痣"。患者手掌大、小鱼际肌部位的皮肤血管扩张可形成肝掌。

(5)肝性脑病:是肝硬化最严重的后果,是肝功能极度衰竭的表现,也是肝硬化患者死亡的重要原因。由于体内有毒物质不能在肝内解毒,导致血氨含量升高、假性神经递质形成和氨基酸代谢失衡等,出现中枢神经系统功能失调,即所谓的肝性脑病。

(曲　娜)

第十六章

泌尿系统疾病

学习导航

> 经常扁桃体发炎会引起肾炎吗?
> 经常憋尿会造成什么样的后果?
> 尿路感染患者应增加还是减少饮水量?

学习目标

> 掌握:肾小球肾炎、肾盂肾炎的基本概念;急性、快速型、慢性肾小球肾炎的病变特点及临床病理联系。
> 熟悉:肾盂肾炎的类型和病理变化。
> 了解:肾小球肾炎、肾盂肾炎的病因和发病机制。

泌尿系统疾病分为肾病变和尿路的病变。病变类型包括炎症、肿瘤、代谢性疾病、尿路梗阻、血管疾病和先天性畸形等。本章主要介绍肾小球肾炎和肾盂肾炎。

第一节

肾 小 球 肾 炎

肾小球肾炎简称肾炎,是指以肾小球损伤和改变为主的变态反应性疾病,可分为原发性和继发性两类。原发于肾脏的独立性疾病,肾为唯一受累的脏器,称为原发性肾炎;继发于其他疾病或某些全身性疾病中出现肾脏病变,如狼疮性肾炎、过敏性紫癜、糖尿病性肾炎等,称为继发性肾炎。本节主要讲解原发性肾小球肾炎。

■ 一、病因和发病机制

肾小球肾炎的病因尚未完全阐明,但研究表明大部分肾小球肾炎是由抗原抗体反应引起的免疫性疾病。

能引起肾小球肾炎的抗原种类很多,可分为内源性和外源性两大类。内源性抗原包括肾小球性抗原,如肾小球基膜抗原、足细胞、内皮细胞和系膜细胞的细胞膜抗原等;非肾小球性抗原,如DNA、核抗原、免疫球蛋白、肿瘤抗原和甲状腺球蛋白等。外源性抗原包括细菌、病毒、寄生虫、真菌和螺旋体等病原体的成分及药物、异种血清等。

由于抗原种类不同,引起机体的反应性不同,所以形成的免疫复合物(抗原抗体复合物)的方式和部位也不相同,从而产生不同类型的肾小球肾炎。

■ 二、分类

根据肾组织病变范围分为弥漫性肾小球肾炎(累及50%以上肾小球)、局灶性肾小球肾炎(累及50%以下肾小球)和轻微病变性肾小球肾炎。

原发性肾小球肾炎的常见类型有:①急性弥漫性增生性肾小球肾炎。②新月体性(快速进行性)肾小球肾炎。③膜性肾小球肾炎(膜性肾病)。④微小病变性肾小球肾炎(脂性肾病)。⑤局灶性节段性肾小球硬化。⑥膜性增生性肾小球肾炎。⑦系膜增生性肾小球肾。⑧IgA肾病。⑨慢性肾小球肾炎。

■ 三、常见类型

(一)急性肾小球肾炎

急性肾小球肾炎是急性弥漫性增生性肾小球肾炎,简称急性肾炎,临床上最为常见。主要病变特点是以肾小球毛细血管内皮细胞和系膜细胞增生为主,故又称急性毛细血管内增生的肾小球肾炎。儿童、青少年多见,成人少见,多与A族乙型溶血性链球菌感染有关。本病是由循环免疫复合物沉积所致,临床上以急性肾炎综合征表现为主。

1. 病理变化　肉眼观:双侧肾脏体积呈对称性增大,包膜紧张,表面光滑,充血呈红色,故称为"大红肾"(图3-16-1左)。如肾脏表面及切面可见散在的出血点,似蚤咬状,又称为"蚤咬肾"(图3-16-1右)。切面见肾皮质增厚,纹理模糊,但皮质与髓质分界清楚。镜下观:病变呈弥漫性分布,肾小球体积增大,肾小球毛细血管内皮细胞和系膜细胞明显增生,从而导致毛细血管管腔狭窄、闭塞;肾小球囊腔内出现炎细胞、纤维蛋白等渗出,也可见少量红细胞漏出,严重者可见毛细血管内微血栓形成及管壁纤维蛋白样坏死。肾小管上皮细胞可有细胞水肿、脂肪变性及玻璃样变性,管腔内常见蛋白质、细胞及颗粒等(图3-16-2)。电镜观察:可见电子致密物(即免疫复合物)

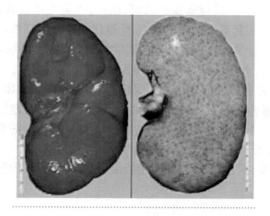

图3-16-1　大红肾及蚤咬肾(大体观)

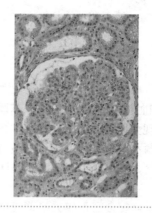

图3-16-2　急性肾小球肾炎(镜下观)

沉积于肾小球毛细血管基底膜与肾小球足细胞之间,呈现峰状或小丘状,也可沉积于肾小球毛细血管基底膜内,免疫荧光检查见颗粒状荧光。

2. 临床病理联系

(1) 尿的变化:①少尿或无尿,由于肾小球内细胞增生,压迫毛细血管,血流减少使肾小球滤过率明显降低,而肾小管病变轻,重吸收相对正常。严重者可因少尿而出现氮质血症。②血尿、蛋白尿,为肾小球毛细血管受损、通透性增高所致。③管型尿,滤过膜受损,导致肾小管的蛋白质、红细胞和白细胞凝集成透明管型、红细胞管型和颗粒管型等,尿液可检出。

(2) 水肿:是由于少尿引起钠、水潴留和变态反应引起的毛细血管通透性增加所致,首先出现在眼睑部、面部等疏松结缔组织,严重者可波及全身。

(3) 高血压:大部分患者有轻度到中度高血压,可能与钠、水潴留引起的血容量增加有关,严重时可引起心力衰竭。

3. 转归　本病在多数情况下预后较好,特别是在儿童患者,多在数周至数月内恢复正常。少数患者预后较差,约不到1%的患者病变无明显改善而发展为快速进行性肾小球肾炎,1%～2%的患者因病变发展缓慢、迁延不愈而转化为弥漫性硬化性肾小球肾炎。成人患者预后相对较差,15%～50%的患者可转化为慢性。

(二) 新月体性肾小球肾炎

新月体性肾小球肾炎病变特点是肾球囊壁层上皮细胞增生形成新月体。临床起病急,进展快,病情重,可迅速出现血尿、蛋白尿、少尿或无尿、氮质血症等急性进行性肾炎综合征的表现。本病发病率低,多见于成人,预后差。

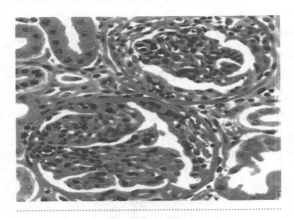

图 3-16-3　新月体性肾小球肾炎

1. 病理变化　肉眼观:双侧肾脏肿大,颜色苍白,皮质表面有散在的出血点,切面可见皮质增厚。镜下观:病变呈弥漫分布,肾小球球囊壁层上皮细胞增生,在血管球周围堆积形成新月体,约半数以上肾小球内有新月体形成(图 3-16-3)。新月体内含有渗出的纤维蛋白和炎细胞,新月体细胞成分间有较多的纤维素。早期新月体以细胞成分为主,称为细胞性新月体。之后胶原纤维增多,最终形成纤维性新月体。新月体形成后,肾球囊囊腔狭窄、闭塞,压迫毛细血管球,引起毛细血管球萎缩、纤维化及玻璃样变性。肾小管上皮细胞水肿、玻璃样变性,甚至萎缩消失。间质水肿,炎细胞浸润,后期发生纤维化。

2. 临床病理联系　为急性进行性肾炎综合征的临床表现。血尿较明显,有中度蛋白尿,这与肾小球毛细血管壁纤维素样坏死、基膜断裂、通透性增加有关。大量的新月体形成后,阻塞肾球囊腔,迅速出现少尿、无尿、氮质血症。由于缺血、肾素-血管紧张素分泌增多,导致高血压。随着病变进展,大量肾小球纤维化和玻璃样变导致肾衰竭。

3. 转归　肾小球出现新月体或环状体越多,则预后越差,如无透析治疗,患者常短期内死于尿毒症。

(三) 肾病综合征及相关的肾炎类型

肾病综合征临床表现为大量蛋白尿、低蛋白血症、水肿和高脂血症。成人肾病综合征多数是由膜性肾小球肾炎引起。儿童肾病综合征多数由微小病变性肾小球肾炎引起。

1. **膜性肾小球肾炎** 肉眼观：双肾肿大，颜色苍白，又称"大白肾"。镜下观：绝大多数肾小球毛细血管基底膜明显增厚。晚期毛细血管管腔变窄，大部分肾小球因缺血而发生纤维化、玻璃样变性。本病病程长，对肾上腺皮质激素不敏感，多数患者持续存在蛋白尿，可长达数年或十余年，最终可发生肾功能不全和尿毒症。

2. **微病变性肾小球肾炎** 是引起儿童肾病综合征最常见的原因。肉眼观：肾脏肿大，颜色苍白，切面皮质增厚，呈黄白色条纹。镜下观：肾小球基本正常，近端肾小管上皮细胞脂肪变性及玻璃样变性。患者为选择性蛋白尿，尿内蛋白质主要是小分子白蛋白成分。儿童患者预后较佳，90%以上的患者用糖皮质激素治疗效果好，少数病例可发生肾功能不全。

（四）慢性硬化性肾小球肾炎

慢性硬化性肾小球肾炎简称慢性肾小球肾炎，是各型肾炎发展到晚期的终末阶段。其病变特点是大量的肾小球发生纤维化、玻璃样变性。本病多见于成年人，易引起慢性肾衰竭，预后差。

1. **病理变化** 肉眼观：双侧肾脏体积呈对称性缩小，重量减轻，质地变硬，表面呈弥漫性细颗粒状突起，故称为颗粒性固缩肾(图3-16-4)。切面肾皮质变薄，纹理不清，皮质和髓质分界不清。镜下观：双侧肾脏病变弥漫分布，多数肾小球发生纤维化、玻璃样变性(图3-16-5)，相应肾小管萎缩、消失；残留肾单位常呈代偿性肥大，肾小球体积增大，肾小管扩张。间质的纤维组织增生、收缩，使玻璃样变性的肾小球相互靠拢集中。间质有大量淋巴细胞、浆细胞浸润。间质内小动脉硬化，管壁增厚，管腔狭窄。

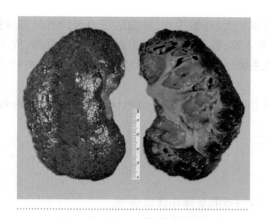

图3-16-4 慢性硬化性肾小球肾炎

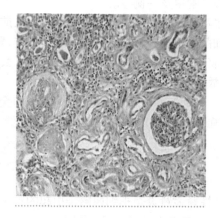

图3-16-5 慢性肾小球肾炎

2. **临床病理联系** 多数慢性硬化性肾小球肾炎患者的病变发展缓慢，病程经过可长达数年甚至更长时间。

(1) 尿的变化：由于大量肾单位被破坏，功能丧失，肾小管尿浓缩功能降低，患者出现多尿、夜尿和低比重尿。

(2) 高血压：由于大量肾单位破坏，肾组织缺血，肾素分泌增加，血压升高。高血压升又促进动脉硬化，使肾缺血加重，血压持续在高位。长期高血压可引起左心室肥大。

(3) 贫血：由于肾组织破坏，促红细胞生成素减少以及体内大量潴留的代谢产物抑制了骨髓造血功能，从而引起贫血。

(4) 氮质血症：随着病变的发展，残存的肾单位越来越少，排泄代谢废物的功能越来越弱，血液中非蛋白氮的含量增高,引起氮质血症,最终出现尿毒症。

3. 转归　慢性肾小球肾炎的病变发展缓慢,病程长短不一,可迁延数年至数十年,早期如能积极合理地治疗可延缓病情的发展。若病变进行性发展至晚期时,患者可因慢性肾衰竭、尿毒症而死亡,也可死于心力衰竭、脑出血和继发感染等。目前,血液透析或肾脏移植是挽救晚期患者生命的有效治疗方法。

| 第二节 |

肾 盂 肾 炎

肾盂肾炎是指由细菌感染引起的肾盂黏膜及肾间质的化脓性炎症,可发生于任何年龄,以女性多见,女性的发病率是男性的 9～10 倍。本病可分为急性和慢性两类。

■ 一、病因和发病机制

肾盂肾炎主要由细菌感染引起,以大肠埃希菌最为多见,其次为副大肠杆菌、变形杆菌、葡萄球菌、肠球菌等。急性肾盂肾炎多为一种细菌感染,而慢性肾盂肾炎则多为多种细菌混合感染。感染途径主要有以下两条。

1. 上行性感染　是肾盂肾炎的主要感染途径,上行至肾盂,引起肾盂、肾小管和肾间质的炎症。病变常累及一侧肾脏。

尿路结石、瘢痕收缩引起的尿路狭窄、前列腺肥大、妊娠子宫、肿瘤的压迫等均可阻塞尿路,有利于细菌的生长、繁殖和扩散;膀胱镜检查、导尿术等,操作不慎时可引起尿路黏膜损伤,或消毒不严格,将病原菌带入膀胱,诱发肾盂肾炎。女性多因尿路短,又因外阴环境、阴道分泌物有利于细菌生长,故女性上行性感染较男性多见。

2. 血源性感染　较少见,致病菌多为金黄色葡萄球菌。细菌由机体某处的感染病灶侵入血液,随血液至肾脏。病变常为双侧肾脏。

■ 二、类型

(一) 急性肾盂肾炎

急性肾盂肾炎是指细菌感染引起的肾盂和肾间质的急性化脓性炎症。

1. 病理变化　肉眼观:肾脏充血肿大,表面散在大小不等的黄白色脓肿,其周围有暗红色充血带。切面有黄色脓肿,并有黄色条纹从肾髓质延伸至皮质。肾盂黏膜充血、水肿,表面有脓性渗出物覆盖。镜下观:肾盂黏膜、肾间质可见大小不等的化脓性病灶,内有大量中性粒细胞浸润。肾小管上皮细胞坏死、崩解,管腔内见大量脓细胞。早期肾小球常无病变,严重时可累及肾小球。

2. 临床病理联系

(1) 全身症状:由于急性化脓性炎症反应,起病急、寒战、发热、中性粒细胞增多等全身症状。

(2) 腰痛:由于肾脏体积增大,包膜紧张以及炎症刺激肾周围组织的神经末梢,患者腰部酸痛和肾区叩击痛。

(3) 尿的变化:肾盂及肾实质的化脓性炎症可引起脓尿、菌尿、蛋白尿、管型尿和血尿等。

(4) 膀胱刺激征:由于膀胱和尿路黏膜的急性炎症刺激引起尿频、尿急和尿痛等症状。

3. 转归　经及时规范的治疗,大多数可痊愈。如治疗不彻底或尿路阻塞未解除,脓性液体不能排出,可形成肾盂积脓。如治疗不及时,可形成肾周围脓肿。急性肾盂肾炎如反复发作可转为慢性肾盂肾炎。

(二) 慢性肾盂肾炎

慢性肾盂肾炎多由急性肾盂肾炎转变而来,也可无明显急性病史,一开始即呈慢性经过。

1. **病理变化** 肉眼观:可见单侧肾脏大小不对称,体积缩小、变硬,表面有不规则的凹陷性瘢痕。切面可见肾包膜粘连,不易剥离,皮髓质分界不清,肾盂、肾盏因瘢痕收缩而变形(图3-16-6)。镜下观:病变呈不规则灶状分布。肾间质和肾小管受累严重,肾间质纤维化,大量淋巴细胞和巨噬细胞浸润;部分肾小管萎缩、坏死或消失,可有部分肾小管代偿性扩张,管腔内充满红染的胶样管型,形似甲状腺滤泡;晚期,肾小球发生纤维化、玻璃样变性(图3-16-6)。

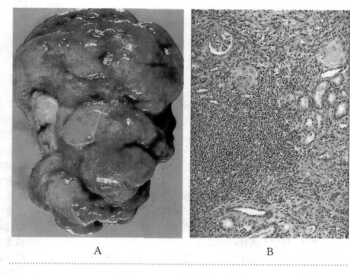

图3-16-6 慢性肾盂肾炎
A. 肉眼观;B. 镜下观

2. **临床病理联系** 慢性肾盂肾炎可表现为反复急性发作,常伴有脓尿、菌尿和腰背部疼痛。肾小管尿浓缩功能下降,可导致多尿、夜尿。肾缺血导致肾素分泌增加,引起高血压。晚期肾组织破坏严重,可出现氮质血症和尿毒症。

3. **转归** 慢性肾盂肾炎病程长,进展缓慢。如及时治疗,去除诱因可控制病变发展,肾功能可以维持多年而无明显下降。如反复急性发作,肾组织广泛受累,预后不佳。

(曲　娜)

参考文献

［1］许正敏.病原生物与免疫学［M］.2版.北京：人民卫生出版社,2008.

［2］周光炎.免疫学原理［M］.3版.上海：上海科学技术出版社,2010.

［3］魏保生.医学免疫学笔记［M］.3版.北京：科学出版社,2009.

［4］李朝品.微生物学与免疫学［M］.北京：人民卫生出版社,2013.

［5］张宝恩,皮至明.病原生物与免疫学基础［M］.3版.北京：科学出版社,2012.

［6］龚非力.医学免疫学［M］.2版.北京：科学出版社,2011：14—126.

［7］刘建红,王玲.病原生物与免疫学基础［M］.4版.北京：科学出版社,2018.

［8］刘建红,王玲.病原生物与免疫学基础［M］.3版.北京：科学出版社,2017.

［9］吕瑞芳.病原生物学［M］.3版.北京：科学出版社,2015.

［10］吕瑞芳.病原生物与免疫学基础［M］.2版.北京：人民卫生出版社,2008.

［11］熊群英,张晓红.微生物基础［M］.北京：人民卫生出版社,2015.

［12］陈兴宝.病原生物学和免疫学［M］.5版.北京：人民卫生出版社,2006.

［13］唐忠辉,周洁,杨少芬.病理学与病理生理学［M］.2版.武汉：华中科技大学出版社,2016.

［14］步宏.病理学与病理生理学［M］.3版.北京：人民卫生出版社,2014.

［15］杨智昉,包辉英.疾病学基础［M］.北京：人民卫生出版社,2016.

［16］李玉林.病理学［M］.8版.北京：人民卫生出版社,2016.

［17］张惠铭,王建中,相霞.病理学［M］.武汉：华中科技大学出版社,2012.

［18］王建枝,殷莲花.病理生理学［M］.8版.北京：人民卫生出版社,2013.

［19］唐忠辉,甘萍.病理学与病理生理学［M］.2版.北京：中国医药科技出版社,2015.

［20］阮永华,赵卫星.病理学［M］.8版.北京：人民卫生出版社,2013.

［21］王建中,黄光明.病理学基础［M］.北京：科学出版社,2011.

［22］贺平泽.病理学基础［M］.4版.北京：科学出版社,2016.

［23］孟月丽,曹文元.临床医学概要［M］.北京：人民卫生出版社,2015.

［24］杨智昉,包辉英.疾病学基础［M］.北京：人民卫生出版社,2017.

［25］王建中,黄光明.病理学基础［M］.3版.北京：科学出版社,2013.

［26］徐久元.病理学基础［M］.北京：高等教育出版社,2002.

［27］丁运良.病理学基础［M］.北京：高等教育出版社,2004.

［28］唐忠辉,甘萍.病理学与病理生理学［M］.北京：人民卫生出版社,2015.

［29］张志刚,仇容.病理学［M］.3版.北京：人民卫生出版社,2015.

［30］杨智昉,包辉英.疾病学基础［M］.3版.上海：复旦大学出版社,2015.

［31］杨红,刘红.疾病学基础［M］.北京：高等教育出版社,2013.

［32］陈杰,周桥.病理学［M］.3版.北京：人民卫生出版社,2015.

［33］张军荣,杨怀宝.病理学基础［M］.第3版.北京：人民卫生出版社,2015.